津沽中医珍籍

第五辑

总顾问 张伯礼 张大宁

总主编 王栩冬 赵 强 郭利平

天津出版传媒集团

天津科学技术出版社

《津沽中医珍籍》系列丛书
编委会

总 顾 问 张伯礼 张大宁
总 主 审 高文柱 于春泉
顾　　问 吴仕骥 郭洪耀 郭洪图
总 主 编 王栩冬 赵　强 郭利平
副总主编 王　舒 张　磊 张勉之 刘　毅
　　　　　　安世华 田　露 潘　东 陈景林
编　　委（按姓氏笔画排序）
　　　　　　马国海 王　蕾 王慧生 王耀光
　　　　　　刘　晶 宋光明 张西波 张志国
　　　　　　张朝晖 吴胜广 郝　征
秘　　书 何　璇 张丽红 李珊珊 张润琛

第五辑 编委名单

主　　编　安世华　马国海

副主编　苏　畅　杨丰文　高　颖　李世田

编　　委（按姓氏笔画排序）

　　　　　王　漫　刘小溪　刘雨龙　刘　钰

　　　　　李　佳　李珊珊　林博文　赵　杨

　　　　　崔红梅　甄思圆

《津沽中医珍籍》系列丛书序文

数百年的津沽大地，源远流长的中华文化在此汇聚，近一两百年来，华洋杂处，中西融汇，又成为中西汇通的发祥地。两种文化不断碰撞，不断积淀，形成了兼收并蓄的津沽文化。津沽中医文化亦然，历代南北医家云集于此，他们既勤求古训，博采众方，衷中参西，仁心济世，又著书立说，传承医粹，不仅成就了众多蜚声杏林的名医大家，也刊行了各类学科纷呈的医籍名著。

由于年代久远，大多津沽名医之医籍名著，或仅存其名，或残破不全，或鲜见于世。如何将散落的津沽中医文化碎片进行较为系统的收集与整理，是时代的需要，是事业的需要，也是我市中医文化保存和发展的需要。

习近平总书记在2020年6月2日主持召开的专家学者座谈会上指出："要加强古典医籍精华的梳理和挖掘。"作为当代中医工作者责无旁贷！我们要义不容辞地做好津沽中医文化"抢救性"工作，努力挖掘、梳理、传承其精华，戮力守正、创新、发展其国粹，使天津这座历史名城的文化遗产发扬光大。

由天津市中医药研究院、天津中医药大学等单位，收集了津沽自金代末年至民国时期的40余种医籍残本、珍本等，进行了整理、校正、点评，并出版《津沽中医珍籍》系列丛书。文化是一个民族的灵魂，一个民族，如果没有自己的文化，这个民族永远不会强大。

出版这套《津沽中医珍籍》，就是落实习总书记"保护好城市历史文化遗产"重要指示的一个举措。中医文献的价值非常重大，虽然文献年代久远，但历久弥新，学术长青。文献中的精华，不仅有传承，还能从中寻找到解决临床问题的思路和方法，其独特的理论方法和原创的思维模式，也为解决当前医学难题开拓新的路径，丰富当代医药领域研究内容。

现在，中医药文献的人才已经出现了断层，如何抢救、挖掘、整理津沽散落的中医药古医籍文献，也是当务之急。欣慰的是，本市有一批热衷于此的中医医史文献人才，如有老一辈专家高文柱、吴仕骥、郭洪耀等，他们富有学术责任感，学识渊博，经验成熟，有能力指导做好这件事。同时也在这个过程中带出一支青年医史文献研究队伍，在实践中培养，在实践中成长。所以，我们必须抓住这个有利时机，高质量地完成这套丛书，不给事业留遗憾，不给时代留遗憾。

这套丛书具有一定的历史文献价值和临床实用价值，希望能为天津中医药事业乃至全国中医药事业，传承创新发展作出应有的贡献！

中国工程院院士　国医大师
中国中医科学院　名誉院长　张伯礼
天津中医药大学　名誉校长
2024年初冬于天津静海团泊湖畔

前 言

古往今来，医之大家灿若繁星，传世医籍浩如烟海，而今"要加强古典医籍精华的梳理和挖掘"，已是时代之需。

天津，自古因河而生，因河而盛，古时名为直沽，自明朝初年设为卫戍之地"天津卫"之后，也称"津沽"；因其位于渤海之滨，地处九河下梢，以独特的开放性地缘优势，使津沽文化具有鲜明的地域性、包容性和开放性。此品性，也沁润着不断传承与发展的津沽中医。

数百年来，中医在津沽大地生生不息，云集了大江南北的名家翘楚，吸纳了古今中西的医学精华。医家不仅仁心济世，技艺纷呈，而且著书立说，百家争鸣，逐渐形成了独具特色的"津沽医派""汇通学派"等彪炳于世。

津沽医家之医籍，上迄金元，下至民国，约有二百多种刊行，并流传于世。它见证了津沽中医的传承与发展脉络，记录了历代医家的学术思想和临床经验，传承了本地人民的养生与保健方法；它堪称是一座城市的历史文化遗产。然而，由于年代久远、天灾兵祸等因素，有些医籍，或鲜见于世，或仅存其名不知所处，或残缺不全而成残卷。

由于各种原因，以往全国各地尚未有全面地、系统性地挖掘和整理地方性中医古籍，本市亦然。

如何挖掘地方性中医古籍，我国医史文献一代宗师郭霭春教授在"地方志与医学文献整理"文中指出："至于民间医生所著医书大部分被遗漏了，不能不说这是作为医部专题书目的一大缺陷。地方志中有关医家书目，无论已经刊行，或家藏稿本，均加以著录。其书目之多，门类之全，都是以往书目所未见的。把这些书目分类甄录、汇集成编，不仅能显示出我国民间医学文献的光辉成就，补充以往书目的不足，而且有利于因地求书、因书知学"。

天津市中医药研究院，联合天津中医药大学郭霭春医史文献研究所等单位，组织全市有关专家，根据《中医古籍联合目录》《中国分省医籍考》等书籍的相关记载，并查阅地方志，确定收集与整理书目；收集范围主要是民国之前，由津门医家编著刊行或未刊行的；收集书籍主要源自国内中医药大学图书馆、省市图书馆等，甚至民间家藏；收集原书，或影印本，或抄本；整理人员本着固守底本原文，兼顾方便阅读，按照《中医古籍整理规范》要求进行整理，并完成文字由繁易简，版面竖排转横，且参照其他版本进行对校或他校。

本系列丛书涵盖了中医内科、外科、妇科、儿科、针灸、伤寒、疫病、养生、验方、中药、医话等类，共40多部书籍。其中《补注瘟疫论》《痧症传信方》《说疫》等书中对中医药防治瘟疫、鼠疫、霍乱、痢疾、天花等烈性传染病均有论述，能反映出天津地区自明代至民国时期防治疫病的整体水平，具有历史意义和现实意义。

《窦太师外科全书》《外科医镜》等书籍为自宋末元初至民国时期天津地区外科著作，书中对中医疮疡内外治疗诸法均有论述，对中医外科辨证论治的论述极为精当，详述中医外科器械，为中医外科著作中所不多见，反映出天津地区的外科发展史，具有极高的学术价值、文献价值和历史价值，也是本市中医疮疡学科在全国处于领先水平的根基；窦默所著《针经指南》，为中医学史上公认的具有极高价值的经典著作，与《针灸甲乙经》《针灸大成》齐名，其版本是目前保存最为完整的。

《医方丛话》《验方汇集》《三指捷编》《注礼堂医学举要》《经验良方》等书对中医内、外、妇、儿、眼各科皆有精当论述，并涉及养生和饮食，及畜病经验方等，尤其是《中西医话》《养生医药浅说》《国医正言》等，以中医为主，兼附西医之融合，可见天津地区当时中西医并用之端倪，其中西汇通之理念，至今历久弥新。

民国二十三年出版的《中华新药物学大辞典》，共收药品1500余种，以显微镜检查其内部构造，并分析其主要成分，测算其用量，试验其功效等，在我国率先开创了采用现代方法研究传统中药之先河。

为了便于了解津沽医家及其医籍的概况，在篇首对著书医家和专著内容进行了简介，在篇尾对其学术思想进行了注疏；同时，为了便于进一步研究该书籍，提供了藏书的主要线索。其用心之处，不可多见，如有失体，还望海涵。由于版式变更造成的文字变化，均已更正，底本中的异体字、俗写字、错别字均已修正，故均不出注。其中，生涩难懂之字词，生僻难见之术语，因现在查阅，随手可得，均不出注，还请包容。

张伯礼院士自 2022 年 9 月至今，多次对整理的书稿进行审阅，并从专业的角度进行指导，说"这对本市乃至全国中医是件好事，出版丛书，意义更大"，并作序以资勉励。

张大宁国医大师欣然写跋，认为此举"有助于深化中医学与地方传统文化交融互进，有助于推动本市中医药文化的创新性发展和创造性转化"。

高文柱研究员建议对津沽中医古籍无论刊行与否，有就皆收，它能更好地厘清津沽中医发生、传承、发展的脉络。

同时，此书还受益于医史文献专家的具体指教，受到了各级领导的高度重视与鼎力支持，得到了天津市中医药研究院，天津中医药大学暨第一、第二附属医院，南开区、北辰区、蓟州区、武清区、宁河区等医疗机构的专家参与，在此俯首致谢！

本系列丛书拟出版20余辑，以5辑为单元陆续整理与出版。因此，此次收集和整理是本市有史以来体量最大的中医文献整理工作的开始，更是一项极其重要的城市文化遗产保护工程。我们也期待古医籍藏家，共同参与挖掘与整理津沽中医珍籍之善事，不断地修补它的缺失。

由于编者水平有限，粗疏与错误之处在所难免，恳请同道，不吝斧正！

编者

2024年11月

目　录

《医方丛话》 …………………………………………… 1
《医方丛话》简介 ……………………………………… 4
《医方丛话》注疏 ……………………………………… 172
《医方丛话》藏书线索 ………………………………… 175
《外科心法真验指掌》 ………………………………… 177
《外科心法真验指掌》简介 …………………………… 180
《外科心法真验指掌》注疏 …………………………… 317
《外科心法真验指掌》藏书线索 ……………………… 320

醫方叢話

捷園主人著書
縣甑客署首

医方丛话

清·徐士銮 辑

李振宇 王子威 审校

简　介

《医方丛话》为徐士銮辑。徐氏，名士銮，字沅青。清末天津人，生卒年月不详。民国十九年《天津县志·艺文》记载：徐士銮，涉猎群书，尤喜读古今说部。爰效陆宣公忠州故事，凡各记载，有涉及岐黄之术，论病评药，近于医案，与夫旧传良剂，备用单方，历有明验者，随笔录存，积成斯帙，虽云杂俎，亦自详瞻可观，盖其功用，足以济人，固不仅资谈助已也。

《医方丛话》共八卷。本书博采群书中有关医药之记载，其内容涉及内、外、妇、儿各科，以及有关医理和药物方面之研讨。《中医文献辞典》云：此书于历代非医书中的医方资料搜罗广博，可省读者翻检之劳，且考按多属精当，为方书中别具一格者。

本次点校整理，以光绪十五年（1889）津门徐氏蝶园刻本为底本，并以《徐灵胎医书六种》等书进行他校。

《医方丛话》目录

卷一 ·· 9
 戒服丹药论 ···································· 9
 医学源流论 ···································· 11
 目疾秘方 ······································ 12
 吊脚痧 ·· 12
 鸦胆子 ·· 13
 续名医类案 ···································· 13
 苍耳子虫 ······································ 14
 青腿牙疳 ······································ 14
 蜈蚣入腹 ······································ 15
 干霍乱 ·· 15
 学医宜慎 ······································ 15

卷二 ·· 33
 医戒 ·· 33
 食戒 ·· 34

卷三 ·· 53
 雷公炮炙论 ···································· 53

卷四 …………………………………………………………………… 74
病目戒浴 ……………………………………………………… 74

卷五 …………………………………………………………………… 97
军营疫气统论 ……………………………………………… 102
治箭镞伤 …………………………………………………… 106

卷六 …………………………………………………………………… 114
医方丛话附钞 ……………………………………………… 121

卷七 …………………………………………………………………… 134
制剂 ………………………………………………………… 134
药量称考 …………………………………………………… 135
煎药服药法 ………………………………………………… 136
论泡药沃药诸法 …………………………………………… 137
五苓散隔年者勿妄服 ……………………………………… 137
滚痰丸勿轻服 ……………………………………………… 138
金樱子说 …………………………………………………… 138
枳实枳壳辨 ………………………………………………… 139
盐药考 ……………………………………………………… 139
服茯苓说 …………………………………………………… 140
苍耳说 ……………………………………………………… 140
豨莶丸表 …………………………………………………… 141
制豨莶丸法 ………………………………………………… 141
冬瓜仁方 …………………………………………………… 141
三建汤说 …………………………………………………… 142
麋鹿茸性异说 ……………………………………………… 143
又茸说 ……………………………………………………… 143

细辛记·················144
煮人参用流水说·················144
阿魏三七试验·················145
麝香真伪·················145
吸毒石真伪·················145
石斛辨·················146
人参说·················146
松脂说·················147
单方治病得效·················147

卷八·················148
闲中宜看医书·················148
脉说·················148
脉如澜说·················149
数脉为病脉说·················149
肝脾脉位·················150
男女之气分钟·················150
论乳·················150
乳汁色白说·················151
癸巳类稿证篇目录·················151
医术论三焦·················152
三焦·················153
三焦府·················153
膀胱·················154
持脉处方·················155
诊脉论·················156

汤丸散论	156
服药论	157
五石散不可服论	158
君臣佐使论	158
论君臣	159
痟消二义	159
肺气焦满辨	160
因于湿首如裹辨	160
因于气为肿解	160
汗出偏沮辨	161
足生大丁辨	161
春必温病辨	162
筋脉沮弛精神乃央辨	162
说蛊	166
义疾	167
阳密乃固	168
得气长短厚薄	168
收藏为旺	169
饮食戒大冷热	169
戒食生冷物	169
治外证说　最重忌口戒轻用力	169
邪热未净不可妄补	170

卷 一

天津徐士銮沅青辑

戒服丹药论

金石伏火，丹药有嗜欲者，率多服之冀其补助。盖方书述其功效必曰：益专延年，轻身不老。执泥此说，服之无疑，不知其为害也。彼方书所述，诚非妄语。惟修养之士，嗜欲既寡，肾水盈溢，水能克火，恐阴阳偏胜，乃服丹以助心火。心为君，肾为臣，君臣相得，故能延年，况心不外役，火虽盛而不炎，以火留水，以水制火，水火交炼，其形乃坚。虽非向上修行，亦养形之道也。彼嗜欲者，水竭于下，火炎于上，复助以丹，火烈水枯，阴阳偏胜，精耗而不得聚，血竭而不得行，况复喜怒交攻，抱薪救火，发为消渴，凝为痈疽，或热或狂，百证俱见，此丹药之害也。人既不能绝欲性，尝助以温平之剂，使荣卫交养，有寒证则间以丹药投之，病去则已。或者不知此理，每恃丹药以为补助，实戕贼其根本耳，岂善摄生之道哉。《祛疑说纂》。

案：此论简明透澈，洞中流俗症结，洵为济世药言，特冠之篇首。

蜀人石藏用以医术游都城，其名甚著。杭人陈承亦以医显。然石好用热药，陈好用凉药。古之良医必量人虚实，察病之阴阳，而后投之汤剂，或补，或泻，各随其症。二子乃执偏见，一概于冷暖，而皆有称于一时，何也？欲语云：藏用担头三斗火，陈承箧里一般冰。服金石药者，潜借药力以济其欲，然多讳而不著言，一日疾作，虽欲讳，不可得也。吴兴吴景渊刑部服硫黄，人罕有知者，其后二十年，子橐为华亭市易官，发背而卒，乃知流毒传气，尚及其子，可不戒哉。《泊宅编》

予族子相少服菟丝子，凡数年，所服至多，饮食倍常，气血充盛，忽因浴去背垢者，告以背肿，急视之，随视随长，赤焮异常，盖大疽也。适四五月间，金银藤开花时，乃大取，依《良方》所载法，饮之两日，至数斤，背肿消尽，以此知非独金石不可妄服，菟丝多饵亦能作疽，不可不戒。《老学庵笔记》

《苏沈良方》载治痈疽方，忍冬嫩苗一握（忍冬即金银花，一名老翁须，一名金钗股，又名大薜荔）甘草生用半两，上忍冬烂研，同甘草入酒，一斤沙瓶中，塞口煮两食顷，温服。予在江西有医僧监清，善治发背疽，得其方，用老翁须，予颇神秘。之后十年，过金陵闻医王琪亦善治疡，其方用水杨藤，求得观之，乃老翁须也。又数年友人王子渊自言得神方，尝活人之用大薜荔。又过历阳，杜医者治疡，尝以二万钱活一人，用千金藤。过宣州宁国尉王子骏传一方，用金银花。海州士人刘纯臣传一方，用金钗股。此数君皆自神其术，求其草视之，盖一物也。予以《本草》考之，乃忍冬也。

辛稼轩初自北方还朝，官建康忽得疝疾，重坠大如杯，有道人教以取叶珠（即薏苡仁也）。用东方壁土炒黄色，然后水煮烂入砂盆内，研成膏，每用时无灰酒调下二钱即消。沙随先生晚年亦得此疾，辛亲授此方，服之亦消。

沙随先生在泰兴时，有乳妪因食冷肉心脾发痛，不可堪忍，知县钱仁老名寿之，以药与之，一服痛止，再服即无他，其药以陈茱萸五六十粒，水一大盏，煎取汁，去滓，入官局平胃散三钱，再煎，热服。

铙之城中有宗子善平，病肾虚腰痛，沙随先生以其尊人所传宋谊叔方，用杜仲，酒浸透炙干捣罗为末，无灰酒调下，赵如方制之，三服而愈。

董季与昔尝为世南言：沙随先生绍兴丙午苦淋血之疾，两年不愈。偶董阅本草，因见白冬瓜治五淋，于是日食三大瓯，七日而愈。董、沙随先生之婿也。《以上游宦纪闻》

病必问药，药贵当病。辉苦下血十五年，盖因思虑损心，饮酒过量，百药俱尝，或暂止复作，或屡投不验。近有俾服平胃散，云得于绍兴国医王继先。主厚朴，厚肠也，以十五年之病欲愈于此浅近之剂，固可笑，然日进一杯，固无反误，虽未保除断根本，似有近效，广求博访，徒费前劳，道在迩，而求诸远，其斯之谓乎！《清波别志》

医学源流论

徐灵胎《医学源流论云》：有病固当服药，乃不能知医之高下，药之当否，不敢以身尝试，莫若择至易轻浅，有益无损之方，以备酌用。如偶感风寒，则用葱白苏叶汤取微汗；偶伤饮食，则用山楂麦芽汤消食；偶伤暑气，则用六一散、广藿汤清暑；偶伤风热，则用灯心竹叶汤清火；偶患腹泻，则用陈茶佛手汤和肠胃。如此之类，不一而足。即使少误，必无大害。又有药似平常，而竟有大误者。如腹痛呕逆之症，寒亦有之，热亦有之，暑气触秽亦有之，或见此症而饮生姜汤，如果属寒不散，而用生姜热性之药，与寒气相斗，已非正治，然犹有得效之理。其余三症，饮之必危。曾见有人中暑而服浓姜汤一碗，覆杯即死。若服紫苏汤，寒即立散，暑热亦无害，盖紫苏性发散，不拘何症，皆能散也。按此论惩药误，而发微病用之，最为稳善，养生家不可不知。

目疾秘方

患目赤者，小便时以指蘸入目中，闭目俟其自干，日三四次即愈。惟当净洗手面，以免不洁之咎。此方载《医学纲目》，他书不恒见，屡试屡验，秘方也。又《石室秘录》治目中初起星，用白蒺藜三钱，水煎洗之，日四五次，星即退，此方亦神效。

吊脚痧

吊脚痧证至速，服药不及，必先外治，急用糟烧一大碗，汤热入斑蝥末，搅匀，乘热熨四肢，数人用手连拍之，冷则更易，熨至小便通，转筋自止，再饮煎药，可以获痊。此方同邑张雨杉茂才光裕所传，云其亲历，疗治多人。世俗所传之方，仅用烧酒，无此神应。

鸦胆子

鸦胆子治休息痢。歙程杏轩文囿《医案》甚称其功效，用三十粒去壳取仁，包龙眼肉捻丸，每晨米汤送下一二服或三四服即愈。此药味大苦而寒，力能至大肠曲折之处，搜逐湿热，本草不载，见于《幼幼集成》，称为至圣神丹，即苦参子也，药肆多有之，吾里名医张云寰先生李瀛亦尝以此方传人。吾母周太孺人，喜施方药以治休息痢，无不应验，兼治肠风便血，凡热痢色赤，久不愈者，亦可治。虚寒下痢忌之。

续名医类案

钱塘魏玉横之琇《续名医类案》六十卷世无刊本。余从文澜阁借《四库本录》一部，凡六十六万八千余言，采取繁富，间有辨论，亦皆精当。玉璜自述医案数十，其治病尤长于胁痛、肝燥、胃脘痛、肝木上乘、疝瘕等证，谓医家治此每用香燥药，耗竭肝阴。往往初服小效，久则致死，乃自创一方名"一贯煎"，统治胁痛、吞酸、吐酸、疝瘕及一切肝病。惟因痰饮者不宜。方用沙参、麦冬、地黄、归身、枸杞子、川楝子、六味出入加减投之，应如桴鼓。口苦燥者加酒连尤捷。余仿其法，治此数证获效甚神，特表其功用，以告世之误用香燥药者。

苍耳子虫

苍耳子草,夏秋之交、阴雨后,梗中霉烂生虫,取就熏炉上烘干,藏小竹筒内随身携带(或藏锡瓶勿令出气)患疔毒者,以虫研细末,置治疗膏药上,贴之一宿,疔即拔出而愈。贴时需先以针微挑疔头出水。余在台州,仆周锦种之盈畦,取虫救人,屡著神效。比在杭郡,学舍旁苍耳草虫甚多,以疗疔毒无不获效。同邑友人郑拙言学博凤锵,携至开化,亦救治数人。彼地无苍耳草,书来索种以传。又青蒿虫治小儿惊风最灵,余孙荣霖曾赖此得生。此二方皆见《本草纲目》,而世罕知其效,特志之。(青蒿虫亦在梗中焙干、研霜,和灯心灰汤调,送下)。谨启《广群芳谱葹耳》引《本草纲目》葹耳一名苍耳。苏颂曰:处处有之,其叶青白,似胡荽,白花细茎,四月中生子,正如妇人耳珰。又引《东坡杂记》云:药至贱而为世所要用,无若苍耳者,但有地则产,其花叶根实皆可食,主疗风痹痈缓、瘰疬疮疡,不可胜言,尤治瘘金疮。

青腿牙疳

咸丰乙卯年,吾里皇甫湘山上舍岷,患牙龈肿烂、两腿青胀,其势甚剧,诸医不效。乌程温醉白诊视之,谓病名青腿牙疳,不必服药,惟食马乳可愈。如其言一月全愈。又一戴姓妇人,病证相同,亦食马乳得痊。按:此证见于御纂《医宗金鉴》八十四卷外科门,长洲唐笠山大烈所著《医宜博览》曾述及之,吾乡罕有此证,医家知此者亦鲜矣。

蜈蚣入腹

明张冲虚吴县人，善医。有道人以竹筒就窜吹火，误吸蜈蚣入腹，痛不可忍。张碎鸡子数枚，令啜其白，良久，痛少定，索生油与咽，遂大吐，鸡子与蜈蚣缠束而下。盖二物气类相制，入腹则合为一也。事见《吴县志》。按：明江氏瓘《名医类案》亦有一方云，取小猪儿一口，切断喉取血，令其人顿饮之，须臾灌以生油一口，其蜈蚣滚在血中吐出，继与雄黄，细研水调服愈。南方多蜈蚣，且家家用竹筒吹火，当有是患录之。

干霍乱

干霍乱心腹绞痛、欲吐不吐、欲泻不泻，俗名绞肠痧，不急救即死。治法宜饮盐汤探吐，外治刺委中穴亦妙。此证王宇泰《证治准绳》谓：由脾土郁极不得发，以致火热内扰，阴阳不交。而吴鞠通《温病条辨》谓：由伏阴与湿相搏，证有阴而无阳，方用蜀椒、附子、干姜等药。窃谓：干霍乱亦如湿霍乱，有寒有热，当审证施治，不得专主热剂。吴氏书阐发治温病之法，辨论详晰，卓然成一家言，惟此论尚局于偏，恐误来学，特正之。

学医宜慎

《程杏轩医案》历叙生平治验，颇有心得。惟治张汝功之女暑风,用葛根、防风等药,遂致邪陷心包,神昏肢厥,旋用清络热、开里窍之剂而势益剧,变成痉证而殁。因谓暑入心包至危至急不可救药,而不知暑风大忌辛温升散,其初方用葛根、防风劫耗阴津,遂致热邪入里,观此可见医学之难。忆道光癸巳仲秋三弟以灏,年十五,患伏暑症,初见发热、恶寒、头痛,延同里某医治之,某医道负盛名,诊视匆遽,误谓感寒,用桂枝、葛根、防风等药,二剂而神昏肢冷,余时方自郡城归,更延茅平齐治之,以为热邪入里,用生地、元参、银花、连翘、竹叶等味竟不能痊人,皆归咎于茅,而不知实误于某也,并记于此,以明学医之宜慎焉。

许秀山传方

临海许秀山,布衣保喜,精于医,为人诊病,不计酬金,曾传余秘方,试之皆效。附录之以济世。

治头风

用头风膏药,入草乌末少许贴之。

治牙痛

用北细辛五钱、薄荷五钱、樟脑一钱五分,置铜锅中,上覆小碗,纸糊泥封,勿通气,暖火熏之,令药气上升至小碗,取涂痛处。

治刀伤久烂

用生糯米于清明前一日一换水,浸至谷雨日晒干,研末敷之。

治火烧伤方

鸡子煮熟去白取黄,猪油去膜,二味等分捣匀抹之。

沈妪传方

单方之佳者不必出自方书,往往有乡曲相传,以之治病应手取效者,吴江沈妇服役余家曾传数方,试之皆效,备录之。

痔疮

用皮硝煎汤,乘热熏洗,此方治热毒皆效。

小儿雪口疮

马兰头汁擦之。

眼癣

大碗幕布,以晚米穰置布,燃穰有汁滴碗,取抹患处。

家传单方

单方之神验者可为世宝,余家传有数方,屡试屡验,济人多矣,恐久而失传特志之。

刀伤

用苎叶糁之,端午夏至日各采等分,晒干俟霜降日磨末。

受湿气烂腿

用松香,不拘数,釜中用水慢火煮,以焚一炷香为度,取出松香(取出松香入冷水中,方能凝结,否则胶滞矣)换水再煮,如此换八次水,煮八炷香时,候松香之毒始尽,研极细末,用猪油捣烂调匀,用隔纸膏摊之,其法以长薄油纸折成两方块,一面凿孔,一面摊药,将两面合拢,药折在里面,以凿孔一面向患处贴,上线围扎之,勿着水,有脂流出,自愈。

隔纸膏式

折半纸凿满针孔,半纸摊药。

一切疮

用槟榔、木鳖子、穿山甲、血余、雄黄、朱砂、黑砒、大风子肉各二钱五分,研极细末,入土,硫黄七两五钱,煮烊,为锭,菜油磨擦,日三次。

牙缝出血

名牙红,用元明粉研细末糁之。

一切无名肿毒

用鲜桑枝,火热向患处熏之。

小儿头烂名染瘄头

用铜青一钱、沥青一钱、松香一钱、蓖麻子肉四钱,同捣烂,以布一方如染瘄头大,摊药包患处。

跌打损伤

用冬瓜子炒,研细末,温酒冲服三钱,日二次。

疮方

余姚吴蓉峰学博,患脓窠疮,医久不痊,后有相识遗一方云:得自名医,为疗疮第一良药,如法治之,果愈。余于庚戌年患此,甚剧变,以此方得痊,兹录于下:

厨房倒挂灰三钱(煅,伏地气) 松香一钱 茴香一钱煅 花椒一钱 硫黄一钱煅 癞蛤蟆一钱 枯矾一钱 苍术一钱 白芷一钱 朱砂一钱

上药共研细末,用鸡子一个,中挖一小孔,灌药其中,纸封固口,置幽火中炖熟,轻去其壳,存衣,再用生猪油和药捣烂,葛布包之,时擦痒处。

五圣丹

癫狗毒蛇咬人者,多死。方书虽有治法,不甚着效。惟萧山韩氏所传五圣丹,获效如神,救人不可胜数。韩氏惟制药施送,秘不传人。郑拙言司铎开化,从其同寅汪睦斋学博世铃处得此方,见示。汪喜录单方制良药施人,此方得之于其至戚,乃自韩氏窃得者。汪按方制药以拯人,无不应手取效,因录之以广其传。

上好当门子一钱 梅花冰片一钱 九制炉甘石一钱 上好腰面雄黄一

钱 火硝三分

上药共研细末，男左女右，用竹挖耳，点近鼻处大眼角七次，隔一日再点七次，再隔一日又点七次，虽重伤者自愈。若犬咬至二十日外者，不治。若用药后误吃羊肉，用药再治，迟至二十日外者，亦不治。宜忌羊肉、发物四十九日，兼治痧症闷死、时疫伤寒癍发不出，亦用此药点眼角，男左女右。

药忌

吴江徐灵胎征君大椿，谓医药为人命所关，较他事尤宜敬慎。今乃炫奇立异欲骇愚人耳目，将古人精思妙法反全然不考，其弊何所底止，略举数端以示儆戒。

人中黄

肠胃热毒偶有用入丸散者，今入煎药则是以粪汁灌人而倒其胃矣。

人中白

飞净入末药，若煎服是以溺汁灌人矣。

鹿茸、麋茸

俱入丸药，外症痘症偶入煎药，又古方以治血寒久痢，今人以治热毒时痢腐肠而死。

河车、脐带

补肾丸药偶用，今入煎剂腥秽不堪，又脐带必用数条，肆中以羊肠龟肠代之。

蚌水

大寒伤胃前人有用一二匙，治阳明热毒，今人用一碗半碗以治小儿，死者八九。

蚯蚓

痘症用一二条酒冲已属不典，今用三四十条大毒大寒，服者多死。

蜈蚣、蛴螬

即桑虫。

蝎子、胡蜂

皆极毒之物用者多死，间有不死者，幸耳。

石决明

眼科磨光盐水煮入末药，今亦以此法入一切煎剂，何义？

白螺壳

此收湿糁药亦入煎剂，其味何在？

鸡子黄

此少阴不寐引经之药，今无病不用。

燕窝、海参、淡菜、鹿筋、丑筋、鱼肚、鹿尾

此皆食品不入药剂，必须洗浸极净加以姜椒葱酒方可入口，今与熟地、麦冬、附、桂同煎，则腥臭欲呕。

醋炒半夏醋煅赭石、麻油炒半夏，皆能伤肺令人声哑而死。

橘白橘、内筋、荷叶边、枇杷露、楂核、扁豆壳

此皆方书所弃，今偏取之以示异。

余按徐氏所指，诚切中要害，惟海参淡食最能益人，尝有食之，终身而康强，登上寿者，惟不宜与熟地等药同煮耳。又枇杷露治肺热咳嗽，获效颇速，似不当在屏弃之列。

食忌

医书所载食忌，有无药可解者，录以示戒。痧症腹痛误服生姜汤，疔疮误服火麻花，骨蒸似怯症误服生地黄，青筋胀，即乌痧胀，误认为阴症投药，渴极思水，误饮花瓶内水，驴肉荆芥同食，食三足鳖，茅檐水滴肉上食之，肴馔过荆林食之，老鸡食百足虫有毒误食之，蛇虫涎毒暗入饮馔食之。

汤火伤方

《镜花缘·说部》征引浩博，所载单方，以之治病辄效。余母周太孺人喜施方药，在台郡时求者甚众。道光癸卯夏，有患汤火伤，遍身溃烂，医治不效，来乞方药，检阅是书中，方用秋葵花浸麻油同涂，时秋葵花方盛开，依方治之立愈，乃采花置油瓶中以施人，无不应手获效。

案：此方效验人多知之，然必预浸可以济用，久浸愈良。余每年必蓄也。

槟榔不可久食

医书槟榔治瘴，川广人皆喜食之，近则他处亦皆效尤，不知其性沉降，破泄真气，耗损既久，一旦病作，不治。莫识受害之由，嗜之者终无所警也。余按宋周去非《岭外代答》有云：川广人皆食槟榔，食久顷刻不可无，无则口舌无味，气乃秽浊。尝与一医论其故，曰：槟榔能降气，亦能耗气，肺为气府，居膈上为华盖，以掩腹中之秽，久食槟榔则肺缩不能掩，故秽气升。闻于辅颊之间，尝欲嚼槟榔以降气，实无益于瘴。彼病瘴纷然，非不食槟榔也，此论槟榔之害最为切要，知非特无瘴之地不可食也，嗜槟榔者其鉴之。

猴经

药物中有猴经，乃牝猴天癸，治妇女经闭神效。李心衡《金川琐记》云：独松沉之正地沟，山高箐密岩洞中，猿猱充仞，土人攀悬而上，寻取所谓猴经者，赴肆贸易，多至百斤，此可以补诸家本草之阙。以上《冷庐杂识》

国朝赵学敏《本草拾遗》猴经，一名申红，深山群猴聚处极多，每于草间得之，色紫黑成块，夹细草屑，云是母猴月水也，治干血瘘。

遂安保义郎顿公苦冷疾二年矣，百药不效。一日方灼艾，赵三翁过之，询其病源，顿以实告，翁令撤去火艾，时方盛暑，俾就屋开三天窗，放日光下射，令顿仰卧，揉艾遍布腹上，约十数斤，移时觉热透脐腹不可忍，俄而，腹中雷鸣，冷气下泄，口鼻间皆浓艾气乃止。明日复为之，如是一月，疾愈。仍令为之满百二十日，自此宿病不作，壮健如初。且曰此孙真人秘诀也。世人但知着艾炷，而不知点穴，又不审虚实，徒受痛楚，耗损气力。日者太阳真火，艾既遍腹，又且徐徐照射，入腹之功力极大，五六七月为上，若秋冬间，当以艾十数斤厚铺，腹蒙以绵衣，熨斗盛炭火徐熨之，候闻浓艾气方止，亦其次也。翁名进，字从先，中牟人，自言遇孙真人授以道要《睽车志》。

枢密孙公汴，生数日，患脐风，已不救，家人乃盛以盘，合将弃诸江，道遇老媪，曰：儿可活，即与俱归，以艾炷灸脐下遂活。《独醒亲志》

案：此条《青箱杂记》亦载之考《广群芳谱》艾一名医草，一名冰台，处处有之。宋时以汤阴复道者为佳，近代汤阴者谓之北艾，四明者谓之海艾，自成化以来，惟以蕲州者为胜，谓之蕲艾，皆以五月五日连茎刈取，曝干、收叶，以灸百病。凡用艾，陈久者良，治令细软，谓之熟艾，若生，艾灸火。伤人肌脉。

咸丰甲寅，先大夫七十二岁，患疟，甚剧，诸医束手。苏州马雨峰太守传一方，用燕窝三钱、冰糖三钱，先一日炖起，至次日疟作之前一个时辰，加生姜三片，滚三次，将姜取出服之。倘胃不能纳，即止啜其汤亦可。一剂不愈，则再至三剂，无不愈者矣。此方得之萧山，因校官王君年八十病疟，服此而痊。其后试人，屡验云云。余因遵方进之，先大夫一服即愈。二十年以来之传人，奏效甚众，尤宜于老人及久疟不痊者。其方平淡无奇，而应验若是，可谓奇矣。

《闽小纪》云：燕窝有乌白红三种，惟红者最难得，白者能愈痰疾，红者有益小儿痘症。

夏日生痱，以蚌粉等扑之无效，惟以隔夜之热汤水，涤之即瘥。以上《庸间齐笔记》

先兄晴湖曰：饮卤汁者血凝而死，无药可医。里有妇人饮此者，方张惶莫措，忽一媪排闼入曰：可急取隔壁卖腐家所磨豆浆灌之，卤得豆浆则凝，浆为腐而不凝血。我是前村老狐，曾闻仙人言此方也，语讫不见，试之果得苏，刘涓子有《鬼遗方》，此可称狐遗方。

歙人蒋紫垣流寓献县程家庄，以医为业，有解砒毒方，用之十全。然必邀取重赀，不满所欲，则坐视其死。一日暴卒，见梦于居停主人曰："吾以耽利之故，误人九命矣，死者诉于冥司，冥司判我九世服砒死，今将赴转轮，求鬼卒得来见，君以此方奉授，君能持以活一人，则我少受一世业报也。"言讫，泣涕而去，曰："吾悔晚矣，其方以防风一两研为末，水调服之而已，无他秘药也。"又闻诸沈丈丰功曰："冷水调石青，解砒毒如神。沈丈平生不妄语，其方当亦验。

侍姬之母沈媪言，盐山有刘某者，患癃闭，百药不验，一夕梦神，语曰：铜头煅灰酒服之即通。问铜头何物，曰：汝辈所谓蟪蛄也。试之果愈。余谓此湿热蕴结，以湿热攻湿热，借其窜利下行之性耳。

刑曹案牍多被殴后，以伤风死者，在保辜限内，于律不能不拟抵，吕太常含晖常刊秘方，以荆芥、黄蜡、鱼鳔三味（鱼鳔炒黄色）

各五钱，艾叶三片入无灰酒一碗，重汤煮一炷香，热饮之，汗出立愈，惟百日以内，不得食鸡肉。后其子慕堂登贤书，人以为刊方之报也。

蔡葛山先生曰：吾校《四库》书坐讹字夺俸者数矣。惟一事深得校书力。吾一幼孙，偶吞铁钉，医以朴硝等药攻之，不下，日渐尪弱。后校《苏沈良方》，见有小儿吞铁物，方云：剥新炭皮，研为末，调粥三碗，与小儿，食其铁自下。依方试之，果炭屑裹铁钉而出，乃知杂书亦有用也。此书世无传本，惟《永乐大典》收其全部。余领书局时，属王史亭排纂成帙。苏沈者，苏东坡沈存中也，二公皆好讲医药，宋人集其所论为此书云。

交河黄俊生言：折伤骨者，以开通元宝钱（此钱唐初铸，欧阳询所书，其旁微有偃月形，乃进蜡样，时文德皇后误掐一痕，因而未改也，其字当回环读之，俗读为开元通宝，以为元宗之钱，误之甚矣）烧而醋淬，研为末，以酒服下，则铜末自结而为圈，周束折处，曾以一折足鸡试之，果接续如故，及烹此鸡，验其骨铜束，宛然。此理之不可解者，铜末不过入肠胃，何以能透膜自到筋骨间也。惟仓卒间此钱不易得，后见张鷟《朝野佥载》曰：定州人崔务，堕马折足，医令取铜末酒服之，遂痊平，及亡后十余年改葬，视其胫骨折处，铜末束之。然则此本古方，但云铜末，非定用开通元宝钱也。

《吕氏春秋》称：和之美者，越骆之菌，本无毒，其毒皆蛇虺之故，中者使人笑不止。陈仁《玉菌谱》载水调苦茗白矾解毒法，张华《博物志》、陶宏景《名医别录》并载地浆解毒法（以黄泥调水澄而饮之曰地浆）盖以此也。

景州方燮典言，少曾患心气不宁，稍作劳则似簌簌动，服枣仁、远志之属，时作时止，不甚验也。偶遇友人家扶乩，云是纯阳真人，

因拜乞方，判曰：此证现于心，而其原出于脾，脾虚则子食母气故也，可炒白术常服之。试之果验。以上《阅微草堂笔记五种》

孝宗尝患痢，众医不效。德寿忧之，过宫偶见小药肆遣中使询之曰：汝能治痢否？对曰：专科。遂宜之至，问得病之由，语以食湖蟹多故致此疾。遂令诊脉曰：此冷痢也。其法用新采藕节细研以热酒调服，如其法，杵细，酒调数服即愈。德寿大喜，就以杵药金杵药金杵曰赐之，至今呼为金杵曰严防御家，可谓不世之遇。

治嗽方甚多，余得一方甚简，但用香橼去核，薄切作细片，以时酒同入砂礶内，煮令熟烂，自黄昏至五更为度，用蜜拌匀，当睡中唤起，用匙挑服，甚效。

治嗽又方，向南柔桑条一束，每条寸折，纳锅中，用水五碗煎至一碗，渴即饮之。

凡溺水及服金屑，用鸭血灌之即瘥。

金疮伤用独壳大栗，研干末敷之，立愈。《志雅堂杂钞》云用生栗敷亦得。

耳暴聋用全蝎去毒为末，酒调滴耳中，闻水声即愈。

治喉痹、乳蛾，用蝦蟆衣、凤尾草擂细，入盐霜、梅肉、煮酒各少计调和，再研细，布绞汁，以鹅毛刷患处，俟吐痰即消。以上《志雅堂杂钞》

治病眼生赤障者，用白螺一枚，去掩，以黄连末糁之，置露中一夜，晓取，肉化为水，滴目，则障自消。

治水肿方，用田螺、大蒜、车前草和研为膏，作大饼覆脐上，水从便出即愈。以上《养疴漫笔》

案：《养疴漫笔》一书，余未之见。此数方见王渔洋《香祖笔记》。惟第一、二两方，照《广群芳谱》录出，以所述较详也。

治血山崩，当归一两，荆芥一两，酒一鍾，水一鍾，煎服立止。

抚州商人某，病痢危甚，太学生倪某用当归末、阿魏丸之，白滚汤送下，三服而愈。

治痢又方，黄花地丁，捣取自然汁一酒盏，加蜂蜜少许，服之神效。

治小肠疝气，乌药六钱，天门冬五钱，白水煎服，神效。

治小便不通，芒硝一钱，研细，以龙眼肉包之，细嚼，咽下立愈。

湿痰肿痛，不能行，用豨莶草以上十味，煎水蒸患处，水稍温即洗之。

接骨方，土鳖用新瓦焙干，半两钱，醋淬七次，自然铜、乳香、没药、菜瓜子仁各等分，为细末，每服一分半，酒调下，上体伤，食后服，下体伤，空心服。

治疫肿头面，方金银花二两，浓煎一盏，服之肿立消。针入腹，用栎炭末三钱，井水调服即下。方以瓷石置肛门外引下。以上《正绩金陵琐事》

治走马疳，用瓦垄子（比蚶子差小用，未经盐酱者）连肉，火煅存性，置冷地用盏盖覆，候冷取出，碾为末，糁患处。又一方马蹄烧灰入盐少许，糁患处。

治痘疹黑陷，用沉香、檀香、乳香，不拘多少，放火盆内焚之，抱儿于烟上熏之，即起。

治恶疮，取冬瓜一枚，中截之，先以一头合疮，候瓜热，削去，再合，热减乃已。又一方用蒜泥作饼，疮上灸，不痛灸痛，痛者灸不痛，即止。

小儿耳后生疮，肾疳也。地骨皮一味，为末，粗者，热汤洗之；

细者，香油调搽。以上《蓼洲闲录》

宋时，径山僧行圆为蛇伤足，一参，方僧为治之，先汲净水洗患处，易水数斛，令腐脓败肉悉去，疮上白筋见，乃揾以软帛，以药末匀糁疮中，恶水泉涌。明日净，洗敷药如初，一月毒尽肉生，平复如旧。其方乃香白芷为末，入鸭嘴胆矾、麝香各少许，见《谈薮》。

元鲜于伯机记杭医宋会之者，善治水蛊，以乾丝瓜一枚，去皮剪碎，入巴豆十四粒同炒，以巴豆黄色为度。去巴豆，用丝瓜炒陈仓米，如丝瓜之多少，候米黄色去丝瓜，研之为末，和清水为丸，如桐子大，每服百丸皆愈。宋言巴豆逐水，丝瓜象人脉络，去而不用，藉其气以引之也，米投胃气也。

叶蒲州南岩传治刀疮一方，端午日取韭菜捣汁和石灰杵熟为饼，用敷瘀处，血即止，即骨破亦可合，奇效。

黄生某庐州人，游于吾乡，偶以偏方疗疾皆效。特记其三云。治痞积方，用大蓖麻去壳一百五十个，槐枝七寸，香油半觔斤，二味同入油内浸三昼夜，熬至焦，去渣入飞丹四两，成膏，再入井中浸三日夜，取出，先以皮硝水洗患处，贴之。

治痔方，便后以甘草汤热洗过，用五倍子、荔枝草二味，以砂锅煎水热洗，荔枝草一名癞蝦蟆草，四季皆有之，面青背白麻纹，垒垒奇臭者是。

治血崩方，用猪鬃草四两，童便清酒各一钟，煎至一钟温服。猪鬃草如莎草而叶圆，净洗用之。以上《香祖笔记》

王文公安石为相，日奏事殿中，忽觉偏头痛不可忍，遂奏上请归治疾。裕陵令且在中书偃卧，已而小黄门持一小金杯药，少许赐之，云左痛即灌右鼻，右即反之；左右俱痛并灌之，即时痛愈。明日入谢，上曰：禁中自太祖时，有此数十方，不传人间，此其一也。其方用之如神，但目赤少时头痛即愈。法用新萝卜取自然汁，放生龙脑少许，调匀，昂头使人滴入鼻窍。

案：《东坡杂记》亦载此方，并自述荆公与仆言之，已愈数人矣，惟所载用生萝卜汁一蚬壳，并无二生龙脑少许语。

平江府天平山白云寺有数僧，行山间，得蕈一丛，共煮食之，至夜发吐，内三入急取鸳鸯草生啖，愈其二人，不敢者吐至死。鸳鸯草，藤蔓而生，黄白花对开，傍水依山，处处有之，治痈疽肿毒尤妙，或服或敷皆可。盖沈存中《良方》所载，金银花也；又曰老翁须，本草名忍冬。以上《墨庄漫录》

案：《香祖笔记》载此方，并自述先方伯赠尚书府君《群芳谱》云：金银花，一名鹭鸶藤，又名金钗骨。夫蕈菌之物，皆是草木所变化，生于树，曰：蕈生于地。曰：菌皆泽气郁蒸而生。又有生于腐骸毒蛇之上者，大而而光明，人误以为灵芝，食而速死。故书之以警其误。《茅亭夜话》

《萤苑从说》载：夏秋月杂菰蕈，皆是恶虫蛇气结成，前后坏人甚多，断不可吃尔。农民何不勤力种菜，四时无缺，何用将性命试此毒物，特此劝谕，莫招后悔，见王十朋《夔府十戒》。

《香祖笔记》载：菌毒往往至杀人，而世人不察，或以性命殉之。予门大吴江叶进士元礼（舒崇）之父叔少同，读书山中，一日得佳菌烹而食之，皆死。予常与人言，以为戒。又枫树菌，食之则笑不可止，〈陶隐居《本草注》〉掘地以冷水搅之，令浊，少顷取饮，谓之地浆，可疗诸菌毒。

《菽园杂记》云：凡咽喉初觉壅塞，一时无药，以纸绞探鼻中，或嗅皂角末嚏数次，可散热毒，仍以李树近根皮磨水，涂喉外，即愈。

猫生子胎衣阴干，烧灰存性，温酒服之，治噎塞疾。然猫生子后即食胎衣，必伺而急取，方可得。《广五行记》云：绛州一僧，病噎，都不下食，遗命弟子开其胸喉，视有何物，如其言，开视胸中得一物，似鱼，有两头，扁体肉鳞，置钵中跳跃不止，以诸毒药内之，药悉化为水，一僧以蓝靛致钵，此虫恇惧绕钵驰走，须臾化为水矣。故世传以靛水治噎疾。此与《余香祖笔记》所记鹅血治噎相类，然鹅血试之，亦不甚效。

宋宣和间有妃嫔病嗽，侍医诊治，百计无效。后遇卖药者，以十钱得十贴，挢入，进之一服而瘥，以百金购其方，乃天花粉、青黛也。

明世宗末年患喉闭，江西一粮长运米至京，以山豆根煎，进立愈。后徐文贞阶病，亦以此方奏效。

治中风方，用荆芥穗以酒调下，三钱立愈。见《焦氏说楛》

治暴吐血，以蛛网为丸，米汤温饮，下立止。同上

章邱诸生李观善医，常传治小便不通一方，用犀角、玳瑁二味，研，水服之，果立效。

病霍乱，煎香薷汤冷饮之，或掘地为坎，汲井水于中，饮之亦可。最忌饮热汤，若饮热米汤必死。

明宏治中，学正王庭病大便下血，濒危，昏愦中，闻人语之，曰：契小水果、饮溺一碗而苏。乃日饮之渐愈。

唐郑相国年七十五，为南海节度使，以粤地卑湿得疾。有诃陵国舶主进一方，服之良验，乃录而传之，破故纸十两，择净皮，洗过，捣筛令细，胡桃肉三十两汤，浸去皮，细研如泥，入前末，用好蜜和匀盛瓷器中，清晨以暖酒二合调药一匙服之，随以饭压，如

不饮酒，以滚白水代之。久服延年益气，悦心明目，兼壮筋骨。但忌食芸苔羊血耳。

经霜冬瓜皮同朴硝煎汤，治翻花痔，立愈；或以萝卜代瓜皮亦可。

乌药细磨冷浓茶，治汤火疮。

生白矾末半分入脐，以一指甲水滴之治妇人小便不通。

细辛、白芷、雄黄，以好酒研末，入麝香少许，治蛇犬伤。

盐和油敷，治蜘蛛咬，遍身生丝。

乱发灰吹入鼻，治鼻衄。

黄连一两，酒浸，晒，吴茱萸一两，滚汤泡七八次，闻桂花香止，晒干，用神曲为糊作丸，如桐子大，食后以荷叶汤送下三十丸，治梅核膈。

蜜陀僧、滑石等分，生姜汁调敷，治肾囊疮。

金丝荷叶捣汁，涂患处，治蛇伤。

甘草浓煎汁，调地龙粪，涂搽，治小儿肾囊虚肿。

人中白，火煅存性，一钱，铜绿，三分，麝香为末，一分，搽治小儿走马牙疳。

端午日收桑叶，阴干为末，空心滚白汤下，治痔。

旧棕烧灰置瓦上，收火气，清晨温茶调服三四钱，治妇人血山崩。

案：以上十三方注见《娘嬛记》原本，作一段书，每条仅间以一圈余特分条列之，以便查阅。

先大父尚书公《群芳谱》一条云：马患诸病，白凤仙花连根叶熬膏，不论何症，抹马眼四角上，即汗出而愈。以上《古夫于亭杂录》

贞观中，张宝藏为金吾长史，太宗苦病痢疾，众医不效，即下诏问殿廷左右，有能治此疾者当重赏之。宝藏曾困此疾，即具疏以乳煎荜茇方进，上服之立愈。宣下宰臣与五品官，魏徵难之，逾月不进拟，上疾复作，问左右曰：吾前服乳煎荜茇有效，复令进之，一啜又平复。及是知进方人尚未除授，特命与三品文官，立授鸿胪卿。《独异志》

夏英公病泄，太医以虚治，不效。霍翁曰：风客于胃也，饮以藁本汤而止。

子瞻有与王大父手墨一纸，云：足疾，惟威灵仙、牛膝二味为末，蜜丸，空心服，必效之药也。但威灵仙难得真者，俗医所用多藁本之细者尔。其验以味，极苦，色紫黑，如胡黄连状，且脆而不韧，折之有细尘起，向明示之，断处有黑白晕，俗谓之有鸲鹆眼，此数者备，然后为真，服之有奇验。凡肿痛、拘挛皆可愈，久服有走及奔马之效。二物当等分，或视脏气虚实，酌饮牛膝酒及熟水，皆可下，独忌茶耳。如犯之不复效，当收槐芽、皂角芽之极嫩者，如造茶法贮之，以代茗饮。《枫窗小牍》

上在东宫，苦腮肿，用赤小豆为末，敷之立愈。《江邻几杂志》

冯行己儿息二十二人，行己，每五更以汤沃其下部，日出方罢，无他术。《画墁录》

朱师，古眉州人，年三十得疾，不能食，闻荤腥即呕，用火当旋煮汤沃淡饭数匕，食之，医莫能治。史载之曰：俗辈不读医经，而妄欲疗人可叹也。君之疾正在《素问》经中，名食挂。凡人肺六叶舒张如盖，下覆于脾，子母气和，则进食。一或有戾，则肺不能舒脾，为之蔽，故不嗜食。《素问》曰：肺叶乃热挂，遂授一方，买药服之三日，闻人食肉甚香，取而啖之，遂愈。《闲窗括异志》

考：叶廷琯《吹网录》载《史载之方》书，题跋四则，盖出黄尧翁丕烈手也。第二跋即叙此症，云：见宋秕类钞卷七方伎门，大致与此相同，惟《素问》曰肺叶乃热，名曰食挂，此句稍异。而句下注吴晓钲钊森曰，《素问》无此二语，予藏，有明刊覆宋本亦无之，疑史君杜撰也。案《宋秕类钞》于此二句下尚有"盖食不下脾，瘀不而成疾耳"二语，特附录之。

卷 二

天津徐士銮沅青辑

医 戒

予年二十九有脾病焉，其证能食而不能化。因节不多食，渐节渐寡，几至废食，气渐尔，形日就惫，医谓为瘵也。以药补之，病益甚，则补益峻。岁且尽，乃相谓曰："吾计且穷矣。若春木旺，则脾土必重伤"。先君子忧之，会有老医孙景祥氏来视，曰及春而解，予怪，问之孙曰："病在心火，故得木而解，彼谓脾病者，不揣其本故也。子无乃有忧郁之心乎？"子爽然曰："嘻，是也。"盖是时，予屡有妻及弟之丧，病怆交集，积岁而病，累月而愈，非惟医不能识，而予亦忘之矣。于是括旧药尽焚之，悉听其所为。三日而一药，药不过四、五剂，及春而果差。因叹曰："医不能识病，而欲拯人之危，难矣哉！"又叹曰："世之徇名遗实，以躯命托之庸人之手者，亦岂少哉！向不此医之值，而徒托诸所谓名医，不当补而补，至于愈而莫之悟也。"因录以自戒。

《学齐占毕》论医云：夫医切脉，指下能知生死者，非天授其性，则因积学而致。然始或著能，末而寡效论者，以始能命通也，末缪数穷也。予曰：不然。其初屡中，喜于积财，记忆未衰，诊理方锐。及其久也，筋力已疲，志怠心劳，获效遂鲜，始能末缪，于斯见矣。若以数之通塞，岂曰知理哉。

案：此条论医因"积学而致然"，一语可谓要言不烦。盖医理深微，必须博览医书，互稽参考，旁通曲证，加以研究，探讨之功始克有济。若幸得盛名，便而心粗气浮，胶持已见，訾议古人，鲜不败矣。余录明李文正公东阳《医戒》一则，因附录《学斋占毕》论医一条于后，愿学医者当自警也。

食 戒

予病脾时，沈都宪时阳尝对食，退语人曰：是非不能食，乃多食之过耳。后鸿胪凌主簿远为予言：少时病，不能食。有一叟问曰：汝欲食乎？吾教汝食，翌日可空腹。以来，比至，设饭肉各一器，将就食，遽以手止焉。曰：未可也，取其饭以箸画之，为四分，乃使食，食下一口，辄欲就肉又止焉。曰：未可也。如是者三尽一分，使食肉一脔，如是者四而器尽，复问曰：汝尚能食乎？曰能，曰不可。子姑去，凡食必准此为法，及归，不阅月而食进，往谢且问之叟曰：脾性恶腻，汝未食而先以腻物困之，安能使之运而化乎？予闻之重有感焉。越十余年，病再作，皆用此法而差。因录以自警。以上《怀麓堂集》

喘药方

先君尝施喘药，盖用麻黄三两，不去根节，汤浴过，诃子二两，去核用肉，二味为粗末，每服三大匕，水二盏，煎减一半，入腊茶一钱，再煎作八分，热服，无不验者。后于彭子寿侍郎传一方，用新罗参一两，作细末，以生鸡子青和为丸，如梧子大，阴干，每服百粒，温腊茶清下一服，立止。尝见知临江叶守端卿言，其祖石林病此，专服大黄而愈。其尊人亦苦此疾，乃纯用附子。至某则非麻黄不可。然则亦观其所禀如何，且自谓其女幼年已喘，传至四世而用药皆不同。《芦浦笔记》

案：王渔洋《居易录》仅载麻黄、人参二方，嗣阅《芦浦笔记》见三方并载，知治喘之不同如此，因照录之。

治疟不论久近，用生何首乌五钱，青皮三钱，陈皮二钱，酒一碗，河水一碗，煎至一碗，温服即愈。

空中木通连白葱须各三寸，半酒半水煎服，治疝气颇效。

陈说岩总宪说：蔚州魏敏果公（象枢）初无子，或教以空心日服建莲子，遂生子。李副宪奉倩有子十一人，云亦服此方有验。

于总宪振甲传三秘方，云皆有奇验。治咽食倒食症，一方用真柿霜拌稻米蒸饭，食之八日，不饮滴水效。又一方，用虎肚烧末存性，好酒调服，效。

又治伤寒症，用糯米粽无枣者，和滑石末砸成锭，曝干，烧炭浸酒，去炭，热饮之。不论七日内外皆效。七日内者即汗，七日外者次日汗。

李少司马厚菴言：在江淮晤督学许赞善汝霖，传治失血方，云高邮一学官，年八十二，有少容，自云少患血症，得异人传此方，服之良，愈久服老年而益健。其方用青布，（不用五倍子者）于荷稻或草木上，接秋露最洁者，取其水以瓷瓶盛之，分为十八碗，作三次服，每次六碗，入人参汤五分，冬蜜人乳各一钟煎，温服。

碧玉露浆方，于中秋前后用，无五倍新青布一二匹，扯作十余段，每段四五尺，五更时于百草头上，（荷叶稻草上优佳）先用细竹一根，掠去草上蛛网，乃用青布系长竹上，如旗样展，取草露水，绞在桶中，展湿即绞，视青布色淡，则另换新布，阳光一见则不展。所取露水用瓷罐洗净、盛贮，澄数日自清。晚间用男乳一酒杯（约一两半）白蜂蜜一酒盏，人参汤一酒杯，多少同乳，（人参须上等四五分不拘）总入一宫碗内，将露水一饭碗，搅入宫碗，共得七八分，和匀，以绵纸封口，用碟盖好，次日五更烧开水二大碗，将宫碗内露隔汤敦热，睡醒时缓缓温服之。蓝所以杀虫露，去诸经之火，参补气，乳补血，蜜润肺，治一切虚损劳症有奇效。

案： 王渔洋《居易录》载此二方，一见卷十八，一见卷二十，似即一方略有不同，因连缀录之，以便参阅酌用。

李少司寇奉倩言得一秘方，治疫气伤寒等症最效。其方用麦门冬三钱，乌梅三枚，枣三枚，芫荽梗三十寸，灯心三十寸，竹叶三十片，煎热服。

厚菴扇紧一物，色如伽楠而不坚，无香。问之曰粤西梧州所产，鲭鱼胆也。用少许和水，点眼疾立效。然不必多用。

藤江有鲭鱼，大者余百斤，其胆治目功比空青。鱼大胆小者上，鱼大胆大者中上，鱼小胆大者中下，渔者得鱼官税，其胆始敢市。其伪者，以鲩胆灌黄藤膏为之。

案： 此则别载在卷十六，因附录于此。

又粤西山羊血治血凝滞如神。其家一仆，偶坠舱底，舱深丈余，及救苏，遍身血晕，疗之渐痊，惟头目岑岑作苦。既三年矣，偶得山羊血治之头风，立除。此条同上系一则，特分录之。

《檐曝杂记》所载，山羊之血治刀斧伤最灵，是物生山箐之中，尝食三七故也。粤人馈遗多有赝者。余在镇安，土官有馈生者，似羊而大如驴，生取其血较可信。石羊身较小，其胆在蹄中，凡山岩陡绝处，能直奔而上，力乏则曲蹄于口舐之，辄完复奔而上，故其胆可止喘。

四川提督总兵官吴英说，昔得秘方，治扑打跌损伤极效，虽重伤濒死，但一丝未绝，灌下立苏。往在福建为副将时，军中有二弁相斗，皆重伤，其一则死矣。吴闻驰往视之，惟心头气尚微暖，亟命以药灌入，觉胸间喀喀有声，不移时，张目索食，翌日遂能起行，自后屡著神效云。其方以十一月采野菊花，连枝叶阴干，用时每野菊花一两，加童便，无灰好酒各一碗，同煎热服。

前宁都令李聘说，麦粉不拘多少，用陈醋熬膏，贴无名肿毒，神效。

宗人通政使司右通政青岩焯传一方，治男妇气血亏损，即喘嗽寒热重症亦能治之。其方止用人参一分，真三七二分，共为末，无灰热酒调服，二煎、三煎皆如前，日服三次，有奇效。

彭羡门孙遹少宰传治肿毒初起方：鸡子用银簪插一孔，用透明雄黄三钱，研极细，为末入之，仍以簪搅极匀，封孔入饭内，蒸熟，食之日三枚，神效。

宋英宗御书固齿及血衄方，生地黄、细辛、白芷、皂角各一两，去黑皮，并子入瓶，黄泥封固，用炭火五六片，煅令炭尽，入白僵蚕一分、甘草二钱，并为细末，早晚用。

竹镇有人病溺不下，求于乩仙，判云：牛膝、车前子三钱共五钱，同剉为粗末，将来白水煎，空心服之，果愈。

蛤蚧出蜀中，雌雄相抱，妇人临蓐握掌中，儿即易下。

《檐曝杂记》载，蛤蚧，蛇身而四足形如虦虎，身有瘢，五色俱备，其疥处又似蛤蟆，最丑恶。余初入镇安，路旁见之，疑为四足蛇，甚恶之。问土人，乃知为蛤蚧也。其鸣一声曰蛤，一声曰蚧，能叫至十三声者方佳。其物每一年一声，十三声则年久而有力也。能润肺、补气、壮阳，其力在尾，而头足有毒，故用之者，必尾全而去其头足。

李侍郎厚菴光地言，闻兵部尚书索诺和公说，用未熟青黄色大柿一枚，好酒煎至九沸，去酒取柿，食之，治失血症神效。以上《居易录》

治腋气热，蒸饼一枚，擘作两片，糁密陀僧一钱许，急挟之腋下，少睡片时，俟冷弃之。（腋气腋下狐臭也，又谓之愠羝）

立秋日，日未出采楸叶熬膏，传疮疡立愈。

皮硝入鸡腹中，煮食消痞。以上《分甘余话》

喉闭之疾，极速而烈，前辈传"账带散"惟白矾一味，然有时不尽验。辛丑岁，余侍亲自福建还，沿途多此症，至见阖家十余口，一夕并命者，道路萧然，行旅惴惴。及抵南浦，有老医教以用鸭嘴胆矾研细，以酽醋调灌，归途恃以无恐，然亦未知其果神也。及先子守临汀，日铃下一老兵，素愿谨忽泣，请告曰：老妻苦喉闭，绝水粒者三日，命垂殆矣，偶药笈有少许，即授之，俾如法用之，次日喜拜庭下，云：药甫下咽，即大吐去胶痰，凡数升，即差。其后凡数人，莫不立验。然胆矾难有真者，养生之家不可不预储以备用也。

考唐制称太守曰，节下又云铃下。又曰，第下又门卒，亦称铃下。

熊胆善辟尘。试之之法，以净水一器，尘幕其上，投胆粟许，则凝尘豁然而开，以之治目障翳极验。每以少许净水，略调开，尽去筋膜尘土，入冰脑一、二片，或泪痒，则加生姜粉些，少时以银筋点之，绝奇，赤眼亦可用。余家二老婢俱以此奏效。

辛酉夏，余足疡发于外臁，初甚微，其后浸淫涉秋徂冬，不良于行。凡敷糁膏濯之剂，尝试略遍，痛痒杂作，大妨应酬。一日友人俞和父见过，怪其蹒跚，举以告之。和父笔曰：吾能三日已此疾。法当先以淡齑水涤疮口，浥干，次用《局方》驻车丸研极细，加乳香少许，干糁之，无不立效。遂如其说，用之数日良愈。盖驻车丸本治血痢滞下，而此疮亦由气血凝注所成，医者意也，古人处方治疾，其出人意表如此。

小儿疮痘，固是危事，然要不可扰之，尝见赵宾旸曰，或多以酒面等物发之，非也；或以消毒饮升麻汤解之，亦非也。大要在固脏气之外，任其自然耳，惟《本事方》捻金散最佳。又陈刚翁云：痘疮切不可多服升麻汤，只须以四君子汤加黄芪一味为稳。二说皆有理，然或有变证，则不得不资于药。癸酉岁，儿女皆发痘疮，同僚括苍陈坡，老儒也，因言：向分教三山日，其孙方三岁，发热七日，痘出而倒，靥色黑，唇口冰冷，危证也。遍试诸药皆不效，因乞灵于城隍庙，以卜生死道经一士人门，士人异其侵晨仓皇，因遮扣之，遂告以故。士人曰，恰有药可起此疾。奇甚。因为经营少许，俾服之，移时即红润如常，后求其方，甚秘惜之，及代归，方以见贻。其法用狗蝇七枚，擂碎，和醅酒少许调服，狗蝇夏月极多易得；冬日则藏于狗耳中，不可不知也。

又其次女痘后余毒上攻，遂成内障目，不辨人，极可尤。遍试诸药，半月不验。后得老医一方，用蛇蜕一具，净洗焙燥，又天花粉等分，细末之，以羊肝破开入药在内。麻皮缚定，用泔水熟煮，切食之。凡旬余而愈。其后程甥亦用此取效。真奇剂也。以上《齐东野语》

案： 以上二则，王渔洋载在《香祖笔记》，称周公谨述陈坡言，载在《居易录》，称《清暇录》载赵宾阳云，大略相同，皆未若《齐东野语》所述之详。

求子之法，妇人服四君子汤，男子服四物汤，候月经净后入房，左手足用力，精过后令女人亦侧左身而睡，盖男血女气常各不足，故各补其所亏也。

治喉闭方

用梧桐子一二十粒，研细，加少醋服下，痰自愈。

翻胃病

用梨一个，以箸钻一眼，用胡椒一粒，纸裹，灰煨熟，去椒，食梨，三五个试之，极效。

治发背

用苍术去黑皮，加地龙（即蚯蚓）、盐梅（即霜梅）等分，捣成泥，猪胆调，圈四周，空头，渐愈。传是孙真人方。

土虺蛇伤人最毒，用水牛耳中垢腻涂咬处，甚效，或摘桑叶取白汁，滴伤处，亦效。

一切发背毒疖，用蛤蟆肝一个，银朱五分，再用好墨，磨搽，甚效。

指甲刮极细末，点目中，去翳甚妙。

人被火烧，皮肉焦烂，出虫如蛆者，杏仁为末敷之，效。

菜地曲蟮（即蚯蚓）泥，净水调，治狗咬疮。

三七鸡血藤

南方阳气上浮，而阴气凝于下，故所产多有益于血阴者。有草名三七，三桠七叶，其根如萝卜，为治血之上药，刀斧伤、血方喷流，以其屑糁之，立止。孕妇产前产后，皆可服。盖其性能去瘀而生新，故产前服之可生血，产后服之又可去瘀也。然皆生大箐中，不见天日之处。近有人采其子，种于天保县之陇岗、幕岗，亦伐木蔽之，不使见天日，以之治血亦有效。非陇暮二岗不能种也。云南有鸡血藤胶，治妇人血枯症最灵。余在滇买数斤，然不知其藤何似？忆在镇安，见大箐中有藤粗如碗，长数百丈，延缘林木间不知其起止，意即鸡血藤也，遂兼买其藤携回镇安。取箐中藤相比，藤断处有汁，赤色，与滇藤无异，乃知即此物也。煎胶治血亦效。惜不久改官去，遂不得多煎。

烂眼边单方

先洗眼，用桑叶数张，灯心三十寸，红枣七枚，明矾一撮，泡汤洗净，用猪苦胆一个，白蜜四文，猪苦胆略割破，白蜜灌下，用棉线结口，贮在茶杯，隔汤煮之片刻，用羊毛笔搽烂眼皮边即愈。除根。

洗眼方

右通政袁密山景星，广西平乐人，尝传一洗眼方，云宋元间某太守，年七十，双目不明，遇仙人传此方，洗一年，目力如童子，录之如下。每岁立冬日，采桑叶一百二十片，悬风处令自干，每月用十片，水一碗，于罐内，煎至八分，去渣，温洗，每洗眼日清净齐戒，忌荤酒。

正月初五日、二月初一日、三月初五日、四月初八日、五月初五日、六月初七日、七月初七日、八月初八日、九月三十日、月小则廿九日、十月初十日、冬月初十日、腊月初一日。

案：此方赵云松《檐曝杂记》亦载之。杂记尚另载一方，用桑白皮不拘多少，煅过存性，将水一碗，煎至九分，澄清温洗，洗眼亦每月一次，日期不尽相同，并有若过闰、望日洗亦可。语兹不再录。

治鸟伤

凡鸟翅、足折，喂以芝麻。仍嚼烂，敷患处。效见《客座新闻》。以上《池北偶谈》

江北一妇与其姑不相得，常勃溪。一日，妇吞金指环自尽，宛转欲绝。有人教以用羊胫骨烧炭、研末，饴糖调服。次日金环从大便出，竟无恙。张少渠为余言，因书之，以广其传。

卫静澜廉访曰，余披览案牍，见服生鸦片殒命者，几于无日无之。盖此物所在皆有，非如砒石等毒物，必购求而得也。有一方可救之，宜广为传播，其方用雄黄二钱，鸡蛋青一枚，生桐油一两，河水调匀，灌服。

廉访名荣光嗣开浙藩，曾以此方通行所属。

维扬王氏妇，孕六月矣，适有邻猫来攫其笼中之鸟，妇起逐之，仆于地，震动胎气，势甚危殆。一邻媪曰，可速觅一、二纸过期不购之当票，烧灰，和开水服之，则胎即安矣。如其言，果无恙。夫过期当票，已成废纸，乃有安胎之妙用，其理不可解。亦见天下之无弃物也。以上《右台仙馆笔记》

案：此方余早年即闻人谈及之，试之而效。固妙不效，亦无害。保产无忧散一方，总可服也。方见卷三第十八篇。

目疾虚实

《医学心悟》云：目有五轮，合乎五脏。眼眶属脾，为肉轮；红丝属心，为血轮；白色属肺，为气轮；青色属肝，为风轮；瞳人属肾，为水轮。是知目者，五脏精华之所紧也。目疾须辨明虚实为要义。凡暴赤、肿痛、畏日、羞明，名曰外障，实证也。久痛、昏花、细小沈陷，名曰内障，虚证也。实者由于风热，虚者由于血少。实则散风泻火，虚则滋水养阴。然散风之后，必继以养血。经曰：

目得血而能视也。养阴之中，更加以补气。经曰：气旺则能生血也。数语尽其理矣。

天然水

凡目疾初起，用洁净开水，以洁净茶杯盛之，用洁净元色绢布，乘热淋洗，后水混浊，换水再洗，乃洗至水清无垢方止。如此数次即愈。水内并不用药，故曰天然水也。

擦牙方

擦牙杂方极多，惟择其经试有验者录之。如川椒、细辛各一两，草乌、荜拨各五分，共研末，以擦欲落之牙，可使复固。又有用枯矾、松香、青盐各等分，研末者，亦有效。然均不如支筠菴观察方廉所传一方云，生大黄一两，杜仲五钱，熟石膏八钱，青盐一两，合研为末，值余痛颇剧用，此方顿瘥。则真擦牙之第一也。

案：此一段前先载宋英宗固齿并衄血一方，系抄自《云烟过眼录》云。

冰黄散

童石塘曰，古方中有冰黄散，以治牙痛最灵。用牙硝三钱，硼砂三钱，明雄黄二钱，冰片一分五厘，麝香五厘，合共为末，每用少许擦牙，有神效。

物入肺管

一斑录云，常昭城中有巨姓子，甫七八岁，于四月食鲜蚕豆，以最大一粒弄于口，不料气吸而入于肺管，即时委顿发喘，医皆束手，自薄暮至夜半竟死。其家只此一子，母悲悼不已，未久亦亡。惜其时未有喻其理者，但捉儿两足，使倒悬，则所入之豆一咳即出，本非药可治，何用延医。三十年前，珍门庙有小儿食海蛳，误吸其壳，入肺管。又七八年前，有家仆之子，十岁，亦吸海蛳壳入肺管，并延至月余日而死。皆不知治法而贻误也。

小儿豆误塞鼻

又云，小儿以豆误塞鼻管而不能出，但将此儿两耳与口掩紧，不使通气，乃以笔管吹其无豆鼻孔，则豆必自出，去之甚易矣。

小儿脱肛不收

用不落水猪腰，破一缺如荷包中，入升麻湿纸厚包、煨熟，去升麻，令儿吃腰子，俟药性到后，以温水洗，肛自收。

鼻血

降香、三七、槐花米各二钱，小生地五钱，煎服立止。

产妇胎衣不下

鲜荷叶刬碎浓煎服，即下。又一方，用日用酒瓶口一吹，即下。

鱼骨鲠

威灵仙、桔梗各五钱，黄酒煎，冲黄糖服，立下。

蛇咬蜂螫

鲜梧桐叶嚼涂之。又方用牛粪敷之，亦效。

祛邪灵药

于莲亭《闻见录》云，有客言人被邪虫惑者，但用鳖甲和苍术烧之，其邪自退，试之屡验。

《气类编》：越民高氏妻病恍惚谵语，亡夫之鬼恁之，其家烧苍术鬼遽去。

《广群芳谱》载《夷坚志》云，江西一士为女妖所染，其鬼将别，曰，君为阴气所侵，必当暴泄，但多服平胃散为良，中有苍术能去邪也。

《水南翰记》范文正公所居宅，必先浚井，纳青术数斤于其中，以辟瘟气。案：此则《泊宅编》亦载之。

雄黄酒不宜多饮

吾乡每过端午节，家家必饮雄黄烧酒，近始知其非宜也。《一斑录》云，雄黄能解蛇虫诸毒，而其性最烈，用以愈疾多外治。若内服，只可分厘之少，更不可冲烧酒饮之。有表亲钱某，于端午大饮雄黄烧酒，少时腹痛，如服砒，信家众误，认为痧百计治之。有知者云，雄黄性烈，得烧酒而愈烈，饮又太多，是亦为患也。急觅解法而已无及矣。

服核桃

核桃补下焦之火，亦能扶上焦之脾，但服之各有其法。旧闻曾实谷先生，每晨起必啖核桃一枚，配以高粱烧酒一小杯，须分作百口呷尽，核桃亦须分作百口嚼尽，盖取其细咀缓嚼，以渐收滋润之功。然性急之人，往往不能耐此。余在广西，有人教以服核桃法。自冬至日起，每夜嚼核桃一枚，数至第七夜止。又于次夜如前，嚼亦数至第七夜止，如是周流，直至立春日止。余服此已五阅年所，颇能益气健脾，有同余服此者，共效正同。闻此方，初传自西域，今中土亦渐，多试服者不甚费钱，又不甚费力，是可取也。

服海参

余抚粤西时，桂林守与静山，体气极壮实，而手不举杯。自言二十许时因纵酒得病，几殆。有人教以每日空心淡吃海参两条而愈，已三十余年戒酒矣。或有效之者，以淡食艰于下咽，稍加盐酒便不甚效。以上《浪迹丛谈》

《闽小记》载，闽中海参色独白，与胶州辽海所出异味，亦薄劣不足尚也。潍县一医语予云，参益人，沙、元、苦参，性各异，然皆兼补海参得名，亦以能温补也。人以肾为海，此种生北海咸水中，色又黑，以滋肾水，求其类也。生于土者为人参，生于水者为海参,故海参以辽海产者为良,人参像人,海参像人势,其力不在参下,说亦近理。

百岁酒

余在甘肃,晤齐礼堂军门,慎授一药酒方,谓可治聋、明目、黑发、驻颜。余服之一月,力顿觉胜前。其方用:蜜炙箭芪二两,当归一两二钱,茯神二两,熟地一两二钱,生地一两二钱,党参一两,麦冬一两,茯苓一两,白术一两,肉桂六钱,五味八钱,枣皮一两,川芎一两,羌活八钱,龟胶一两,防风一两,枸杞一两,广皮一两,凡十八味,加红枣二斤,冰糖二斤,泡高粱烧二十斤,煮一炷香时,或埋土中,七日更好,随量饮之,此名:周公百岁酒,军门云,其方得自塞上。周翁自言,服此方四十年,寿已逾百岁。家中三代皆服此酒,相承无七十岁以下人。余至粤西刊布此方,寮采军民服者皆有效,遂名梁公酒。有名医熟玩此方,久而憬然曰:水火既济,真是良方,其制胜全在羌活一味,此所谓小无不入,大无不通,非神识神手莫能用此也。

治喉蛾方

黄霁青曰,族兄秋坪室钱氏,素患喉蛾。喉蛾者,喉间起泡、肿痛,甚者两两胀塞,名为双蛾,勺水不能下咽,治稍迟缓,呼吸气闭,往往致毙。钱所患类是,屡治屡发,恒苦之。秋坪尝自粤东归于江山,舟次闻同舟人有谈奇证,乃治喉蛾方者,云:断灯草数茎,缠指甲就火薰灼,俟黄燥,将二物研细,更用火逼壁虱,即臭虫十个一并捣入为末,以银管向所患处吹之,极有神效。因关心而默记焉。及归,钱恙复发,较前尤剧,医者束手,忆及舟次所闻之方,亟依法制治,数吹后则双泡忽溃,呕吐脓痰碗许,旋即平复,嗣是遂不复发。秋坪叹为神效,真不啻仙方云,按指甲灯草,乃喉症应用之品，至合壁虱为三味，则古方所未有，不知所述从何处得来耳。

治喉间初觉胀满方

喉间方觉胀满、起泡者，急以食盐自搓手掌心，盐乾复易新盐，搓之数刻即消。此亦极简便之方，而极有效，曾屡经试验者也。

治痰迷谵语方

李葛峰太守景峰曰，凡谵语者，皆心为痰所摇，应用鲜猪心一具，将辰砂一钱、甘遂二钱，合研为末，藏猪心中，外用牛粪煨热，取出药末，和作两丸，再将猪心煮汁，和丸吞下即愈。时苏州有人患此病，服此方而愈。李所目击，故转以告，余因记之。

止血补伤药

姚伯昂总宪《竹叶亭杂记》曰，余侄婿张子畏太守星官农部时，赴圆明园书稿车覆，与夫为输所压，伤两肾子俱出，以为无救也。余适在朝房，以语申镜汀前辈，《申丞录》一方，见示且言，昔亲见两舟子，持篙相斗，篙刺额角而穿，以此药敷治之而愈。其药止痛、止血，且不必避风。余急照方配药，令舆夫敷之，半月而愈。嗣治刀箭、马踢、跌伤，无不验。方用生白附子十二两，白芷、天麻、生南星、防风、羌活各一两，各研极细末，就破处敷上。伤重者用黄酒浸服数钱，青肿者用水调敷上，一切破烂皆可敷之即愈。地方官若能于平时预制以治斗殴伤，可活两命，价不昂而药易得，亦莫便之阴功也 。以上《归田琐录》

案：此方《洗冤录》及《吏治》等书多载之。余守台郡时，有邮寄此方者。余重锓板，不惟台属六邑皆预制此药，而汉澄弟亦照方制药以济人，至今不辍。

刘汉卿郎中，患牙槽风，久之颔穿，脓血淋漓，医皆不效。在维扬有邱经历,益都人,妙针法,与针委中穴及女膝穴,是夕脓血即止,旬日后颔骨蜕去,别生新者。其后张师道亦患此证,亦用此法针之而愈。殊不可晓也。邱尝治消渴者,遂以酒酵作汤,饮之而愈,皆出于意料之外也。委中穴在腿㨊中,女膝穴在足后跟,乃舛而至此,亦女膝是也。然《灸经》無此穴,又云女须穴。《癸辛杂识》

古者针砭之妙,真有起死之功。盖脉络之會,汤液所不及者,中其俞穴,其效如神。方书传记所载不一。昔唐长孙后怀高宗将产,数日不能分娩,诏医博士李洞元候脉,奏云:缘子以手执母心,所以不产。太宗问曰:當何如?洞元曰:留子母不全,母全子必死。后曰:留子帝业永昌。遂隔腹针之,透心至手,后崩,太子即诞。后至天陰,手中有瘢。庞安常视孕妇难产者,亦曰:儿虽已出胞,而手执母肠胃,不复能下,扪儿手所在,针其虎口,儿既痛即缩手而生。及观儿虎口,果有针痕。近世屠光远,亦以此法治鄱阳酒官之妻,三人如出一律,其妙如此。盖医者意也,一时从权,有出于六百四十九穴之外者。

《脞说》载,李行简外甥女,适葛氏而寡,次嫁朱训,忽得疾,如中风状,山人曹居白视之,曰:此邪疾也。乃出针,刺其足外踝上二寸许,致一茶久,妇人醒,曰疾平矣。始言每疾作时,梦其故夫引行山森中,今早梦如前,而故夫为棘刺刺足胫间,不可脱,惶惧宛转,乘间乃得归。曹笑曰:适所刺者入邪穴也。此事尤神怪。余按《千金翼》有刺百邪所病十三穴,然则居白所施,正此耳。

今世针法不传庸医,野老道听途说,勇于尝试,非惟无益也。比闻赵信公在维扬制阃日,有张老总管者,北人也,精于用针,其徒果得其粗焉。一日信公侍姬苦脾血疾垂殆,时张老留旁郡,亟呼其徒治之，某曰：此疾已殆，仅有一穴或可疗。于是刺足外踝二寸，徐而针，为血气所留，竟不可出。其徒仓皇请罪曰：穴虽中，而针不出，此非吾师不可，请急召之。于是命流星马宵征凡一昼夜，而张至，笑曰：穴良是，但未得吾出针法耳。遂别于手腕之交刺之，针甫入，而外踝之针跃而出焉。即日疾愈。亦可谓奇矣。

古者以石为针，必不用铁。说文有此"砭"字，许慎云，以石刺病也。《东山经》云，高氏之出多针石。郭璞云，可以为砭针，《春秋》：美疢，不如恶石。服子慎注云，石，砭石也。季世无复佳石，故以铁代之耳。以上《齐东野语》

案：以上四则，《齐东野语》作一段，余删节分四则书之，又特录于《癸辛杂识》论针法后。

治寒气腹痛紧阴危笃者，急饮热酒，外用葱熨法。葱白碗粗一束，麻绳缠住，切去头尾，留中一寸厚，放在脐中，上盖片布，以熨斗贮火，熨之，令热气入腹，葱坏再换，以汗出痛止为度。

病鼻赤者，乃阴明经胃火上炎，一方只食盐一味，研细，每晨起，撮少许控齿、嚌水、荡漱，旋吐掌中，掬以洗面，行之月余，鼻色复旧且有益于齿。

儿生堕地不啼，击水瓢迫猫令叫，即啼。

小儿急慢惊风，痰涎壅盛塞于咽喉，其响如潮，名曰潮涎。但用金星礞石火煅过，研细末，入生薄荷汁内，少加蜂蜜，调和温水，服之良久，其药自裹痰从大便出，屡试得效。如慢惊症，少加青州白丸数粒，更妙。

刘荐叔曰，近日行伍中，惟以乾苋菜与沙糖涂之，能出箭头与铅炮子。此常验者，古方所未载也。

凡疯狗毒蛇咬伤者，只以人粪涂伤处，新粪尤佳，诸药不及此。

蚯蚓粪能治蜂螫。余少时摘黄柑，为游蜂所毒，急以井泉调蚯蚓粪涂之，其痛立止。闻之昔人纳凉，檐际见石蜂为蛛网所罥，蛛出取蜂受螫而堕，少苏，爬沙墙角，以后足抵蚯蚓粪掩其伤，须臾健行，卒唼其蜂于网。信乎！物亦有知也。沈存中《笔谈》亦记一事，与此相类，但谓以芋梗耳，姑试之。

《梦溪笔谈》载处士刘易隐居王屋山，尝于斋中见一大蜂罥于蛛网，蛛搏之，为蜂所螫，坠地。俄顷蛛鼓腹欲裂，徐行入草，蛛啮芋梗微破，以疮就啮处磨之，良久腹渐消，轻躁如故。自后人有为茎蜂螫者，挼芋梗傅之则愈。

又载治天蛇毒方。予家祖冢在钱塘西溪。尝有一田家，忽病癞，通身溃烂，号呼欲绝。西溪寺僧识之曰：此天蛇毒耳，非癞也。取木皮煮饮一斗许，令其恣饮，初日疾减半，两三日顿愈。验其木，乃今之秦皮也。然不知天蛇何物，人遭其螫，仍为露水所濡，乃成此疾。露涉者亦当戒之。按天蛇其大如簪而扁，长三四尺，色黄赤，多生于幽隐之地，遇骤雨后则出，越人深畏之。以醋洗之则消，或以石灰糁之亦缩死。

《广群芳谱》载，相国张文蔚庄内有鼠狼穴，养四子，为蛇所吞。鼠狼雌雄情切，乃于穴外垒土壅穴，俟蛇出头，度其回转不便，当腰咬断而劈腹，衔出四子，尚有气，置于穴外，衔豆叶嚼而敷之，后人以豆叶治蛇咬，盖本于此。

案：以上数方治蜂螫蛇咬，特连缀录之，且以见物皆有知也。

栗惟兖州、宣州者最胜，一球数颗，其中扁者谓之栗楔，能治肾虚腰脚无力，以袋盛之，风处俟干，每旦吃十余颗，次吃猪腰以助之，久必强健。盖风干者，胜于日暴；而火煨油炒，胜于煮蒸。仍须细嚼连液香咽，则有益。若顿食致饱，反致伤脾。苏子由诗云：

老去自添腰脚病，山翁服栗旧传方，客来为说晨举晚，三咽徐收白玉浆。此得食栗之诀也。以上《寄园寄所寄》

《图经本草》曰：合欢，夜合也，一名合昏。韦宙《独行方》胸中甲错，是为肺痈，黄昏汤治之。取夜合皮掌大一枚，水煮服之。《后山诗注》

宋世士大夫类通医理，好集方书，如今时所传《苏沈良方》最著，亦或见之所撰书中，我祖石林先生《避暑录话》，曾载数条，至今有传其法而活人者，偶见张介宾《景岳全书》载一方，名游山方，云治心脾痛，此药极奇。叶石林游山，见一小寺，颇整洁，问僧所以仰给者，则曰，素无田产，亦不苦求，只货数药以赡，其脾疼药最为流布。有诗云，草果元胡索，灵脂并没药，酒调一二钱，一似手拈却。上等分末，每服三钱，不拘时，温酒调下。景岳载此方，上标良方二字，盖识其所自采。按《苏沈良方》之外，据书录解题所列，某氏方，某氏方，南宋复有数家。此游山方不知采自谁氏，今检石林公遗箸诸种，皆无之，或在所佚《玉涧杂书》中耶。《鸥陂渔话》

蔡元长苦大肠秘固，医不能通。盖元长不肯服大黄等药故也。时史载之未知名，往谒之。胥者龃龉，久之乃得见。已诊脉，史欲示奇曰，请求二十钱。元长曰何为，曰欲市紫菀耳。遂市紫菀，末之，以进。须臾遂通。元长大惊，问其说，曰，大肠肺之传送，今之秘无他，以肺气浊耳，紫菀清肺气，此所以通也。此古今所未闻，不知用何汤下耳。《北窗炙輠录》

案：阮文达公《四库未收书目提要》，列《史载之方》二卷，云是编传本，甚希。施彦执《北窗炙輠录》称，其治蔡元长疾，以此得名。文达又谓，所作《为医总论》，阐发甚明，各推其因、证、主治之法，精核无遗，较诸空谈医理者，固有别焉。余录《提要》云，云正为史载之治疾之一证，卷一末载"治食挂"一则，并可见其因、证、主治之法矣。

卷　三

天津徐士銮沅青辑

雷公炮炙论

《雷公炮炙论》载一药，而能治重疾者，今医家罕用之。聊志于此。共说云：发眉堕落涂半夏而立生，目辟眼虽有五花而自正。脚生肉枕，裤系菪根，囊皱漩多夜煎竹木，体寒腹大，全赖鸬鹚血泛经过，饮调瓜子，咳逆数数，酒服熟雄，遍体疹风冷调生侧，肠虚泄利，须假草零，久渴心烦，宜投竹沥，除癥去块，全仗硝硇，益食加嗣须煎芦朴，强筋健骨须是狀蝉，驻色延年，精蒸神锦，知疮所在，口点阴胶，产后肌浮，甘皮酒服，脑痛鼻投硝末，心痛速觅延胡，凡十八项，谓眉发堕落者炼生半夏茎，取涎涂发落处立生。五花者五加皮也，叶有雄雌，三叶为雄，五叶为雌，须使五叶者作末，酒浸用之，目瞷者正。脚有肉枕者取莨菪根系裤带上永瘥；多小便者煎萆薢服之永不夜起；患腹大如鼓，米饮调鸬鹚末服，立枯如故；血泛行者，捣甜瓜子仁，作末，去油，饮调服之，立绝；咳逆者，天雄炮过，以酒调一钱匕服。疹风者，侧子（附子旁生者）作末，冷酒服；虚泄者，捣五倍子末，熟水下之；癥块者，以硇砂、硝石二味乳钵中，研作粉，同煅耳，酒服神效。不饮者，并饮酒少者，煎逆水芦根，并厚朴二味，汤服之；苁蓉并蝉鱼作末，以黄精汁圆服之，可力倍常日也。黄精自然汁拌，细研神锦，于柳木甑中，蒸七日耳，以蜜圆服，颜貌可如幼女之容色；阴胶即是甑中气垢，点少许于口中，即知脏腑所起；直彻至住处知痛，足可医也；产后肌浮，酒服甘皮立枯；头痛者，以硝石作末，纳鼻中立止；心痛者，以延胡索作散，酒服之。《容斋四笔》

治癣疥

姚欢年八十余，以安南军功迁雄略指挥使，老于黄州，须发不白，自言年六十岁。患癣疥，周匝顶踵，或教服黄连遂愈，久服故发不白，其法以黄连去须，酒浸一宿，焙乾为末，蜜圆如梧桐子大，空心日于临卧酒吞下二十粒。

煮松脂法

松脂以真定者为良，细布袋盛。渍水一日，沸汤煮浮水面者，以新竹笊篱掠取，投新水中，久煮不出者，皆弃不用，入生白茯苓末，不制，但削去皮，捣罗细末耳，拌匀，每晨取二钱，分菁口中，用少熟水搅漱，仍以指如常法，熟揩齿毕，更啜少熟水咽之，仍以漱吐如常法，能牢牙驻颜乌髭也。（以上《东坡志林》）

洁齿戒用苦参

子尝苦腰重，久坐则旅距十余步，然后能行。有一将佐见予曰，得无用苦参，洁齿否？予时以病齿，用苦参数年矣。曰，此病由苦参入齿，其气伤肾，能使人腰重。后有太常少卿舒昭亮用苦参揩齿，岁久亦病腰，自后悉不用苦参，病皆愈。此皆方书旧不载者。（梦溪笔谈）

解煤炭毒

德州冯舍人廷櫆字大木，予同年之子也。中康熙壬戌进士，诗名书法，擅绝一时。庚辰秋九月十六之夕，尚与客谈宴，中夜忽中煤炭毒以卒。质明仆辈，始知之盖京师煤炭皆有毒，惟室中贮水盆盎中，毒即解。又《续夷坚志》云：河中人赵才卿言煤炭熏人，往往致死，临卧削芦菔一片，着火中，即烟不能毒人，如无芦菔时，预干为末，用之亦佳。

临睡时切勿着生煤炭，是为至要，自免毒人矣。

治骨蒸传尸劳喘嗽

阿魏散治骨蒸传尸劳，寒热，羸弱。喘嗽方亦载《续夷坚志》阿魏三钱研，青蒿一握，细切，向东，桃枝一握，细剉，甘草如病人中指许大，男左女右，童便二升半，先以童便隔夜浸药，明早煎一大升，空心温服，服时分为三次，次服调槟榔末三钱，如人行十里许时再一服。丈夫病用妇人煎，妇人病丈夫煎，合药时忌孝子、孕妇、病人及腥秽之物，勿令鸡犬见。服药后忌油腻、湿面、诸冷硬食物。服一、二剂即吐出虫，或泄泻，更不须服余药。若未吐利，即当尽服之，或吐或利出虫，皆如人发、马尾之状，病即瘥。又云此方得自神授，随手取效。陵川进士刘俞字彬叔，传吐利后虚羸，魂魄不安，须以茯苓汤补之。茯苓、茯神各一钱，人参三钱，远志去心三钱，龙骨二钱，防风二钱，甘草三钱，麦门冬去心四钱，犀牛角五钱，剉为末，生干地黄四钱，大枣七枚，水二大升煎作八分，分三服温下，如人行五里许时，更一服，谨避风寒。若未安，隔日再作一剂，以上二方须连服之。

治发背脑疽，一切恶疮

初起时，采独科苍耳一根，连叶带子，细剉不见铁器，用砂锅熬水二大碗，熬及一碗。如疮在上，饭后徐徐服，吐出，吐定，再服，以尽为度。如疮在下，空心服，疮自破出脓。以膏药传之京兆张伯玉，榜示传人，后昆仲皆登第。

又治一切恶疮，服瓜蒌方。悬蒌一枚，去皮用穰及子，生姜四两，甘草二两，横文者佳，细切，用白灰酒一碗，煎及半浓服之，煎时不见铜铁。患在上，食后服，在下，空心服，亦见《续夷坚志》。又云，张户部林卿说，有加大黄或木香或乳香没药者。病疮先须疏利，次用瓜蒌方，日以乳香绿豆粉温下三五钱，防毒气入腹，外更以膏涂，传之自无不愈。（以上《居易录》）

案：《居易录》各方已录在卷二。此数方俱见《续夷坚志》，故另录之。

治寸白虫

蔡定夫戡之子康，积苦寸白虫为孽。医者使之碾槟榔细末，取石榴根东引者煎汤，调服之。先炙肥猪肉一大脔，置口内咽，咀其津膏而勿食，云：此虫惟月三日以前其头向上，可用药攻打，余日则头向下，纵有药皆无益。虫闻肉香起唼哜之意，故空群争赴之，觉胸前有万箭攻钻，是其候也，然后饮前药。蔡悉如其戒，不两刻腹中鸣雷，急凑厕，虫下如倾，命仆以杖挑拨，皆连绵成串，几长数尺，尚蠕蠕能动，举而抛于溪流，宿患顿愈。此方亦载《集验》中，蔡游临安为钱仲本说，欲广其传，以济天下后世云。

治误吞水蛭

宁国人卫承务者，家素富，惟一子，年少好狎游，忽得疾，羸瘦如削，众医以为瘵，治疗三年，愈甚无益。适刘大用过县，邀往视之，切其脉，亦谓瘵症，凡下药月余，略无效。问其致疾之因，久乃肯言曰：尝以六月间饮娼家，与娼喧争，追醉不复，登榻独困卧黑桌上，稍醒而渴，求水不可得，其前有菖蒲盆，水极清洁而饮之，自是疾作。刘默喜，密遣仆掘田间淤泥，以水沃濯取清汁两盏置几上，令随意而饮，卫子素厌苦其疾，不以秽为嫌，一饮而尽。俄肠胃间攻转搅刺，久之始定，续投以宣药百粒，随即洞泄下水蛭六十余枚，便觉胸抱豁然。刘曰：此盖盆中所误吞也。蛭入人腹，藉膏血滋养蕃育种类，每粘著五脏，牢不可脱。然久去污渠，思其所嗜，非以此物致之不能集也。卫子虽去其病，然尪劣无力，别施药补理，至八十日乃平复。

治风疾

扬州名医杨吉老其术甚著。其郡一士人，状若有疾，莫能名其何等病，苦往谒之。杨曰：君热证已极，气血消烁且尽，自此三年，当以背疽死不可为矣。士人不乐而退，闻亲识间说茅山观中一道士，于医术通神，但不肯以技，自名，未必为人致力，士人心计交切，乃衣童隶之服，诣山拜之，愿执薪水之役于席下。道士喜，留置弟子中，诲以读经书，昼夕祇事左右，颐指如意，历两月久，觉其与常隶别，呼叩所从来，始再拜谢过，以实白之。道士笑曰：世间那有医不得病？汝宜试以脉示我。才诊视，又笑曰：汝便可下山，吾亦无药与汝，但日日买好梨一颗，如生梨已尽，则取干者，泡汤饮之，仍食其滓，此疾当自平。士人归，谨如其戒，经一岁，复往扬州，杨医见之，惊其须貌腴泽，脉息和平，谓之曰：君必遇异人，不然岂有痊安之理？士人以告，杨立具衣冠往茅山焚香设拜，盖自咎学之未至也。《北梦琐言》载：医者赵鄂云：一朝士患风疾甚危，只有一法，请剩吃消梨，不限多少，如咀龇不及，捩汁而饮，或希万一，用其言遂愈。此意正同。

治前后便溲不通

饶医熊彦诚，年五十五岁，病前后便溲不通五日，腹胀如鼓，同辈环坐候视皆不能措力，与西湖妙果僧慧月相善，遣信邀至诀别，月惊驰而往，过钓桥逢一异客风姿潇洒，出尘揖之曰：方外高士，何孑孑走趋如此？月曰：一善友久患闭结，势不可料，急欲往问之。客曰：此易事耳，待奉施一药即脱靴入水，探一大螺而出，曰事济矣。持抵其家，以盐半匕和壳生，捣碎，置病者脐下一寸三分，用宽帛紧系之，仍办器以俟其通。月未深以为然，姑逊谢之而前，及见熊昏不知人，妻子聚泣，诸医知无他策，漫使试之，曾未安席，耆然暴下。医愧叹而散，月归访异人，无所见矣。熊后十六年乃终。白石董守约以脚气攻注为苦，或教之搥数螺传两股上，便觉冷气趋下至足，既而亦安。

治消渴

临川人苦消渴，累岁更十名医不效，尝坐茶坊，见道人行乞，漫呼与茶，又具饭，问其有何术？对曰：无所能，只收得几道药方耳。主人喜，复问：有治消渴方乎？曰：正有之。用苦楝根新白皮一握，切焙，入麝香少许，以两盏水，煎一半，空心饮之，虽困顿一二日，然疾可愈。乃延留之。而方服药，下虫三、四条，状如蛔而真红色，以语道人，道人曰：尚有食虫三条，不必再服，恐取尽则困不可支。自此渴顿止，卧而将理，再宿脱然。

治老年患痢

汪经以术显于时，与邑士徐圣俞厚善。庆元乙卯重九日，相遇于村店，临别曰：后二年当复会于县市，正恐不能从款尔。徐怪而诘之，汪云：太夫人星数到彼时必有脏腑之疾，当逢异人而安。及丁巳岁就馆县市士人家，汪果来访，阅两日得仆报，母患痢，母年七十六矣。正忧恼间，崇圣长老慧月闻之，抄一方来，其方用罂粟壳七颗，乌梅七个，陈橘皮七片，皆如常法，而甘草七寸，炙，其半生姜七片，煨其半，黑豆四十九粒，炒其半，用井水大碗加小礶内，文武火熟，煮而饮徐。即买药奔归家，已及三鼓，即治药一服痛止，再服脱然。

治翻胃

淳熙元年冬，密侄自鄱阳往四明过婺州、义乌县，两舍晚泊，逆旅倏有野服者，坐于旁，扣其何人，曰：邑医孙道也，工疗眼疾。密与之语，孙曰：君当是贵家子弟，必藏好方书，愿畀我一、二，或可为人起疾。密素秘翻胃一方，即口授之。其法用天一附子，去其盖，刳中使净，纳丁香四十九粒，复以盖覆之，线缚之，著置银石器中，浸以生姜自然汁，及盖而止，慢火煮干为末，朝抄一钱匕，掺舌上，漱津下之。若烦渴则徐食粥糜，忌油腻、生冷。孙喜书之于策。未几，州铃辖苦此病危甚，孙为之拯治，正用前方数服而愈。

羊肝丸

明州定海人徐道亨善相法。父没之后，奉母同游四方，事之尽孝。初到奉州宿于逆旅间，患赤眼而食蟹，遂成内障，欲进路不能，素解暗诵《般若经》，出丐市里所得钱米仍持归养，凡历五年。忽夜梦一僧，长眉大鼻，托一钵盂，盂中有水，令徐掬以洗眼，复告之曰：汝此去当服羊肝丸一百日。徐知为佛罗汉，既而下拜愿乞赐良方，曰：用净水洗夜明砂一两，当归一两，蝉壳一两，木贼去节一两，共碾为末，买羊肝四两，白水熟煮烂，捣如泥，然后入前药拌匀，丸如梧子大，每食后以温熟水下五十粒，语毕徐敬书于片纸，如不病者欸然而寤，已似微有所亲睹。见梦中所书在侧，即如方制药，服之满百日复旧，与母还乡。

治头软

临安西湖上兴教寺。一僧年方四十余岁,得头软之疾,扶之则仰,按之则俯,拥之左则左,移之右则右,非他人运转,辄终日不动,股足亦无力,不能行也。凡困顿踰月,易二十医,皆以为中风,天柱软而投药,并不效。中官王押班与之厚,招京师人刘道中往视之。刘探所用医,其技半出已上,其半不如,虽议论不相同而大较不过求之风证,乃扣之曰:师须记得,缘何得此疾?僧云:去岁夏间,以伤暑吐泻饵,来复丹两服而愈。思药力之妙,遂每日服百粒,防疾再发,百日不辍,因不疾姑已之。刘曰:来复丹于劫病诚有功,在法止宜两服,盖其品剂有焰硝,若积之五脏,硝毒发作,能令人骨软,师正坐此耳。于是先为除去硝之留积,别处调气丸、嘉禾散、建中汤诸药,缓而解之,不及一月复元。刘之姪昶说而不肯言去硝名品。

治肺痈

子按《圣惠方》云:肺痈者,由寒伤于肺,其气结聚所成也。肺主气,候之皮毛,若伤劳血气则腠理开,而受风寒,其气虚者伤肺,寒搏于血,蕴结成痈。寒极生热,壅积不散,血败为脓。肺处胸间,肺伤于寒则微欬。故肺痈之疾,其人欬而胸内满,隐隐痛则两脚肿,咽干口燥,而渴时出浊唾,腥臭久久,吐脓如粳米粥者,难治也。又有脓而呕者,不可治,其呕脓而止者自愈。始萌可救,慎勿隐讳。

《兰台轨范》载《外台》桔梗白散一方,治欬而胸满,振寒脉数,咽干而渴,时出浊唾,腥臭久久,吐脓如米粥者,为肺痈。桔梗、贝母(各三分)、巴豆(一分去皮 熬令如脂)上三味为散,强人饮服半钱匕,羸者减之。病在上膈者吐血,膈下者泻出,若下多不止，饮冷水一杯则定。

案《夷坚志》论肺痈一则，而不及治方。余阅《兰台轨范》载治肺痈方，注下论病，悉与《夷坚志》同，因附录之，卷中尚有"黄昏汤"及"香油浸白果方"，可试服也。

治喉痈

杨立之自广州府通判归楚州，喉间生痈，既肿溃而脓血流注，晓夜不止，寝食俱废，医者为之束手。适杨吉老来赴，郡守招立之两子走往邀之，至立视良久，曰：不须看脉，已得之矣。此疾甚异，须先啖生姜片一斤，乃可投药，否则无法也。语毕即去。子有难色，曰：喉中溃脓痛楚，岂宜食姜？立之曰：吉老医术通神，其言必不妄试。以一、二片啖我，如不能进，则屏去无害，遂食之。初时殊为甘香，稍复加益至半斤许，痛处渐已满，一斤始觉味辛辣，脓血顿尽，粥饵入口，无滞碍。明日招吉老谢而问之，对曰：君官南方，必多食鹧鸪，此禽好啖半夏，久而毒发，故以姜制之。今病源已清，无用服他药也。予记唐小说载魏公暴亡，医梁新诊之曰：中食毒。仆曰：好常食竹鸡。梁曰：竹鸡多食半夏苗，盖其毒也，命挼生姜汁、折齿而灌之。梁之遂复活，甚与此相类。（以上《夷坚志》）

案：食竹鸡暴亡事，乃一富商，非崔魏公也。洪文敏殆记忆未清耳。因录是说于后。

治多食竹鸡毒

医者，意也。古人有不因切脉，随知病源者，必愈之矣。唐崔魏公镇渚宫，有富商船居，中夜暴亡，迨晓气犹未绝，邻房有武陵医士梁新闻之，乃与诊视曰：此乃食毒也，三两日得非外食耶？仆夫曰：主公少出船，亦不食于他人。梁新曰：寻常嗜食何物？仆夫曰：好食竹鸡，每年不下数百只。近买竹鸡，併将充馔。梁新曰：

竹鸡吃半夏，必是半夏毒也。命捣姜捩汁，折齿而灌之，由是方苏。崔魏公闻而异之，召到衙安慰称奖，资以仆马钱帛，入京至书朝，士声名大振。

治误食一虫

元顽博士话唐时中表间有一妇人，从夫南中效官，曾误食一虫，常疑之，由是成疾，频疗不愈。京城医者，忘其姓名，知其所患，乃请主人姨奶中謹密者一人，预戒之，曰：今以药吐泻，但以盤盂盛之，当吐之时，但言有一小蝦蟆走去，然切勿令娘子知之是诳语也。其奶仆遵之，此疾永除。（以上《北梦琐言》）

治火烧疮方

《苏沈良方》卷末载《北梦琐言》记治火烧疮方。孙光宪家人作煎饼，一婢抱孩子拥炉，不觉落火炉之上，遂以醋泥传之，至晓不痛，亦无瘢痕，是知俗说，亦不厌多闻。

案：商氏《稗海》暨卢见曾《雅雨堂集》所刻《北梦琐言》二十卷，遍查无此，一则想年久散佚苏沈得见全本耳。因附录《北梦琐言》后。

治喉中噎

《江表志》载吴廷绍为太医令。先主因食饴，喉中噎，医莫能为，廷绍独谓当用楮实汤，一服疾良已。冯延已苦脑中痛，廷绍密诘厨人曰：相公平日嗜何等？曰：多食山鸡、鷓鸪。廷绍曰：吾得之矣，投以甘豆汤亦愈。或叩之答曰：噎因甘起，故以楮实汤治之，山鸡、鷓鸪皆食乌头、半夏，故以甘豆汤解其毒耳。闻者大服。《焦氏类林》

食药物食鷓鸪

《皇华纪闻》鷓鸪入网罗辄死，不可。为笼筴之玩，粤人以充疱疽，其肉化痰，云：鹧鸪专食半夏故也。又，食药勿食鹧鸪，力可解药，亦能解毒。

产后经病

妇人疾莫大于产蓐，仓卒为庸医所杀者多矣，亦不素讲故也。旧尝见杜任作《医准》一卷，记其平生治人用药之验，其一记郝质子妇，产四日瘈疭、战眼、弓背反张，任以为痓病，与大豆紫汤、独活汤而愈。政和间，予妻才分娩，犹在蓐中，忽作此证，头足反接，相去几二尺，家人惊骇，以数婢强拗之，不直。适记所云，而药囊有独活，乃急为之，召医未至，连进三剂，遂能直，医至则愈矣。更不复用大豆紫汤。古人处方神验类尔，但世用之不当其疾，每易之，自是家人有临乳者，应所须药物必备，不可不广告人。二方皆在《千金方》第三卷内。《避暑录话》

余无《千金方》一书，因查妇科产后诸症，见傅青主先生《女科》书《产后编》有类痓一条，亟录于下。

产后汗多，即变痓者，项强而身反，气息如绝，宜速服加减生化汤（专治有汗变痓者）。川芎一钱，麻黄根一钱，当归四钱，附子一片，桂枝五分，人参一钱，炙草五分，羌活五分，天麻八分，羚羊角八分，如无汗类痓者中风用川芎三钱，当归一两酒洗，枣仁，防风（俱无分量）。

余检查痓字《音义广韵》其颈切，《集韵》巨井切，并音"泾"。《说文》：缰急也。考《内经》：诸痓项强，皆属于湿。方书以中寒湿，发热恶寒，颈项强急，身反张如中风状、或掣纵口张为痓。又查顾惕齐《胎产集要》载，有中风发痓二则，并治方亦录于下。

产后为风邪所中，角弓反张，口噤不开，名曰"蓐风"。用药不得，大发汗，并忌转泻吐利，必死无疑。华佗愈风散最妙。

华佗愈风散　治产后中风,口噤、手足抽掣及角弓反张,或血晕、不省人事、四肢强直、或心头倒筑,吐泻欲死。荆芥穗(去梗焙干为末),每服三钱,童便调下,口噤则挑牙灌之,或将荆芥以童便煎,徐徐灌入鼻中,其效如神。

若临产努逼,劳伤阳气,阳气亏极无以养筋,为风邪所感,以致牙关紧闭、四肢痉强、或腰背反张、肢体抽搐,名曰痉症,当补气血,略兼驱风之品,如荆芥、蔓荆一二味,若专治风邪误矣。(以上《胎产集要》)

横产

横产者,儿居母腹,头上足下产时,则头向下产,母若用力逼之,胎转至半而横,当令产母安然仰卧,令其自顺。稳婆以中指挟其肩,勿使脐带羁绊,用催生药努力即生。当归、紫苏(各三钱)长流水煎服即下。

又方,用好京墨磨服之即下。

润肠粥

治产后日久,大便不通,芝麻一升研末,和米二合,煮粥食,肠润即通。

保产神效方

未产能安,临产能催,偶伤胎气,腰疼、腹痛,甚至见红不止,势欲小产,危急之际,一服即愈,再服全安。临产时交骨不开,横生逆下,或子死腹中,命在垂危,服之奇效。全当归一钱五分,真川芎一钱五分,紫厚朴七分,姜汁炒,菟丝子一钱五分酒泡,川贝母二钱去心,净煎好方和入,枳壳六分面炒,川羌活六分,荆芥穗八分,黄芪八分蜜炙,蕲艾五分醋炒,炙草五分,白芍一钱五分,冬用二钱酒炒,生姜三片、水二盅,煎八分,渣,水一锺,煎六分,产前空心预服二剂，临产随时热服。

原注此乃仙传奇方，慎勿以庸医，轻加减其分两。

保产无忧散

当归一钱五分酒洗、川芎一钱五分、荆芥穗八分炒黑、艾叶七分炒、枳壳六分面炒、黄芪八分炙、羌活五分、菟丝子一钱四分酒炒、厚朴七分姜汁炒、川贝母一钱去心、甘草五分、白芍一钱二分酒炒、姜三片，同煎温服。上方保胎，每月三五服，临产热服，催生如神。

原注：保产神效方、保产无忧散二方相同，特引论略别，分两小异，并存参看可也。

余弱冠时，家中有仆妇李姓者，因伊妹临蓐，两昼一夜未下，求余查催生之方。情甚迫切，适案头有敬，信录，因检出保产无忧散一方，录付之。

一服即下，嗣是试之屡验，真催生如神也。

室女鬼胎

治法似宜补正以祛邪，然不先去补正亦无益也。必须先祛邪，而后补正，斯为得之。方用荡邪散。

雷丸六钱、桃仁六十粒、当归一两、丹皮一两、甘草四钱、水煎服，一剂必下恶物半桶，再服调正汤治之。

此方阴鸷大矣。见有因此病羞愤而蹈于非命，劳瘵而丧于妙年，深为可怜，若服此方不应，宜服桂香平胃散，无不见效。肉桂一钱去粗皮、麝香一钱，以上二味，共研细末，开水为丸，如桐子大，空心开水下。服后半日时，即煎平胃散一剂服之。

苍术三钱米泔泡、厚朴二钱姜汁炒、广皮一钱、枳实二钱土炒、全当归三钱酒洗、川芎一钱酒洗。

服后必下恶物。若不见下恶物，次日再服平胃散，不用桂香。愈后宜调养气血，服调正汤（并既饮食）。白术五钱、苍术五钱、茯苓三钱、陈皮一钱、贝母一钱、薏米五钱。

水煎连服四剂，则脾胃之气转，而经水渐行矣。前方荡邪，后方调正，实有次第。欲补血必先补气，是补气而血自然生也用二术以补胃阳，阳气旺则阴气难犯，尤善后之妙。（以上《傅青主女科》）

余选录此方，特为执迷不悟始终，以为血结经闭者告，不知恶物已下，究未破室女之身也。考肃州故文炳《折狱龟鉴补》载阴感成胎一案，粤东某廉访，强记多闻，命吏诣库，取某年部案以证。盖女年已长，情事渐知，私与女伴，效其状，虽两雌无异，而真气流通，因亦有孕，果无私交，定完贞体，先是稳婆验，并各衙，眷同往查勘，俱以女体为言也，所下之胎，虽无生气，具体亦人，但四肢百体空空然，如蝉之蜕，一似全无骨肉者，验者亦惟此为疑。经某廉访引证部案，详细辨论，僚属俱叹服。案乃定，婿家亦无异言。观于此，则鬼胎及血块已下，其未失闺体，更可知矣。援此以为世，告尤临民者，所宜深晓也。

又考明徐应秋《玉芝堂谈荟》载，《法苑珠林》有"七事受胎篇"中皆详叙之。复引成化初上元佃民女张妙倩与兄嫂连居，一日兄与嫂狎，女窥见心动，呼嫂问状，身效为之，遂孕及生子。再审之，仍是处女完体，因叹释氏之书为不妄，观此则又一明证矣。余一再引证，固不厌沾滞也。

孕妇忌食兔肉干姜

古者妇人妊娠，必慎所感。感于善则善，感于恶则恶矣。毋令见丑恶物，席不正不坐，割不正不食，听诵诗书、讽咏之音，不听淫声，不视恶色，以此生子，必贤明端正寿考，所谓父母胎教之法。

妊身者不可吃兔肉，又不可见兔，令儿唇缺，又不可吃生姜，令儿多指。《博物志》

《酉阳杂俎》载《太清外术》云，妇人有娠，食干姜，令胎内消。

鼻血

以细红头绳系于中指下节，紧靠掌心下，左血系左，右血系右，即止。重者以冷醋将中指浸入，亦立止。

喉痛

橄榄核开水磨汁，冲服，兼治鱼骨鲠。

鸡骨鱼刺鲠

凤仙花炒为末，吹入即出或下。

《游戏录》载，食诸骨鲠久不出，以皂角末少许吹鼻中，得嚏鲠出。

呃症

年老最多此患，用灯心沁鼻，取喷嚏。

便闭

年老最多此患，以松子仁去皮，常常服之，每日勿间断。

小便不通

地肤皮草一把，水煎。

腰痛

橘核、杜仲各二两，炒末，每服二钱，盐酒下。

不寐

桂元肉一个，包生枸杞子粒去蒂，含口内，细嚼，缓缓频咽，即得安眠。

余在台郡，司书启友王峙甫拨萃患不寐，照此方试之，极效。

痢疾

冬日以生莱菔甲抛置屋上，风日吹晒，俟春收蓄，遇治此疾。用红糖少许，煎服六钱，或加橘饼一个，生姜一片，同煎。

《清异录》载郑居易计部言，其家自先世，多留带茎萝卜悬之檐下，有至十余年者，每至夏秋，有病痢者，煮水服之，即止。愈久者愈妙。

案：此方《广群芳谱》亦载，余以其类前方，附录焉。

疟疾

川贝母三两，去心，生半夏二两，俱研细末，五月五日午时合和，铜锅微火，炒至嫩黄色，冷定装入磁瓶，勿泄气，凡疟来两、三期后服之，每服一分五厘，用生姜汁二、三匙，和药隔水燉热，先疟来一时服下，即愈。重者再服一次，愈后戒食发物及扁豆、南瓜、芋艿、鸡子。孕妇忌服。

肺痈

香油浸生白果，须浸两三年者，重则七个，轻者五个，去壳用肉，打烂，开水冲服，即消。

预避不染疫痧方

莱菔子一两　桔梗二钱　薄荷四分　青黛五分　土贝母三钱去心　戎盐三分

每一剂照方预服，作三人分，饮服二、三次，可以不染时行疫痧。

又宋人仙传治疫方

黑豆一升　甘草一两

共为丸，每丸三钱重。

避伤寒疫症方

三伏日取葶苈一束，阴干，逮冬至日为末，元旦五更，蜜调入各一匙以饮之,从少者起,永无伤寒疫症。

治火烫

每日煎茶,用过茶叶以磁罐积之,听其自烂,愈久愈妙,无论火烫何处,连汁敷之立止。如伤重,即干,多敷数次,毒尽而愈。

治汤火伤

辰砂,细研末,鸡子清水调敷,立效。

疔疮初起

菊花根捣汁,服之即消。

刀疮药

桂圆核去黑衣,研极细末,磁瓶收贮,勿著潮湿发霉,无论刀枪割伤、皮破血流不止,将末敷之,立时血止。用绸扎好,一、二日即愈。倘喉间割开,未伤气管者,亦立愈。

治颠搏刀斧伤

凡有颠搏刀斧伤者,但以带须葱炒熟,捣烂,乘热安患处,速愈,频换热者尤妙。

治破伤风

破伤风能毙人,用桑条如箭长者,十数茎架起,中用火烧,接两头滴下树汁,以热酒和而饮之。

误吞金器

蚯蚓泥搅温水,频频饮之,其泥即裹金器,从大便出。

治服巴豆

巴豆畏大黄、黄连、凉水,用绿豆浓煎汤,冷服即愈,忌热汤。

救服铅粉

用蔴油调蜂蜜如饧糖,与食即解,或用沙糖调水服,或捣萝卜汁饮之,亦愈。

救服盐卤

夏月南瓜藤盛时，肥梗蕺断有脂浆流出，收磁瓶内，随时可以救此患。或以鸡蛋二十个搅散，入生大黄末五钱，搅匀，徐徐灌下，能利泻，即愈。或用肥皂捣极烂，清水调灌，一吐即愈。或用生豆腐浆灌，吐自安。

救服砒

砒又名信，畏羊血、冷水、绿豆。服砒未久者，用鸡蛋二十个，打入碗中搅匀，入明矾末三钱，徐徐灌下，吐则再灌，以吐尽为止。如服砒已久，不能吐者，急用黑铅一块，约重四两，用井水于石上，磨出黑汁，随磨随灌，候吐尽砒毒，方无后患。

救吞鸦片烟

先令人抱住盘膝坐，用生甘草三钱，胆矾三钱，其研末，净蜜四两，开水燉化，和药，撬开口灌服，再向胸前抹之，吐净即活。三日内忌饮茶水，或用南瓜脂浆灌之。

《癸巳类稿》云：初服生鸦片烟者，以蕹菜汁灌之，立愈。以其味甘、质滑、中空，与酸涩、收涩正相反。

案：灌南瓜脂浆一方，当与蕹菜汁取义相同。余在台郡曾有夫妇反目者，妇吞鸦片烟，用荷缸中所蓄金鱼和井水，将鱼捣烂灌之，吐净即愈，令人抱住盘膝坐，皆如上所云也。

治鬼魅魇人方

降香末一钱、麝香三钱、硃砂末三钱、雄黄末三分、皂角末一钱、艾揉五钱，上药用草纸包为长篝，用瓦二块合封，在内点火，留一头出烟，放在床上、床下，则梦魇、鬼怪俱除。忌妇人、鸡犬、四眼。

新制五汁神应膏

韭白、大蒜、老姜、葱、白凤仙花各二十斤，捣自然汁，凤仙花梗叶同捣，冬日用子右五汁和成一处，用武火熬成膏，膏宜老。另用锅盛小蔴油二十斤鍊成，入漂过冬丹，收好以滴水成珠为度。俟油少凉，每油一斤入五汁膏半碗许，徐徐放下，用桃木、柳木棍不住手搅片时，然后入后所列药末，再放火上熬片时，即用井水浸三日，去水候用。附子、当归、木香、官桂、山查、独活各五两，为末，治远近风湿、左瘫右痪、筋骨疼痛及新旧痞膈、一切闪挫、并跌打损伤，均贴患处。疟疾贴脑后正中骨，从上数下第三节处空穴，痢疾贴脐中，无不立验。贴时加麝香少许或肉桂末尤妙。孕妇忌贴此。同年吾笏山比部所制治极效。（以上《篷窗续录附录》）

治鱼鲠

礼部王员外言，昔在金陵有一士子为鱼鲠所苦，累日不能饮食，忽见卖白饧者，因买食之，顿觉无恙，然后知饧能治鱼鲠也。后见孙真人书已有此方矣。《文昌杂录》

案：此则尚有治鱼鲠一法，另载符咒治病类。

救服卤汁

饮卤汁者，以猪血灌之即解。

《洗冤录集证》载解服卤汁方云，用生羊血灌之，立愈。

又方云，将常用擦桌布洗水灌之，使吐即解。

案：用猪羊血亦犹卷一所载，灌豆浆之义。

救轮奸气闭

轮奸气闭，状若死。治法以旧草鞋刨坎焚之，覆妇身，以下体就烟熏，积精出即苏。（以上《折狱龟鉴补》）

余曩闻王峙甫拔萃谈粤逆抢掳妇女，经官兵攻击败窜，所遣遭难妇女曾用此法治之，甚效。

《圣济总录》云：湿热头痛

黑丑七粒，砂仁一粒，研末，井华水调灌鼻中，即愈。

治雀瘢方

鸡子青调黑丑末，涂面上雀瘢，效。《本草从新》

戒鸦片烟方

食鸦片烟者有朋。《说文》云：朋，瘢也，灼肺成瘢。仍以鸦片攻之，如以火燂皮能柔之，稍通畅，不食则肺瘢挈搐。肺主皮毛，皮毛淅淅然、渗渗然，若中寒者，疲欿矣（上林赋穷极倦欿注云郭璞曰：倦欿，疲惫也。）肺发十二脉，久之手足指甲、十二脉起讫处皆痛，手足无力，就畏寒状，颈缩肩耸，又食之，则肺液尽，此病之情也。尝以得其情，为处一方，研白芨末炼梨汁为膏，尝食之乃神效。

鸦片为害，使民贫尚可通变，其使民弱则所关甚大。今得一方，白茅根、鸦片烟灰三钱，甘草三分，羯末糖八两，煎漉汁至八分，加川贝末五钱，煎成膏，入甲瓶，别用羯末糖（八两）漉汁，煎成膏入乙瓶，为一单。每朋至，冲服甲瓶膏约三四钱，再将乙瓶膏如数对入甲瓶，药渐淡，朋渐轻，一单毕，朋去矣。如未尽去，加一单必效。此神方也。程尚甄记。（以上《癸巳类稿》）

解河豚鱼毒

凡食河豚者，一日内不可服汤药，恐内有荆芥，盖与此物大相反。亦恶乌头、附子之属。予在江阴时，亲见一儒者因此丧命，其子尤不可食，能使人胀死。尝水浸试之，经宿颗大如芡实，世传中其毒者，亟饮秽物可解，否则必亡。又闻不必用此，以龙脑浸水，或至宝丹，或橄榄，皆可解。后得一方，用槐花微炒过，与干胭脂各等分，同捣粉，水调灌，大妙。

《酉阳杂俎续集》云，鯸鮧（案名义者作鯸鲐即河豚）、鱼肝与子俱毒，食此鱼必食艾，艾能已其毒。江淮人食此鱼必和艾。

治割势疮口不合

杭州赤山之阴曰：萧箕泉黄大痴所尝结庐处，其徒弟沈生狎近侧一女道姑，同门有欲白之于师，沈惧，引厨刀自割，其势几死，众救得活，而疮口血流经月余不合，偶问诸阉奴，教以煅所割势，捣粉，酒服，如其言，不数日而愈。

宣发（涂白发变黑）

人之年壮而发斑白者，俗曰算发，以为心多思虑所致。盖发乃血之余，心主血，血为心役，不能上荫乎发也。然《本草云》，芜菁子压油涂头，能变蒜发，则亦可作蒜。《易说卦》巽为寡发。陆德明曰：寡，本作"宣"，黑白杂为宣发。据此则当用宣字为是。（以上《辍耕录》）

卷 四

天津徐士銮沅青辑

病目戒浴

凡病目人，更当记一事。予在河北病目时，曾治浴具。洺州守阎君绶见访云：目赤不可浴。浴汤驱体中热并集头目，目必甚。又转运判官李长乡亦云：然予不信。卒浴，浴毕目赤遂大作。行数程到巨鹿，见陈彦升学士，以病目废于家，问其病目之因，云：顷年病目赤，饮酒归，过同舍林亿邀同太学浴，彦升旧知赤目不可浴，坚拒之不得，俛俛一浴，浴已，几失明，后治之十余年，竟不瘥。此亦以为戒也。又予之门人徐构病癣，久不瘥，服四生散数日，都除。

四生散

治男子、妇人肝肾风毒上攻，眼赤痒痛不时，羞明多泪，下疰脚膝生疮，及遍身风癣，服药不验，居常多觉两耳中痒，正宜服此，无不取效。

沙苑蒺藜　川羌活　白附子　黄芪（并生用）

上件各等分为细末，每服二钱，薄荷酒调下。如肾脏风下疰生

疮，以腰子批开，以药末二钱合定，纸裹以水润湿，煨香熟，空心细嚼，以盐使下。（脚膝生疮用黑附子）

葱熨法

治气虚阳脱，体冷无脉，气息欲绝不省人，及伤寒阴厥百药不效者。

葱以索缠，如碗许大，切去根及叶，惟存白长二寸许，如大饼咴，先以火胁一面，令通热，又勿令灼人，乃以热处搭病人脐，连脐下，其上以熨斗满盛火熨之，令葱饼中热气郁入肌肉中，须预作三、四饼，一饼坏不可熨。又易一饼，良久病人当渐醒，手足温、有汗，即瘥，更服四逆汤，俾温其体，（珠尘本体作内）万万无忧。予伯兄忽病伤寒，瞑寂（按馆本作冥昧）不知人八日，四体坚冷如石，药不可复人，用此遂瘥。集贤校理胡完夫用此方拯人之危，不可胜数。

案：此则较《寄园寄所寄》载葱熨法治寒气腹痛一条症治论说俱详，亟录之。

四逆汤（案此方从《太平惠民和剂局方》中录出）

甘草二两炙　干姜一两五钱　附子五钱去皮脐，生

上以甘草、干姜为粗末，入附子，令匀，每服三钱，水一盏半，煎一中盏，去滓，温服，不拘时，常服消暑气，分水谷，并治腹痛、胀满、手足逆冷及一切虚寒厥冷。考《兰台轨范》亦载此方，甘草、干姜二味分两并同，惟附子一味下注一枚生用，去皮破八片，后注强人可大附子一枚，干姜三两，下又细注四逆汤不可轻用，一症不具即当细审，必诸症皆全，方可决用无疑。

治腹中气块（因受风瘴）

贵州守李承义得风瘴，夫妇儿女数人相继而死，有二子归岭北，

皆病。腹中有块如瓜，瘦苦欲死。陈应之与一方，服及三十服，气块皆消。应之云：此寒热相杂所致，当以寒热二物攻之。大黄、荜拨（等分皆生），上药共研细末，蜜丸梧子大，麝香水下，二三十丸空心服，日三服。

欧阳文忠公尝得暴下，国医不能愈。夫人云：市人有此药，三文一贴，甚效。公曰：吾辈脏腑与市人不同，不可服。夫人使以国医药杂进之，一服而愈。公召卖者厚遗之，求其方。久之乃肯传，但用车前子一味为末，米饮下，二钱云。此药利水道而不动气，水道利则清浊分，谷脏自止矣。

宪宗赐马总治泻痢腹痛茶方，以生姜和皮切碎如粟米，用一大盏，并草茶相对煎服。元祐二年，欧阳文忠公得此疾，百药不效，予传此方而愈。（按《大盏苏集》作大钱"欧阳文忠公"作"文潞公"）

丞相曾鲁公痢血百余日，国医不能愈。陈应之取盐水梅除核，研一枚，合腊茶加醋汤沃服之，一啜而瘥。又丞相庄肃梁公亦痢血，陈应之曰：此授水谷，当用三物散。亦数服而愈。三物散用胡黄连、乌梅肉、灶下土等分为末，腊茶清调下，食前空腹温服。

治痢四神散

干姜 当归 黄连 黄柏 皆炒等分

上为末，乌梅一个，煎汤调下二大钱，水泻等分。赤痢加黄柏，白痢加干姜，后重肠痛加黄连，腹中痛加当归，并空心食前服，予家常作此药，夏月最获用。大凡泻痢宜食酸苦，忌甘咸，盖酸收苦坚甘缓咸成濡，不可不知也。

治肠痔下血如注久不瘥者　上方惟用市河中水，每遇更衣罢便冷沃之，久沃为佳。久患者皆瘥。予始得于信州，侯使君曰：沃之两次即瘥。予用之亦再沃而瘥。并传数人，用皆然神奇可惊，不类他药，无河水即井水亦可用。

治鼻衄

一法鼻左衄用绵塞右耳，右衄塞左耳，极神应。予曾自用之。

又方用青蒿纳鼻中即止。

《调燮类编》载鼻衄塞耳方，塞法相同，云用纸团儿可并试也。

又方用飞面二钱，盐一钱，汲新水调下。

鼻衄不止昏晕刺蓟散

大蓟根一两　相思子五钱

上药共为粗末，每服一钱，（按馆本作十钱）水一盏，煎七分，去滓放冷服，王朝散女子大衄已昏不识人，举家发哭，用药皆无效，有人传此方，一服乃止。

疗寸白虫　锡沙作银泥者即以黄丹代油和丸梧桐子大　芜荑　槟榔三物等分为散

上煎石榴根浓汁半升，下散三钱，丸五粒，中夜服，旦日下。予少时病白虫，始则逾粳米，数岁之后遂长寸余，古说虫长盈尺人即死，以药攻之，下虫数合，或如带长尺余，蟠蜒如猪脏，熠熠而动，其末寸断，辄为一虫，虫去病少已，后数月复如初，如是者数四。后得此方，服之虫悉化为水，自此永断。

治小儿脐久不干，赤肿，由脓及清水，当归（焙干为末研细）

上著脐中，频用自瘥。予家小儿常病脐湿五十余日贴他药皆不瘥。《圣惠方》有十余方，从上试之，至此方一传而干，后因尿入疮，皮复病，又一传愈。

治远年裹外臁疮不瘥者　槟榔（五钱）、龙骨一分，干猪粪五钱烧存性，水银粉少许，上三味为细末，入水银粉研匀，先以盐汤（馆本作水）洗疮，熟绢裹干，以生油调药如膏贴疮，三日一易，三五易定瘥。忌无鳞鱼、鲊、热面。凡胫内、外疮，世谓之裹外臁疮最难愈。此方本建安一军人吴美犯伪印坐死，司理参军王炳之怜其晓事，常加存恤，其人临刑，泣念曰：生平有方，治疾如神，常卖以自给，可惜死而不传，遂以献炳之，屡用有验。予就炳之求，值其远官，数年始得之。（许孙二真人方用定粉不用水银粉，夏子益方多地骨皮一味并用地骨皮煎汤洗）

案：《苏沈良方》多著效验，古今人笔记中每分见之。余亦多所采录，正不仅东坡志林杂记沈存中，《梦溪笔谈》为余所知而选也。余购得，《知不足斋，丛书》较迟。兹细阅《苏沈良方》数过，摘录十数条，盖取简易而中用也。

暑月泄泻

腊月以腊水浸白米三两宿，晒干碾作粥米，遇暑月泄泻者，煮食之，良验。

暑气在内小便血淋

康侯云：治暑气在内，小便血淋，用白虎汤加麦冬煎，屡取效。此亦有理。

治便血方　史亨甫治便血方，用木香、枳壳二味，入猪脏中，用无灰酒煮，令极烂，去脏，以二味为末，作丸。

下血疾忌食胡桃

江龙溪一帖云：去年得下血疾，年半有余，今春误食胡桃，复呕血升余，若然则胡桃亦不可食。

治齿痛肿法

用黑豆以酒煮汁，漱之立愈。王修竹云其闺中尝用之，验。

眼药九龙膏

吴保生言，眼药有九龙膏方，用冬青一栲栳，洗净投锡器内，用水满煮令黑色，及一半，入宣黄连十两，洗净判碎，入冬青水中煎，慢火熬至仅有一盏，胶粘如饧，然后重绢滤过，令极冷，入脑子二钱半，磁礶内封藏，每点眼用少许。

治卒中不省人事

卒中不省人事，牙关紧急，只用苏合香丸，旋加麝香当门子一二钱，用好麻油调灌之，无不吐痰而苏者。洪云若尝服此取效。徐子方亦云然。盖好麻油最化痰。试以麻油滴痰上，痰即化为水。《百一方》亦载此药，张月涧亦曾用之获效。

辟岚瘴之气

香附子_{四两去黑皮微炒} 片子姜黄_{二两汤浸一宿，洗净} 甘草_{一两炒} 上共为细末，入盐点焚，辟岚瘴之气。

治痈疽恶疮初起

痈疽恶疮初肿起时，以当归须、黄柏皮、羌活三味为细末，用生鹭鸶藤擂汁调，传疮之四围，自然收毒气，聚作小头即破切不可并疮头传之。若并传之，则毒气四散，不可收矣。

案：此则可同卷一"久服菟丝子致起大疽"一则。参看总以消去为得，如实不能消，再用此方传之。

鼻渊有寒热两证

范元长云：北方医书有宣明论，内有"鼻泓"一方，用凉药者，亲见赵清及孙某用之，效。盖鼻渊有寒热两证，即脑溜也。凡脑漏臭者即热证。

治鼻衄

人中白者，溺盤内积起白垢，亦秋石之类刮取置新瓦上，火逼

令干，温汤调服，治鼻衄如神。（以上《志雅堂杂钞》）

案：王渔洋《香祖笔记》载《志雅堂杂钞》中四方，余已照录。兹阅杂钞，又选录数方，并于前录四方下亦注明，盖余购得《粤雅堂丛书》较晚也。

治头风而吐泻

用枳壳白术末煎汤，下青州白丸子，甚效。（二老堂杂誌）

案：王渔洋《居易录》亦载此方，并称青州白丸子，药在宋时已盛行，不自今也。前钞《寄园寄所寄》有治小儿惊风一方，内亦用此。余不知青州白丸子为何药，兹阅《太平惠民和剂局方》载有此品，爰录于下，以备配用。

青州白丸子

治男子、妇人半身不遂，手足顽麻，口眼㖞斜，痰涎壅塞及一切风，他药所不能疗者，小儿惊风，大人头风，洗头风，妇人血风并宜服之。

天南星三两　白附子二两　半夏七两以水浸洗过白好者　川乌头五钱去皮脐

上为细末，以生绢袋盛用，井华水摆未出者，更以手揉令出，如有滓，更研，再入绢袋，摆尽为度，放磁盆中，日中晒，夜露至晓，弃水别用，并华水搅，又晒至来日早，再换新水搅，如此春五日、夏三日、秋七日、冬十日，去水晒干后如玉片，碎研，以糯米粉煎粥，清为丸，如绿豆大，初服五丸，加至十五丸，生姜汤下，不计时候。如瘫痪风以温酒下二十丸，日三服，至三日后，浴当有汗，便能舒展，服经三五日，呵欠是应。常服十粒已来，永无风痰膈塞之患。小儿惊风薄荷汤下两、三丸。

治痢验方

从客杨生病痢已两日，昨夜家人来告，因以验方与之，一服而

愈。方用槟榔二钱二分，厚朴、白芍各二钱，草果仁、知母各一钱八分，生甘草一钱，药甚平淡，治泻痢特神效。《使琉球记》

考李和叔鼎元嘉庆五年，以内阁中书充册封琉球副使充正使者，翰林院修撰赵介山文楷也。

治鼻衄

予尝患鼻衄，至流血数升，竟夕不止，以青黛、紫苑治之，毫无应验。有人送一方，用千瓣石榴花烧灰，以酒调之，塞鼻中，其血立止，屡试屡验，因志之。《啸亭杂录》

圣治丸方

夏令暑热炎蒸，湿浊上腾人，在蒸淫热迫中，设或正气不足，最易感病。矧南方地卑气薄，更多中痧吐泻之症。推其致病之原，或过于贪凉，风寒外受，或困于行路，暑湿相干，或口腹不慎，为冷腻所滞，或饮食不节，使输化失宜，或感时行疫疠之邪，或触秽恶不正之气，皆能致脾土不运，阴阳反戾，升降失司，卒然腹痛，上下奔迫，四肢厥冷，吐泻并作，津液顿亡，则宗筋失养，故足挛筋缩先起两腿，或见四肢，名曰霍乱转筋，生死瞬息。年来此症流行，上海地窄人稠，互相传染，甚有一家数人而同时告毙者，深可畏也。兹故不揣鄙陋，爰拟一方，名曰圣治，入夏可预合备用，如遇疫疠时行，痧暑并触，或感秽气，或入病家，心怀疑虑，胸觉痞闷时，即以一丸入口，藉以解秽却邪，勿乱其气，方列于下。

正号仙居野术二两烘燥勿令焦黑，真川厚朴二两，白檀香一两研细末，降真香一两研细末，新会皮二两盐水炒。

以上五味再同研为细末，以广藿香六两煎浓汤，泛丸如黄豆大，每服二、三丸，细嚼和津咽下。

案：术味甘能和脾，苦能燥湿，定中止呕，扶正却邪，开胃气以除积饮，故用以为君。朴味苦，辛能泻实而化湿，平胃调中，消痰行水，兼治泻痢呕恶。陈皮为脾肺气分之药，能快膈导滞，宣通五脏，并可除寒散表。故用此二味为臣。檀香调脾利膈，正气驱邪，降香能避秽恶、怪异之气，故用为佐使。藿香秉清和芬芳之气，为达脾肺之要药，气机通畅则邪逆自定，故用为引。其曰：圣治者，以圣人有治病治未病之旨。盖思患预防莫若服药于未病之先，使轻者解散，而重者化轻，未必非却病养生之一助云。童菽原曰：是方出而修合者多服之有验。药似平易而其详审气味，精悉功能，足称尽善。《墨余录》

新郑六弟又仲远来，相候起居毕，即讯家中安吉近况，六弟曰：老母前患背疽，得一传方服之而愈，今年八十有七，康健如旧。又弟妇久病经闭，形容枯槁，殆不可活。闻有荥阳张广文者，能治奇疾，延之诊视，命服丸药渐至平复，肌肉再生，可称白骨回春。予因索二方附记之。

治发背方

用头发不拘男妇者一把，入真麻油一盏，将头发熬化，令病人饮之，则毒气即消，不致伤生。

治妇女久病经闭方　妇女久病经闭，形容枯槁者，用何首乌半斤切片，用黑豆拌，九蒸九晒为末，用人乳浸，不计次数，晒得一斤重，怀熟地四两，红花五钱酒洗，鹿茸五钱酥油炙，当归四两共为末，用拣麦冬六斤，熬膏，入炼蜜少许，和为丸，如梧桐子大，每服三钱，渐加至五钱。

治痔疮方

用苦蘵菜或鲜或干者，煮汤，以熟烂为度，和汤置器中，架一版于上，坐以熏之，候汤可下手，撩苦蘵频频澡洗，汤冷即止，日洗数次，数日即愈。蘫一作苣，北方甚多，南方亦有之。

治眼翳方

用野荸荠捣碎取汁，澄粉，少加冰片，以之点眼，去翳甚效。（以上〈在园杂志〉）

《本草纲目》：予年二十时，因感冒咳嗽既久，且犯戒，遂病骨蒸发热，肤如火燎，每日吐痰碗许，暑月烦渴，寝食既废，六脉浮洪，遍服柴胡、麦门冬、荆沥诸药，月余益剧，皆以为必死矣。先君偶思李杲治肺热如火燎，烦燥引饮而暑盛者，气分热宜一味黄芩汤，以泻肺经气分之火，遂按方用片芩一两，水二盅，煎一盅顿服，次日身热尽退，而痰嗽皆愈。药中肯綮，如鼓应桴，医中之妙，有如是哉。

溧阳洪辑幼子病喘，医以危告，其妻夜梦大士令服人参胡桃汤，试之喘即定。明日去胡桃皮用之，喘复作。仍连皮用信宿而愈。盖人参定喘，连皮胡桃能敛肺也。

《兰台轨范》载此方，名观音应梦散，治老人虚嗽，人参二寸，胡桃二枚，不去皮，上二味以枣二枚、姜五片水煎服。

案：前方《广群芳谱》系引《本草纲目》，此加姜、枣方注云：治老人虚嗽。就方而论，治虚嗽最宜，当系后人推类用之，想洪辑幼子病喘亦必虚损之症，至用姜、枣可视症审酌也。

宋洪迈有痰疾因晚对，上遣使谕令，以胡桃肉三颗，生姜三片，卧时嚼服，即少饮汤，又再嚼如前数即静卧。如旨服之，旦而痰消嗽止。

宋史《钱乙传》云：一乳妇因悸而病，既愈，目张不得瞑，乙令煮郁李酒饮之，使醉即愈，所以然者，目系内连肝胆，恐则气结胆横不下，郁李能去结，随酒入胆，结去胆下，则目能瞑矣。此真得肯綮之妙者也。

《灵苑方》载：肠风下血，用经霜茄连蒂烧，存性为末，每日空心温酒服二钱。

饶民李七病鼻衄甚危，医以萝卜自然汁和无灰酒饮之，即止。盖血随气运，气滞则血妄行，萝卜下气故也。

跌扑伤损用干冬瓜皮一两，真牛皮胶二两，剉入锅内，炒，存性，研末，每服五钱，好酒热服，仍饮酒一瓯。厚盖取温汗其痛即止。

又方伤损腰痛，用冬瓜皮烧，研酒服一钱。

唐武相元衡苦胫疮，燉痒不可堪，百医无效。听吏上一方，马齿苋捣烂敷上两三遍，即愈。多年恶疮，百方不瘥，或痛燉不已，并治。

橄榄仁甘平无毒，唇吻燥痛，研烂传之。（以上《广群芳谱》）

予素无癣疾，年五十二右臂肘及颈后患之，邻人语以当用生大黄根濡醋擦，如其言，两月而愈。越四年又患左臂肘，前方不效，或曰：癣无正方耳。因购得十余方试之，略无验者。忽家人云闻柏油可治，抹两度划除。凡用二方，肤色俱完好，无他痕知。无正方之说非诬也。

千里明光草产苏州洞庭山南，风癣及痧症受风而痒，用以煮水熏洗，便愈。（以上《窦存》）

《食物本草》载，梅雨水洗癣疥、灭瘢痕。

治肺虫

许叔微精于医云：五脏虫皆上行，惟有肺虫下行，最难治，当用獭爪为末，调药于初四、初六日，治之此二日，肺虫上行也。《西溪丛语》

治发背肿

《北齐书》杨遵彦患发背肿,马嗣明以炼石涂之,便瘥。其方取粗黄石如鹅卵大,猛火令赤,纳酽醋中,因有屑落醋中,频烧石取屑,暴捣,和醋涂于肿上。

治风疾（即广疮）

释晋明齐州人,久止灵丛,晚游五台得风疾,眉发俱坠,百骸腐溃,哀号苦楚,人不忍闻。忽有异人教服长松。明不之识,复告云：长松,长古松下取根,饵之。皮色似荠苨,三五寸,味微苦,类人参,清香、可爱、无毒,服之益人,兼解诸虫毒。明采服不旬日,发复生颜,貌如故。今并代间土人多以长松参、甘草、干山药为汤殊佳,然本草及诸方书并不著,独释惠祥作《清凉传》始叙之。《渑水燕谈录》

蟹脚中髓及脑壳中黄,并能续断绝,筋骨碎之微熬纳疮中,筋即连。

脚弱病用杉木为桶濯足,排樟脑两股间,以脚绷紧系定月余即效。

蛇蜕塞两耳,治疟疾。

蜘蛛网缠赘瘤,瘤日消烂,屡有验。

白发须镊去,消蜡点孔中,即生黑者。（以上《续博物志》）

灶瘃（足跟冻疮也,瘃音劚）用茄子根煎汤浴足,能治。《升庵全集》

被马咬者,烧鞭梢灰涂之,盖取其相服也。

敷蜘蛛啮者,雄黄末传之。

筋断须续者,取旋覆根绞取汁,以筋相对,以汁涂而封之,即相续如故。《朝野佥载》

噤口痢，山药、薏苡仁、石莲子，共为末，白汤调三、五服，即思饮食。

小儿泻痢不服药，有土木鳖半个，母丁香四粒，麝香一分半，共为细末，吐津调为丸，如芡实大，纳一丸脐内外用，不拘小膏药，贴之立止。

案：此则云用不拘小膏药贴之，余谓既治小儿泻痢，用封脐膏较宜。

妇人妊四、五个月，动胎下血，取葱白一大把，煎汤饮之。

因争斗胎动，腹内气刺痛，上喘，用苎根一大把，洗净，生姜五片，水一大盏，煎至八分，调粥服。

产后血闷，打醋炭熏之，则醒。

又方，用干荷叶，烧灰为末，温酒调一钱服，甚效。

胎衣不下，用最初洗儿汤服下，休令知之。

又方，灶心土细研，水调服之。

缠喉风用皂角揉水，滤过灌之，得吐即愈。

喉闭，朴硝为末，将芦管吹入喉中，立效。

小便尿血，乌梅烧存性，研末，醋糊丸，梧子大，每服四十丸，温酒下。

走马疳，用大蜘蛛一个，湿纸裹，外用荷叶包，于火中煅，令焦存性，细研，入麝香少许，其为细末，遇有此病，擦之甚效。

又方，用巴豆去皮，以绵子微裹，随左右塞鼻中，立透。如左右俱有，用二枚。舌肿用百草霜为细末，醋调传。

又方，用乱发烧灰，水调下。

因女色病阴症伤寒，用陈皮热锅内炒焦，以酒烹下，滤酒，饮之立解。

疔疮神思昏沉，用苦苣茎汁，涂上即除。

男子茎物肿，用鲤鱼胆敷。

男子茎物蜡烛炮，用青果核烧，存性，加冰片少许，共为细末，糁之神效。

此方曾闻友人传人，以之治瘑疳，极效。

三七草（附列所治各病）

三七草青郁可玩，其根系止血圣药，有活种闽广带回者，近地亦有此种，药如野蒿花，黄而小，极易生。鲜者，采叶捣烂，跌打破碎者按上立止血，疼过二、三日即愈，又不溃烂，真神草也。收叶干作末，亦可治吐血、衄血上动者，皆宜佐以治药服之，其功效备开于后。

治刀斧箭伤，血出不止者，嚼少许掩上即止。

治妇人血崩，看年远近，研一、二钱，白酒调服，服后四物汤加三七五分煎服。

治吐血，用一钱或五分自嚼，米汤下，或用人参五分煎服。

治肠风下血，用四物汤加三七五分煎服，或空心用五分调酒服。

治杖疮淤血，用一、二钱嚼烂，掩在破上，再服一、二钱，免血攻心。

治产后血涌，用一、二钱研细，水调服，即止。

治跌打，青肿不消者，用一钱嚼细，敷患处，即愈。

治害眼十分重者，用少许水磨，调点眼眶内，即消。

治赤白痢疾，用一、二钱为末，米泔水调服。

治虎狼蛇咬，用一、二钱为末，酒调服，嚼少许，更涂患处。

治受下蛊毒，先吃少许，毒即追出。

治一切疮毒痈疽疼不止者，用一、二钱为末，水调涂之，立效。

种种奇效，难以枚举，勿以小草而忽之也。

救冻死，冻死微有气者，用大锅炒灰，令煖包灰熨心上，冷即换，待眼开，以温酒、粥汤与之，不可便与烘火。

救溺水，溺水者救起，放大凳上睡著，凳后脚垫起二砖，却以盐擦脐中，待其中自流出。有牛者，伏牛背牵动更妙。切不可倒提出水。但心头微热者，皆可救。又方，急解去衣带，以艾灸脐中。（救起尤急将衣服项下钮绊解开是为至要）

救坠颠压倒，卒暴坠颠压倒打死，心头温者，可先将本人如僧打坐，令一人将其发控放起，用半夏末急吹入鼻内，如活，却以生姜汁、香油打匀，灌之。

误吞铜钱，胡桃能制铜，误吞铜钱多食胡桃，自化出。又方云：多食荸荠能治误吞铜钱。

人咬伤，用龟板或团鱼板，烧灰，为末，以香油调涂之。

马蛟细嚼栗子，传伤处，若用独颗栗子，烧灰，香油调贴，追出毒气，其愈更速。（以上《调燮类编》）

虫之类能入耳者，不独蚰蜒，如壁虱、萤火、叩头虫、皂荚虫，皆能入耳为害。余从祖多患腹痛，类为虫所食，或教之以桃叶为枕，一夕虫自鼻出，形如鹰嘴，人莫识其名者。有人为蚰蜒入耳，遇其极时，不觉以头撞柱，至血流不知。云：痒甚不可忍，蚰蜒入耳，往往食髓，至冬又能滋生凡虫入耳。惟用生麻油灌之为妙。

《调燮类编》云：恶虫入耳，用韭汁灌之。蜈蚣入耳，炙猪肉掩之，即出。

有虫状如蝉，形小而扁，好隐于屋壁及书策中，前有两长足，如蟹螯，触后则旁行，触前则却行。有郑房秀才，因揭策见之，不知其有毒也，戏以手指再三拨之，欲观其行竟，为所螫，痛卧数日，遇良医治之得愈。医云：此名恶飒，不治伤人。

蜈蜋夜飞，宜避之。撞入胸腹或臂股间，辄遗子而去。人或不悟，子渐隐入肉中为患，生臂股间者，犹可传疗，若入心腹则不可治也。（以上《墨客挥犀》）

青木香、肉豆蔻等分，枣肉为丸，米饮下二十丸，治脾泄由虚寒者，如神。《稽神录》

手指冻裂，白芨磨涂。《野人传说》

久嗽，红梅叶泡汤服。盗汗，甘蔗皮煎汤服。（《复性梯航》）

薏苡叶煎汤，浴初生婴儿，一生少病。（《琐言录》）

小儿疮痂，以榕粉日传之，则易瘥而无瘢。（《汗漫录》）

蟹爪尖炙灰，醋调，敷无名肿毒，初起即消。（《复性梯航》）

建兰叶浸油，发黑而不落，宜常常涂之。（《续妆楼记》）

丁香一两，川椒六十粒，为末，绢袋盛佩，可辟汗气及腋下气。《闺阁事宜》

以盐擦牙毕，吐手心内洗眼，日日如此，无间到老，夜能细书。《便民图纂》

以上摘钞《游戏录》

案：《续知不足斋丛书》，收有《游戏录》二卷，为新安程莪园景沂养疴时随手辑录，卷中闲用之方多，疗疾之方少，因选钞数条，以备采用。

治祟病（二则）

同里朱翁元亮侨居郡城，岁初，其媳往郡拜贺其舅，舟过娄门，见城上蛇王庙，俗云：烧香能免生疮肿。因往竭焉，归即狂言、昏冒、舌动如蛇，称蛇王，使二女仆、一男仆来迎。延余诊视，以至宝丹一丸遣老妪灌之，病者言此系毒药，必不可服，含药喷妪，妪亦仆，不省人事，舌伸颈转，亦作蛇形。另易一人灌药，讫，病者言，一女使被烧死矣，凡鬼皆以朱砂为火也。次日煎药，内用鬼箭羽，病者又言，一男使又被射死矣，鬼以鬼箭为矢也。从此渐安，调以消痰安神之品，月余而愈。此亦客忤之类也，非金石及通灵之药，不能奏效。

林家巷周宅看门人之妻缢死，遇救得苏，余适寓周氏，随众往看急，以紫金锭捣烂，水灌之而醒。明日又缢，亦遇救，余仍以前药灌之。因询其救死之故，则曰：我患心疼甚，有老妪劝我将绳系颈，则痛除矣，故从之非求死也。余曰：此妪今安在？则曰：在裹。休视之无有，则曰：相公来已去矣。余曰：此缢死鬼。汝痛亦由彼作祟。今后若来，汝即嚼余药喷之。妇依余言，妪至，曰：尔口中何物，欲害我耶？詈骂而去。其自述如此。盖紫金锭之辟邪神效若此。

案：紫金锭、至宝丹皆能祛邪杀鬼，录此以为众告。如遇此等病，即可用药灌救，勿徒事惊慌也。

魂不附体

郡中蒋氏子患时证，身热不凉，神昏谵语，脉无伦次。余诊之曰：此游魂证也。虽服药必招其魂。因访招魂之法，有邻翁谓曰：我闻虔祷灶神则能自言，父如其言。病者果言曰：我因看戏小台倒，几被压受惊，复往城隍庙中散步，魂落庙中，当以肩舆抬我归。如言往招。明日延余再诊，病者又言，我魂方至房门，为父亲动散，今早魂卧被上，又为母亲叠被掉落，今不知所问矣。咆哮不已。余慰之曰：无忧也，我今还汝。因用安神镇魄之药，加猪心尖、辰砂绛帛包裹，悬药罐中，煎服。戒曰：服药得寝，勿惊醒之熟寐。即神合果一剂而安，调理而愈。问之俱不知也。

记余童年见有失魂者，向灶君前祈祷招魂。又前药罐中，横阁一箸，所悬之药及绛色绸包裹，皆如上所云。此法亦不可知也。

中风（二则）

葑门金姓，早立门首。卒遇恶风，口眼㖞斜，嚌不能言，医用人参、桂、附诸品，此近日时医治风证，不祧之方也。趣余视之，其形如尸，面赤气粗，目瞪脉大，处以祛风、消痰、清火之剂，其家许以重赀，留数日。余曰：我非行道之人，可货取也。固请余。曰：与其误药，以死莫若服此，三剂醒而能食，不服药可也。后月余至余家拜谢，间之果服三剂而全愈。此正《内经》所谓虚邪贼风也。以辛热刚燥治之，固非以补阴滋腻治之亦谬治，以辛凉佐以甘温，《内经》有明训也。

运使王公叙揆自长芦罢官归里，每向余言，手足麻木而痰多。余谓公体本丰腴，又善饮啖，痰流经络宜搏节为妙。一日忽昏厥，遗尿，口噤手拳，痰声如锯，皆属危证。医者进参、附、熟地等药，煎成未服，余诊其脉，洪大有力，面赤气粗，此乃痰火充实，诸窍皆闭。服参、附立毙矣。以小续命汤去桂附，加生军一钱为末，假称他药纳之，恐旁人之疑惑也，戚党莫不哗然，太夫人素信余，力主服余药，三剂而有声，五剂而能言，然后以消痰养血之药调之，一月后步履如初。

案：《洄溪医案》载治中风数条，皆主祛风消痰，力辟温热滋补之剂。考《兰台轨范》列小续命汤一方，灵胎先生注其后，曰：续命汤为中风之主方。因症加减变化由人，而总不能舍此以立法。后人不知此义，人自为说流弊无穷，而中风一症，遂十不愈一矣。又曰：人参、附、桂何尝不用，必实见其有寒象而后可加，然尤宜于西北人，若东南人则当详审，勿轻试。

中风论

今之患中风偏痹等病者，百无一愈，十死其九，非其症俱不治，皆医者误之也。凡古圣定病之名，必指其实名，曰中风，则其病属风，可知既为风病，则主病之方必以治风为本，故仲景侯氏黑散、风引汤、防已地黄汤及唐人大、小续命等方，皆多用风药，而因病增减。盖以风入经络，则内风与外风相煽，以致痰火一时壅塞，惟宜先驱其风，继清痰火，而后调其气血，则经脉可以渐通。今人一见中风等症，即用人参、熟地、附子、肉桂等纯补、温热之品，将风火、痰气尽行补住，轻者变重，重者即死。或有元气未伤，而感邪浅者，亦必迁延时日，以成偏枯永废之人，此非医者误之耶。或云：邪之所凑，其气必虚，故补正即所以驱邪，此大谬也。惟其正虚而邪凑，尤当急驱其邪，以卫其正。若更补其邪气，则正气益不能支矣。即使正气全虚，不能托邪于外，亦宜于驱风药中少加扶正之品，以助驱邪之力，从未有纯用温补者。譬之盗贼入室，定当先驱盗贼，而后固其墙垣，未有盗贼未去，而先固其墙垣者。或去补药托邪，犹之增家人以御盗也。是又不然。盖服纯补之药，断无专补正不补邪之理，非若家人之专于御盗贼也，是不但不驱盗并助盗矣。况治病之法，凡久病属虚，骤病属实，所谓虚者，谓正虚也，所谓实者，谓邪实也。中风乃急暴之症，其为实邪无疑。天下未有行动如常，忽然大虚而昏仆者，岂可不以实邪治之哉？其中或有属阴虚、阳虚、感实、感寒之别，则于治风方中，随所现之症加减之，汉唐诸法具在，可取而观也。故凡中风之类，苟无中脏之绝症，未有不可治者。余友人患此症者，遵余治法，病一、二十年，而今尚无恙者甚多，惟服热补者无一存者矣。《医学源流论》

余所闻所见中风之症，未有一愈不死即成偏废，大抵皆由治之不得其法。灵胎先生于治中风症，皆申明之，并著此论。又于《慎疾刍言》痛切道之实。见热补误治害人者多，故谆谆以为世告也。余录出《洄溪医案》治中风二则，并将此论附录，亦窃愿病者、医者知所审慎也。

治吐血（二则）

嘉兴王蔚南久患血证，左肋中有气逆动喉旁，血来有声如沸。戊子冬，忽大吐数升，面色白而带青，脉微声哑，气喘不得卧，危在旦夕。余以阿胶、三七等药，保其阴而止其血，然后以降火纳气之品止其动逆，复以补血消痰、健脾安胃之方，上下分治，始令能卧，继令能食，数日之后，方能安卧。大凡脱血之后，继不可重用人参，升气助火，亦不可多用滋腻，以助痰滞胃，要知补血之道，不过令其阴阳相和，饮食渐进，则元气自复，非补剂入腹即变为气血也。若以重剂塞其胃口，则永无生路矣。况更用温热重剂，助阳烁阴，而速之死乎！

洞庭张姓素有血证，是年为女办装，过费心力，其女方登轿，张忽血冒升余，昏不知人。医者浓煎参汤服之，命悬一息。邀余诊视六脉，似有如无血已脱尽，急加阿胶、三七，少和人参以进，脉乃渐复，目开能言，手足展动，然后纯用补血之剂以填之，月余而起。盖人生不外气血两端，血脱则气亦脱，用人参以接其气，气稍接，即当用血药，否则孤阳独旺而阴愈亏，先后主客之分，不可不辨也。

治翻胃

嘉兴朱亭立曾任广信太守，向病呕吐，时发时愈，是时吐不止，粒米不下者三日。医以膈证回绝。其友人来邀诊，余曰：此翻胃，非膈证也。膈乃肺胃干枯，翻胃乃痰火上逆，轻重悬殊余。以半夏泻心汤加减治之，渐能进食，寻复旧从此，遂成知己。每因饮食无节，时时小发，且不善饭，如是数年，非余方不服，甚相安也。后余便道过其家，谓余曰：我遇武林名医，谓我体虚，非参附不可。今服其方觉强旺加餐。余谓此乃助火以腐食，元气必耗，将有热毒之害。亭立笑而腹非之，似有恨不早遇此医之意。不两月，遣人连夜来迎，即登舟抵，暮入其寝室，见床前血污满地，骇问故，亭立已不能言，惟垂泪，引过作泣别之态而已。盖血涌斗余，无药可施矣，天明而逝。十年幸活，殒于一朝，天下之服热剂而隐受其害者何可胜数也。王士雄按：服温补而强旺加餐，病家必以为对证矣，而孰知隐受其害哉。更有至死而犹不悟者，目击甚多，可为叹息。

治对口（二则）

平湖徐抡斋阴毒对口，颈项漫肿而色紫有头如痘者百余，神烦志乱，医者束手。就治于余，余曰：此乃阴毒，兼似有祟。其家为述，患病之后，鬼声绕屋，鬼火不断。余曰：且敷药试之。色稍鲜肿亦稍消。明晨视之，色转淡红，其如痘者俱出微脓而低软，中聚一头，亦不甚大，势已消其十之三，神亦渐清而思饮食。病虽属阴变，不可用热药以增邪火，惟和血通气，使营卫充盈，使血中一点真阳透出，则阴邪自退。若热补，则反助毒火，而生机益绝。故治外科之阴证，非若伤寒之阴证，为外感之寒邪可专用桂附以驱之也。今之号外科者，惟拾内科之绪论，以为热可御寒，则贻害不小矣。

白龙桥吴时臣年七十余矣，患对口痛欲绝。余视其外无围药，疮内反有插药五条，乃三品一条枪，此古方蚀顽肉之恶药。而近日医者误以为必用之品，所以痛极昏迷。余悉拔去，糁以珠黄解毒散，其痛立除而神安，复用围药裹住其根，使疮头高而脓易出。或谓七旬之人精力已衰，宜用温补。余曰：外证俱属火，苟非现证虚寒，从无用热药之理。进清凉开胃之剂，胃气开则肌肉自生。调养月余而愈。精神较胜前矣。

《容斋四笔》载，时康祖病心痔二十年，用《圣惠方》治腰痛者，鹿茸、附子服之月余而愈。《夷坚》已志书其，事予每与医言，辄云：痈疽之发，蕴热之极也，乌有翻使热药之理。福州医郭晋卿云：脉陷则害，漏陷者冷也。若气血温煖则漏自止，正用得茸、附。按《内经》《素问·生气通天论》曰：陷脉为瘘，留连肉腠。注云：陷脉，谓寒气陷缺其脉也。积寒留舍，经血稽凝，久瘀内攻，结于肉理，故发为疡瘘，内腠相连。此说可谓明白。故附记于此，庶几或有助于疡医云。

案：此则所论以热药治痈疽，正灵胎先生所谓证现虚寒也。苟非证现虚寒，无用热药之理。奈外科多脉理不精，但袭前人之说，妄用热补，则贻害匪细矣。

产后肠痈

洞庭某妇产后小肠痛甚，恶露不止，奄奄垂毙。余诊之曰：恶露如此多，何以其痛反剧。更询其所行之物，又如脓象，余曰：此乃子宫受伤，腐烂成痈也。宜令名手稳婆探之，果然。遂用绵作条裹入生肌收口之药，而内服解毒消瘀之方，应手而愈。凡产后停瘀，每多外证，如此甚多，不可不知也。

治流注（二则）

苏州一小儿，甫九龄，颇聪慧，而患流注，肩背腰胁十余处，百端医治无效。余视之曰：此惟大活络丹能愈。服至三十余丸，未破者消，已破者收口，更服补气血之药而愈。盖流注一证，由风寒入膜所致，膜在皮中，旁通四达，初无定处，所以随处作患，此真脉络之病。故古人制大活络丹以治之。其余煎丸皆非真治。所谓一病有一病之法，药不对证，总难取效也。

嘉兴张卓舟未弱冠，患流注五年，自胁及腰腿连生七八孔，寒热不食，仅存人形，历年共服人参二、三千金，万无生理。父母先亡，只有慈母其伯悉收其田产、文契，专待其毙而取之。其从史汪千造余家哀恳，余颇怜之，破格往视，半身几成枯骨，此乃虚痰流注，医者不能治其经络之痰，徒费重赀而无一中病者，则经之误，而非病之真无活也。余用大活络丹为主，而外敷拔管生肌之药。医者闻之，大笑曰：活络丹，辛暴之药，岂可入口？盖彼惟知俗本所载乌头、蚯蚓之活络丹，而不知古方五十余味之大活络丹也。盖流注之痰全在于络，故非活络丹不效。以后脓稀、肉长、管退、筋舒，渐能起立，不二年而肌肉丰肥、强健，反逾于常。呜呼！不知对病施药，徒事蛮补，举世尽然，枉死者不知其几也。王士雄按：大活络丹治虚痰流注，深为合法，而外科不知也。若实痰则控涎丹最妙。（以上《洄溪医案》）

案：所录《洄溪医案》十则，虽方药未甚详，而其论症论治，对病施药，无不洞中。穷要并深，言误用药剂之害具见。一病自有一病之治法，病者宜审慎服药，医者尤当审慎用药，俱未可以轻试也。

卷　五

天津徐士銮沅青辑

瘴说

宋世士大夫称，广西昭州、广东新州为大法场，英州为小法场。又有谚曰：高窦雷化，说著也怕。其瘴气之轻者，寒热往来有似疟疾，谓之冷瘴。重者纯热无寒，蕴热沈沈，无昼无夜，谓之热瘴。最重者，一病则瘂而失音，谓之瘂瘴。冷瘴未必死，热瘴久必死，瘂瘴治得其道，间亦可生。冷瘴以疟治，热瘴以伤寒治，瘂瘴以失音伤寒治，又有遇热瘴刺上下唇之一法，捻去唇血，以楮叶擦舌，再令病人并足而立，刺两足后腕横缝中，青脉血出如注，更取青蒿和水服之，即愈。详《岭外代答》，今昭英及高雷所属均无瘴疠，惟太平、泗城、镇安、琼州水土为劣，泗城最甚。《麓澨荟录》

治瘴

炎方土脉疏，地气外泄，人为常燠所煤，肤理不密，两疏相感，草木之气通焉。上脘郁闷虚烦，下体凝冷，吐之不可，下之不可，用药最难。但宜温中固下，升降阴阳及灸中脘、气海、三里或灸大指及第五指，皆能止热，予试立验。如用大柴胡汤及麻黄金沸草散、青龙汤，是胶柱鼓瑟也，鲜不败矣。

痧瘴

中瘴失语,俗谓中草子,移时血凝,立死。其法用针刺头额及上唇,仍以楮叶擦舌,令出血,徐以药解其内热,应手立效。以上《赤雅》

案:《赤雅》所谓大柴胡等汤散不可用,即指以治伤寒、治瘧等症者而治瘴也。兹并录之,特为揭出治法,可从《赤雅》。

治蛊方

蛊毒在上,则服升麻吐之,在腹,则服郁金下之,或合升麻郁金服,不吐则下。宋李巽岩侍郎焘为雷州推官,鞫狱得此方,活人甚多。见《范石湖集》。《升菴全集》

又方

苗人能为蛊毒,其术不可思议。大约其用蛊,恒在冷茶、冷酒中,及菜蔬肉食中,第一块上,行其地者,虑为所毒,宜带甘草嚼而咽汁,中毒即能吐出,仍以炙甘草三两,生姜四两,水六升,煮二升,日三服。若含甘草而不吐者,非毒也。又三七末、荸荠皆可解。又白矾、细辛为末各五钱及新汲水调下,得吐即止。

岭南俚人解蛊毒,畏人知其方,乃诡言三百头牛药,或云三百两银药。久与亲狎,始得其实。所云三百头牛药者,土常山。所云三百两银药者,马兜铃也。俱用水煎服,即愈。

治金蚕蛊

马监场云,泉州一僧,能治金蚕蛊毒。如中毒者,先以白矾末,令尝不涩,觉味甘,次食黑豆,不腥,乃中毒也。即浓煎石榴根、皮,汁饮之下,即吐出有虫,皆活,无不愈者。李晦之云:凡中毒,以白矾芽茶捣为末,冷水饮之。《西溪丛语》

香祖笔记载,椰杯见毒则裂,南人多制为食器,以辟蛊。

金疮统论

人为兵器所伤，出血者必甚渴，不可即与饮食，恐簌毛在吻，须干食。食肥腻之物，无所妨害，贵解渴而已。不可多食粥，则血混出，人必死矣。所忌者有八焉，一曰嗔怒，二曰喜笑，三曰大言，四曰劳力，五曰妄想，六曰热羹粥，七曰饮酒，八曰咸酸，此八者，犯之未有不死者矣。夫金疮不可治之者有九焉，一曰伤脑户，二曰伤天窗，三曰伤臂中跳脉，四曰伤髀中阴股，五曰伤心，六曰伤乳，七曰伤鸠尾，八曰伤小肠，九曰伤五脏，此九者，皆死处也。又曰，金疮不可治之者有四焉，一曰脑髓出，二曰脑破而咽喉中混声、哑目、直视，三曰痛不在疮处者，此谓伤经脉矣，四曰出血不止，前赤后黑，或自肌肉腐臭、寒冷、坚忍，其疮难愈，此四者皆不可疗矣。除此之外，复诊其脉，脉虚细者生，数实者死。沉小者生，浮大者死。其所伤在阳处，出血过度而脉微缓者生，急疾者死矣。

治金疮方

五月五日平旦，使四人出四方于五里，采一方草木、茎叶，每种各半把，勿令脱漏一种，日午时切碓，岛令极烂，仍先拣好石灰一斗，同杵之，复选大实树三两株，凿作十窍，令可受药，然后实于窍中，紧筑之毕，即以麻皮系之，用麻煮石灰，密泥不令泄气，更以皮缠定，令牢，到九月九日子时取出，阴干百日药成，捣之曝令极干，更捣，用绢罗之，凡有金疮伤所出血，用药封裹勿令转动，十日即瘥矣。不脓，不肿，不畏风，若伤后数日始得药，须先用温水洗，令血出，即敷之。此药大验如神，须多配制之，金疮之药，无出此者。

治金疮中风痉口不语方

赤箭一两　桂心三分　防风三分去芦头　天南星三分炮令烈　白附子半两

泡烈 巴豆二分去皮及心 然后研之极烂，用纸裹压去油 又法用吴茱萸汤浸七遍，焙干微炒 硃砂一两水飞过 干姜一分泡烈 附子三分去皮脐泡烈 干蝎半两生用

上件捣罗为末，用酽醋三升，熬成膏丸，如桐子大，每服三丸，不计时候，熬葱酒下服后，汗出为效。

金疮辟风止痛方

当归半两剉微炒 川椒半两去蒂及开口者微炒出汗 泽泻半两 芎藭二两 附子一两去皮脐

上件共捣罗为末，若金疮有出瘀血，以温酒调下一钱，日三服。

金疮出血不止方

龙骨二两剉微炒 芎藭二两 熟干地黄一两 鹿茸半两去净毛涂酥炙令微黄色 乌樟根三两 突厥白二两

上件捣罗为末，敷在疮上，血即止。如服，以温酒调下二钱，日三服。

金疮内漏方（并同下敷散方）

金疮通内血者为内漏，而肋胀不能食，死。瘀血抟在于内，脉牢大者生，沈细者死，其方用

䗪虫三十枚去翅及足微炒 桃仁二两汤沈去皮尖双心麦麸炒微黄 桂心一两五钱 川大黄三两剉碎微炒 水蛭三十枚微炒黄

上件为末每服二钱，用童子小便一钟，煎至五分，温，和滓服，日五服，夜三服。如猝无小便，用水并酒代之服讫，然后胡粉散敷疮上。

胡粉散方

胡粉二两 干姜二两 生栗子二枚阴干去皮

上件共研为细末，敷疮上，即痊矣。

出箭头方

蜣螂自死者一枚　土狗子三枚　妇人发灰少许。

上件蜣螂去壳，取其白肉，与二味同研如泥，用生油调涂中箭处，则如膏药，俟肉作痒，即以两手蹙之，其箭头自出。

出骨中箭头方

雄黄一分　蜣螂一分末　研石灰末一分牛粪火烧之，令赤色　葳灵仙一分　朝牡鼠一枚去头取血

上件为末，入鼠血，并炼蜜和丸，如黄米大，纳疮口中，其箭镞不拘远年自出。

出肉中箭头方

巴豆一枚去皮　腻粉一分　砒霜少许　磁石半两细研　蜣螂一枚

上为末，以鸡子清和丸，如菉豆大，先以针拨开疮疥，用生男孩乳汁化一丸，拨在破处上，用醋和面纸封贴，常痒，痒极不可忍，其镞自出也。多年者两上，当年者一上，即出。

箭镞出后服食方

牡丹皮半两　盐半两　白蔹半两　上共为末，每于食前温酒调下二分。

中毒箭方

芦根一两　蓝叶一两　紫檀半两　石灰末二两以牛粪火烧，令赤色

上为末，不拘时候，以蓝叶汁调下一钱，或粥饮下之，亦得。

中毒箭后皮肉瘀肿方

梨母子一斤烂研去核　盐麸子五两捣之，暴干更捣，用绢罗之去粗滓　绿豆三两炒熟　石灰末三两牛粪火烧令赤　蓝子五两　黄连三两去须　独颗栗子三两生用　黑豆三两炒熟　大黄五两　赤芍药三两

上共为末炼蜜调为膏每服以温酒下一茶匙日三、四服。

敷毒箭方

虻虫大者，去翼，于端午日收之，阴干为末，每用一钱，拨开疮口，以药敷之，然后醋面糊纸靥子，贴之即出毒也。

又方

石灰末二两牛粪火烧令赤　蜜陀僧一两　黄柏半两剉　腻粉一分

上为末，每用先以盐水洗疮，后用药敷之，日一换。

治刀枪破腹肠胃突出方

磁石三两烧红醋淬七次捣碎研如粉　滑石三两　铁绣三两

上为末，敷枪破腹肠胃上，后别以磁石末用粥饮调下一钱，一日三四服。

腹破缝补方

又若皮肉断裂，剥取新桑白皮，作线缝之，以新桑白皮裹之。又以新桑白皮汁涂之，极妙。小疗，但以桑白皮裹便，如筋断后亦封于上，可以续之。

案以上共十六方，原书作一大段，连缀成文，余分开书写，仍按其次第，并标出方目，以便检阅。

军营疫气统论

结营须避山川、卑湿之地。其湿燥毒气袭人口鼻者，则山瘴之疟疠生焉。又若寒暑之气不节，夏寒冬燠，或夏伤于大暑，热气盛藏于皮腹之间，加以士卒之众气相蒸，为温臭，则时疫生焉。抑又有所营之地，士卒不便水土之性，温凉之气致阴阳二气紊乱于肠胃间，则霍乱吐泻生焉。斯之三者，众气生疾之地，十有五六焉。故临戎之际，得不预备之乎？

治疫气方（军营下三方同）

茵陈二两　大麻仁五两研如膏　豆豉五分炒干　常山三两　栀子二两　芒硝三两细研　鳖甲二两涂醋汁令去裙襕　杏仁二两汤浸去皮尖双仁，面炒微黄色　巴豆一两去皮心炒令黄纸裹压去油细研

上为末，合匀炼蜜，和捣五六百杵，丸如桐子大，每服粥饮下三丸，或吐、或痢、或汗、或不吐痢、或不汗，再饵之。若更不吐痢，以热粥饮投之，观其症候加减。

霍乱吐泻方

桑叶一握　褊一作篇　竹一握

上细剉末，用水一大盏服。

山瘴疟方

常山三两　乌梅二十七枚　甑带三寸　独颗蒜一枚　以酒二大盏，作二服，首一服先未发时吃，次一服临欲发时服，如不发即止。

温疟方

麻黄一两去根节　牡蛎粉一合（合一作分）　蜀漆半两　甘草半两　犀角屑半两　知母半两

上为末，用水两大盏，慢火煎一盏半，去粗，分三服，早起、午、初夜服之。

治士卒皲瘃方

士卒涉水踏冰，蒙犯霜雪寒风、一切凌冻所苦，或失于饮食饥体，虚劳，故头目手足皲瘃也。

治手足皲瘃血出方　用猪胰洗之，立止。

手足皲瘃方　取川椒四合，以水煮之，去滓，倾出令燥，须臾复浸干，即涂羊猪脑髓尤妙。

涉水冒霜手足冻裂方　取菱叶浓煎汁，热洗之，效。

手足冻裂成疮方　以羊髓熬成膏油，入炒黄丹搅匀，令搽涂之三五次，即愈。

手足指节冻裂欲落方　莱州青石作器物者，用刀子细刮取末，欲落指节，尚柱文缕微连，便以石灰末厚覆其上，以帛子繫缠之，其痛即止。其指十日复安矣。

案：以上五方，原书作一段，余分列之，以便检阅。

治马金疮药方

马中金疮，肠胃突出，用芍药、黄芪、当归、芎藭、白芷、续断、鹿茸、黄芩、细辛、干姜、附子各三两

上为末，先将酒，令醉服五分，七日三服，稍加到方寸，立愈。（以上《虎钤经》）

蒙古治重伤法

元史布扎尔（旧名布智尔），从征回回身中数矢，闷绝。太祖命剖一牛，纳布扎尔于腹，浸热血中，移时遂苏。郭宝玉从讨契丹遗族，胸中流矢，太祖命剖牛腹，纳其中，少顷乃苏。李庭攻沙洋新城，中砲坠城，下矢，又贯胸气，垂绝。巴延命剖水牛，腹纳其中，乃活。俱见各本传谢睦欢从攻西京，被三矢仆城下，太宗命人拔其矢，刳牛肠，裸而纳诸牛腹中，良久乃苏。见谢仲温传。此蒙古治重伤法，盖借生气以续命也。（《廿二史札记》）

治刃伤

凡杀伤不透膜者，乳香、没药各一，皂角子大，研烂，以小便半盏，好酒半盏，同煎，半温服，然后用花蕊石散，或乌贼鱼骨，或龙骨为末，敷疮口上，即止。昔推官宋瑑，定验两处杀伤，气尚未绝，亟令保甲取葱白，热锅炒热，遍敷伤处，继而呻吟再易葱白，则伤者无痛矣。

案：《调燮类编》载此方云，用带发葱炒熟，捣烂，乘热敷伤处，冷则频换，血不止用面罨。《蓬窗附录》载此方，亦云用带发葱（见卷三），似可酌用葱白带发者。

附花蕊石散方

乳香 没药 羌活 紫苏 草乌 厚朴 白芷 细辛 降香 当归 南星 轻粉 苏木 檀香 龙骨各二钱 麝香三分 蛇含石二钱童便煅三次 花蕊石五钱童便煅七次

上共研极细，罐收听用，葱汤洗净，用此糁之软绵纸盖紧，一日一换，神效。

治刀伤血出不止

被刀伤血出不止者，用紫藤香即降香佳者，磁瓦锋刮下石碾，碾细敷之，血即止，又无瘢痕。

《洗冤录》表云：必用磁瓦锋刮下，又必用石碾者，忌铜铁器也。

又方

血流不止者，用千年石灰，老城墙上石灰可用，或生半夏研末，敷上，或用干面和白糖撒伤处，皆效。

治骨折筋断

骨折筋断，痛不可忍，取路旁墙脚来往人小便处日久碎瓦片，洗净火煅、醋淬，五次，黄色为度，刀刮为细末，每服三钱，好酒下，此方极效，不可轻忽。

治金疮肠出

金疮肠出，用小麦五升，水九升，煮四升，绵滤净汁，待极冷，令病人卧席上，一人含汁，噀其背，则肠渐入。噀时勿令病人知之，及多人在旁言语。如未入，抬席四角轻摇，则自入。既入者，须用麻油润线缝紧，仍用润帛扎束，慎勿轻动，使疮口复迸。

《调燮类编》载，金疮腹破肠突出，用干人粪抹肠即入。

治箭镞伤

箭镞伤

用陈醃肉去皮，取红活美好者，用其肥，细切到浓，将象牙末及人所退爪甲为末，共研极细，拌入所到腌肉内，再为匀，到令其合一，厚敷箭镞周围，一饭顷，其镞即自为迸脱。

治箭镞竹木器伤

被箭镞竹木器伤，用艾绒摊成，并将火硝细末铺上，再用大蜈蚣捣成末，铺火硝上，包伤处，一日夜即出。

治枪子入肉

《洗冤录》表云：枪子伤人著肉裹者，以大吸铁石吸之，其子自出。如用绿豆伤人者，则无可治矣。

又方云，枪子著肉裹者，用南瓜瓤敷之，其子自出。

《调燮类编》云，铅子入肉者，用水银从伤下灌入，则铅随水银而出。

案：以上治金疮等方，余接录于《虎钤经》后，以便军营检查，应用至各卷内尚多。治刀伤及治破伤风等方，均经效验，皆可检用也。

治打伤眼睛

用生猪肉一片，以当归、赤石脂二味，研末掺肉上，贴之，拔出瘀血，眼即无恙。

男女阴阳二症

男女因阴阳症死者,唇及指甲多青黯,甚或遍身皆紫,乃气绝血凝之故。

试验阴阳二症,用鸡子四五枚,煮去壳,用银簪横插,微透簪柄,乘热直脐上,使簪直立候鸡子热,退取看簪,如青而微黑,即属此症。再将所余鸡子如法用之,使热气透内,再用葱、椒捣烂,涂脐上,灸三五壮,或八九壮,得小便,益以数壮汗出,紧束所灸,毋令脱,如簪柄不青黑,则非阴阳二症。

中暑气闭

卒然中暑气闭,取大蒜一握,道上热土杂研烂,以新水和之,滤去滓,灌之即苏。

案:此方《香祖笔记》载之,见《避暑录》话也。

暍死瘥行路上,旋以刀器掘出一土穴,入水捣之,取烂浆以灌死者,即活。

又方云,路中仓卒无水,渴甚,急嚼生葱二寸许,和津同咽,抵饮水二升,治中暑迷闷者。

中暍不省人事者,切不可与冷水饮,与冷水吃即死。但且急取灶间微热灰壅之,复以稍热汤蘸手巾,熨腹胁间。一方云,覆脐下及气海间良久苏醒,不宜便与冷物吃。

《调燮类编》云:旅途中暑者,急就道上,掬热土于脐上,拨开作窍,令人尿其中,次用生姜大蒜细嚼,汤送下。

案:暍音谒,伤暑也,中热也。《汉书·武帝纪》云,夏大旱民多暍死。记余在台郡,曾于暑月上道,小憩路廊,见轿夫、挑夫多从裹肚兜中取蒜瓣嚼,和水咽之是,盖稍觉迷闷,而预为之解。愿知此法者,可广为人告也。

解中银鉎毒

《洗冤录表》云：银鉎之鉎，药书作"铒"，鉎与铒字典，俱无此字。后救急方内，亦不言解救之法。解此毒者，服黄泥水二茶盅即愈。

又方云：每日用饴糖四两，撚成小丸，不时以真芝麻油送下，亦即见效。

解中钩吻毒

钩吻即野葛，因入口钩，人喉吻，故曰钩吻。广人谓之胡蔓草，又名断肠草。滇人谓之火把花。岳州谓之黄藤春。夏苗嫩，毒甚，秋冬草枯，稍缓。岭南花黄，滇南花红。解钩吻毒，取人粪汁，或白鸭，或鹅，断头滴血入口，或羊血灌之，亦解。或葱汁，或甘葛汁，或鸡蛋清，皆可解。

解中鼠莽毒

莽草本作"罔"，人以毒鼠故名鼠莽。食之令人迷茫。南中、川蜀以及上谷皆有之。解鼠莽毒，用黑豆汁可解。

又方用藕節煎汤一碗，温，冷灌之，毒即散。

解莨菪毒

莨菪一名水莨菪，误食令人狂乱，或吐血闷乱，如猝中风，或似热盛狂病。用甘草汁或盐青汁，饮之即愈。若服药即剧。

解中鸟喙毒

朱晦翁居山中，中鸟喙毒几殆。因思汉质帝得水可活之语，遂连饮水，大呕泄而解。

解中鸩鸟毒

《洗冤录表》云：解鸩毒，用干葛末，井水调服即愈。

又方云：误食其肉立死。惟得犀角其毒即解。

治米面肉食积

《洗冤录表》云：面食积者，面为灰，多加炒焦麦芽。饭食积者，饭食为灰多，加炒黄神曲。面肉食积者，肉食为灰，多加南山楂。是米面肉食并积，则共为灰，多加麦芽各项，以好酒灌下，再用消导之剂。外用生大黄为末，杂芒硝酒调敷其前后心及脐，再用艾灸三、五壮，得汗即愈，若得便解更妙。

急救魇死

魇死不得用灯火照，并不得近前急唤，但痛咬其足跟及足大拇趾，频频呼其名，及唾其面，再灌以姜汤，便活矣。

又方用皂角末如豆许，吹两鼻内，得嚏则气通。三、四日者尚可救。

又方魇死者，若身未冷，急以酒调苏合丸灌之，即活。

服木鳖子药啖猪肉致死

山塘吴氏年二十余，患便毒，清晨服木鳖子药，午后饱啖猪肉，须臾叫躁，死。

石膏和荞麦面作饼食致死

一妇人欲自尽，市砒，市人伪以石膏与之归，以和荞麦面作饼，食之死。

解苦杏仁毒

用杏树皮煎汤饮之，虽迷乱将死者，亦可救。略用火炒，仍半生者食之，最能害人。

《癸辛杂识》载松雪云：杏仁有大毒，须煮，令极熟，中心无白为度，方可食用。生则能杀人。凡煮杏仁汁，若饮犬猫，立死。

解莴菜毒

王舜求云：莴菜出呙国，有毒，百虫不敢近，蛇虺过其下，误触之则目瞑，不见物，人有中其毒者，惟生姜汁解之。

案：莴菜之葶今呼莴笋，食葶及菜者，每加姜丝，益得法也。

解食鳖饮酒食红柿垂殆

昌国人买得鳖十数枚，痛饮大嚼，且食红柿，至夜忽大吐，继之以血，昏不知人，病垂殆。同邸有知其故者忧之。忽一道人云：惟木香可解。但深夜无此，偶有木香饼子一贴，试用之。病人口已噤，遂调药撬灌，即渐苏，吐定而愈。

解食马肝毒

食马肝致毒，用猪骨灰、牡鼠屎、豆豉、狗屎灰、人头垢，并水服俱可。

解中牛马肉毒

中牛马肉毒，甘草煮浓汁，饮一、二升，或吐或下，如渴，不可饮水，饮之即死。

解中饮馔毒

凡中饮馔毒，不知何物，即煎甘草荠苨汤饮，便解。荠苨又名甜桔梗，河南人呼为杏叶沙参，能解百药毒。

解饮酒中毒

饮酒中毒经日不醒者，用黑豆一升，煮取汁，温服一小杯，不过三次即愈。

食忌三条

羊肝得生椒破人脏，猪肉得胡荽烂人脐，一云烂人肠。

牛肉同猪肉食成寸白虫，猪羊肉以桑楮柴煮炙之，亦成寸白虫也。以上《洗冤录集证》

夜藏饮食于器宜密

夜藏饮食于器中，覆之不密，鼠盗食不得，至环器而走，泪滴

器中，食之得黄疾，通身如蜡。《续博物志》

饮忌

饮酒食红柿，令人心痛致死。生姜不可与烧酒同用。伤寒后不可饮酒，病眼者忌饮冷水，瓶内插花宿水及养腊梅花水，饮之能杀人。

蔬食忌

生姜同猪肉食发大风，韭黄滞气动风，共牛肉食成瘕，芫荽冬食发故病，冬瓜多食阴湿生疮，发黄疸，九月勿食。一切瓜苦者有毒，两鼻两蒂者杀人。莳萝概曾有食者，杀人。独头蒜同蜜食杀人。苋菜多食动气、烦闷，共鳖食生瘕，杀人。

荤馔忌

患疟者勿食羊肉，恐发病致死。老鸡头有毒杀人，白鱼发脓有疮疖人勿食，鲫鱼春不食，其头中有虫故也。食鲫鱼子再食麦冬杀人。鲂鱼患疳痢者禁之。鱼子不可与猪肝同食。一切鱼忌荆芥，犯必杀人。鳖忌苋，亦不可与鸡蛋及雀肉同食。蟹与芥汤同食吐血。蟹忌红柿主吐血，生藕汁解之。蚬多食发嗽、消肾。食鸭卵不可合蒜及李子鳖肉。猪脑损阳，酒后尤不可食。猪临杀惊气入心，绝气归肝，尤不可食。

果食忌

一切果核双仁者害人。杏多食伤筋骨，杏仁久服，目盲、眉、发、须落，动宿疾。双仁者杀人。李发疟，食多令虚热，和白蜜食，伤人五内。久病者食李加重。甘蔗多食鼻血。胡桃多食动风痰，脱人眉，同酒肉食，多咯血。有风病者，勿食胡桃。有暗风者，勿食樱桃，食之立发。樱桃经雨则虫自内出，入莫之见，水浸食久则虫自出，乃可食，然多食发暗风，伤筋骨。柿干者性冷，生者尤冷，食多腹痛。

解诸食物毒

冰水解花椒毒如神。食鸡子毒，酽醋解之。中诸般肉毒，壁土一钱，调水服之，或白扁豆烧末亦可。解中狗肉毒，杏仁三两连皮研，温汤调服，吐出为妙。解中牛肉毒，猪牙烧灰，水调服，有食之生疔疮者，用菊花根水煎服，或用菖蒲研烂，酒调服，取汗效。解中驴马肉毒，生芦根捣汁服，再用根煎汤洗浴，效。解中禽鱼鳖等毒，五倍子、白矾等分，水调服，或生芦根捣汁服，或橘皮煎汤服。凡饮食后心烦闷，不知中何毒者，急煎苦参汁，饮之令吐。甜瓜多食作胀者，食盐花即化。解诸果毒，烧猪骨为末，水调服。以上《调燮类编》

案：《调燮类编》分列各样食忌甚繁。余摘其要害者，录之并录其解毒等方，以备检查。

食鳖蟹等物宜慎

鳖目白，腹下"五"字一曰"丹"字，卜字一曰"十"字者不可食。蟹腹下有毛杀人。白马鞍下肉，食之伤人五脏。《酉阳杂俎》

《调燮类编》云：鳖目大者、赤足者，腹下生王字形者、三足者、独目者、腹有蛇蟠纹者、又蟹背上有星点者、脚生不全者、独螯者、独目者、两目相向者、足斑目赤者，皆不可食。又云：夏月每有蛇化为鳖，切不可食，腹下有蛇纹者蛇也。又云，鳗鲡四目者杀人。背有白点无腮，或重四五斤及水行昂头者，并不可食。又云，鲤脊上两筋及黑血有毒，溪涧中毒在脑，俱不可食。又云，误将苋鳖同食，腹中生鳖，服白马尿可消。

时行病后戒食

时行病后，勿食鱼脍及蛏，与鲤鱼、鳝鱼，再发必死。百日之内，忌猪羊肉并肠血、肥鱼、油腻干鱼，犯者必大下痢，不可复救。又禁食麦及荾、蒜、韭、薤、生菜、虾等物，此多致病，发则难治，又令他年频发。

孕妇戒食

孕妇食鳖令子项短及损胎。食蟹令子横生。食雀脑令雀目。食雀肉、饮酒，令子无耻多淫。鸡肉与糯米同食，令子生寸白虫。食羊肝令子多厄，食山羊肉令子多病。鲤鱼与鸡子同食，令子成疳多疮。食犬肉令子无声音。鳝鱼、田鸡同食令子瘖哑。鸭子与桑椹同食令子倒生心寒。食驴、骡肉过月难产。又孕妇将豆酱与藿同食，堕胎。食茨菇恐消胎气。食梅、李令子青盲。食麋肉令子损目。以上《调燮类编》

药忌

凡饵药者，勿食鹿肉，必不得力。以鹿常啖解毒之草，能散诸药性也。此可补本草及《齐民要术》之遗。《升菴全集》

《续博物志》云：有黄连、桔梗勿食猪肉，有茯苓勿食酢物，有细辛勿食生菜。又云：芎藭不可久服，令人暴死。

《调燮类编》云：服药忌食芫荾、蒜、生菜。又服天冬、朱砂忌食鲤鱼。又食河豚鱼，一日内不可服汤、丸药，恐犯荆芥、桔梗、甘菊之类。

嗅视宜慎

嗅腊梅花生鼻痔。《物理小识》

鹿茸内有小虫，不可以鼻嗅，虫入鼻则药力不及。《调燮类编》

仙人掌汁入目中，使人失明。《岭南杂记》

凌霄花、金钱花渠、那异花，皆有毒，不可近视。有人仰视凌霄花，露滴眼中，后遂失明。《墨客挥犀》

卷　六

天津徐士銮沅青辑

符咒治病即祝由之法也。《内经贼风》篇岐伯曰：先巫知百病之胜，先知其病所从生者，可祝而已也。观于此，可知祝由之法，亦因其病情之由而宣意导气，以释疑而解惑。或有感应之理。此符咒所以著效也。余于各书所见，不乏传述纪载，特汇而录之，以便检查云。

治难产方

难产者，用杏仁一枚去皮，一边书日字，一边书月字，用蜂蜜黏住，外用熬蜜为丸，滚白水下，或酒吞下。此方乃异僧所传。《露书》

案：《催生符》载此方云：去皮折开，两边分写日月于内，俱不用钩。因将二字如式书写，《催生符》止云滚水下。

《群芳谱》载一方，用莲花一瓣，书人字，难产者吞下，即易生。

"语忘""敬遗"二鬼名，妇人临产，呼之不为害。《诺皋记》

凡遇横生倒产，切勿惊惶，妇人口中念"无上至圣化生佛"百遍，儿之手足即全缩入。《石室秘录》

驱疫鬼符

豫章之南数十里生米渡，干道元年三月八日，有僧晨济将登岸。戒津吏曰：少顷见黄衫五人络笼而至者，切勿使渡，渡之则有奇祸。至取笔书三字似符，而非了不可识，其文曰，"𨰿籭乙"乙以授吏曰：必不可拒。当以此示之语毕，而去。吏不甚信也。然私怪之，至午果有五黄衣如府州，急足者，各负两筈笼，直前登舟。吏不许，皆怒骂，殆欲殴击，良久不解。吏乃取所书示之，五人者一见乃狼狈反增，转盼失所在，委十笼于岸侧，发之每中有小棺三百具。吏焚棺而传其符，豫章人家家图供之。是时江浙多疫，惟经邦晏然识者，谓五人乃瘟部鬼也。《夷坚志》

祛疟神咒

祛疟神咒云：勃疟、勃疟，四山之神，使我来缚，六丁使者、五道将军，收汝精炁，摄汝神魂，速去速去，免逢此人。急急如律令，于疟发时诵之即愈。《广异记》

书断疟方

尝见一书断疟方，看疟起何日。如甲乙日，起清晨，用笔蘸墨在病人背后，男左女右，写"计添宝"三字，丙丁日写"冯良友"，戊己日写"田良庚"，辛日写"任牙生"，壬癸日写"孟大春"，勿令他人见之，其疟即止。

书联生子

冯小沧员外云：滇南一士无子，其祀吕仙甚虔。一日有道人造门，嘱于卧休后柱上写"三更露，结桃花，实二月春生，燕子巢"十四字书时，默诵易，无思也，无为也，寂然不动，感而遂通四语，诵七遍，勿令人知。士子遵行，果举一子，传之于人，多验。以上丽荟录

治鱼鲠法

余知安州有鼎州通判柳应辰,为余传治鱼鲠法。以倒流水半盏,先问其人,使之应吸其气入水中,面东,诵元亨利贞七遍,吸气入水,饮少许即差。亦尝试之,甚有验。《文昌杂录》

治蜈蚣蝎蛇缠咒

禁咒治病,自古有之,往往文义不甚雅驯,而获效甚奇,殆不可以理测。余内入之乳母顾妪,其父曾习祝由科,传有二咒,甚验。一治蜈蚣蝎咒,云:止见土地神知,载灵太上老君,急急如律令,勅。治法以右手按蝎处,一气念咒七遍,即挥手作撮去之状,顷刻痛止。一治蛇缠,咒云:天蛇蛇,地蛇蛇,滕者地而乌稍蚌、三十六蛇七十二蛇,太上老君急急如律令,勅。凡人影为蛇所啄,腰生赤瘰,痛痒延至心,则不可救,名蛇缠,亦名缠身龙。治法以右手持稻干一枝,其长与腰围,同向患处,一气念咒七遍,即挥臂置稻干门槛上,刀断为七,焚之其患立愈。又治蜈蚣蝎方,急以手向花枝下泥,书"田"字,勿令人见,以其泥向蝎处擦之,即愈。《冷庐杂识》

辟蛇法

雄黄画作蜈蚣,用黄纸藏身畔辟蛇。《续物类相感志》

治乳痈法,令妇人于卧房门内立,将门闭上,以所患乳头紧贴门板,男人于门外以食指于门板上,紧对乳头画七圈,每画圈时,默诵"殷郊太子治痈疽"七字,其法左乳右手,右乳左手,勿令外人见。如是早、中、晚三回,则立愈矣。《写本验方》

治汤火咒

俚巫多能持咒语而蹈汤火者。元仲弟得其诀,为人拯治,无不立瘥。其咒但云:龙树王如来授吾行,持北方壬癸禁火大法。龙树王如来吾是北方王癸水，收斩天下火星辰、千里火星辰必降，急急如律令。"咒毕，手握真武印吹之，即用少许冷水洗，虽火烧手足成疮者，亦可疗治。《夷坚志》

疗转筋

木瓜味酢，善疗转筋。陶隐居云：如转筋时，但呼其名，及书上"木瓜"字，辄愈。《尔雅》：楸，木瓜。转筋时呼楸为得。《续博物志》

口气鼻秽方

常以月旦日未出时，从东壁取步，七步回头，向垣立，含水噀壁七遍口即美香。此名禁法。

去口臭方

井花水三升漱口，吐厕中良。以上《千金方》

太清外术

井口旁草止小儿夜啼，著母卧荐下，勿令知之。寡妇藁荐草节去小儿霍乱。莎衣结治蠼螋疮。船底苔疗天行。生人发挂果树，鸟雀不敢食其实。

主夜神咒

雍盆坚云：主夜神咒，持之有功德。夜行及寐，可已恐怖恶梦。咒曰：婆珊婆演底。以上《酉阳杂》

《记事珠》载梦神曰："趾离"，呼之而寝，梦清而吉。

夜睡咒辟梦鬼

夜睡咒云：录宝藏经，载汝之名。汝有五鬼，名曰摄精。吾知汝的，速离吾身，太上律令，化汝为尘，急急如太上帝君律令，勅。临睡时面北，叩齿七遍，朝寝无失，可辟梦魇。《志雅堂杂》案：此条下原注《平舟极山录》。

又法

屈大拇指著四小指内抱之，积习不止，眠时亦不复开，令人不魇魅。

入山须知

入山念"仪方"二字以却蛇，念"仪康"二字以却虎，念"林兵"二字以却百邪。入山至山脚，先退数十步，方上山，山精无犯。

《搜神异记》载：林林央央，山神之名，入山百步之外呼之，则能却百邪。

涉水须知

渡江河书"禹"字佩之，能免风涛之厄。或以手书"土"字，可不惊恐。涉江海见奇形鱼兽，勿指示叫号，恐惑人，且易招祟。以上《调燮类编》。《续事物感应录》云，写"土"字手心内下，船无恐怖。

《五行书》载：船神名冯耳。下船三呼其名，除百忌。

辟兵咒

辟兵咒曰："唵阿游達利野婆呵"，日诵数十百遍，可以避刀兵之厄。姑苏卢仁彦梦中神授，值明季鼎革，一门获全。《神咒志》

辟鬼邪

鼻中隔间穴名"山源"，亦曰"鬼并"，以手捏之，可以辟鬼邪。《真诰》

辟瘟疫

正月朔旦及十五日，以赤小豆二七枚，麻子七枚投井中，辟瘟疫，甚效。

辟蛇蝎蚊虫

端五日午时，硃砂写"茶"字倒贴，辟蛇蝎。写"白"字倒贴

柱墙，辟蚊虫。《留青集》

除虱蚤

口吸北方之气，呵笔端书"敛验渊默漆"五字，置床账间，虱即除。《存余堂诗话》

《群芳谱》载，端五日用熨斗烧枣一枚，置床下，辟狗蚤。

治疟法

执枣一枚，咒曰：吾有枣一枚，一心归大道，优他或优降，或劈火烧之，念咒七遍，吹枣上，与病疟人食之，即得愈。《岣嵝神书》

解秤掀蛇法

台湾多蛇，能起地此从。人见之即取土掷起呼曰："我高"蛇即翻身仰卧；舒足盈千，人必散发，示之呼曰："我多"蛇遂收足伏地，人即取身衣带尽断之，呼曰："我去矣"。蛇遂死。《台湾杂记》

余阅妇安朱梅叔翊清所著《埋忧集》中载，秤掀蛇一则，云：俗传有秤掀蛇，人被秤者必死。又相传蛇之量人，其长过于是人则死。并谓予年十六偕弟载熙至东栅金怀亭舅太翁家，探病而还，中途闻耳后泼刺一声，回视则一蛇在地，昂首疾追而来，遍身星点，斑然如秤，离地约四、五尺，惟后半著地，其行如风。予及弟魂魄皆飞，狂奔到家，问予母，母言此秤掀蛇也。后至冬杪而弟病，至次年春分后竟卒，年二十。后见《台湾杂记》所云解之之法，恨当时未之知也。由是以观，俗说不厌多闻。

治蠷螋疮法

蠷螋音蠼搜，蟲名。《玉篇》曰：蚗螋。《博雅》曰：螋蚗。昌黎诗：蜿蜿、乱蚗，蚗即此。吾乡俗呼为蛞蜥。二须、多足，状如小蜈蚣，而体较短阔，匿居隐处，溺射人影，令人生疮，如热痱而大，身作寒热。《千金方》云：画地作蠼螋形，以刀细取腹中土，以唾和涂之，再涂即愈。近又传一方云：入夜以燈照生疮处之影于壁，百滚汤浇之即愈。此皆以影治影之法，气类相感，抑何奇耶。《冷庐杂识》

治难产法

端午日午，取天落水磨硃，写一"龙"字，明年若又雨，取水磨黑，写一"龙"字如铁大，二字合作一丸，妇人难产者，乳香汤吞之，生出男左女右，手中握字丸，即下。如次年无用矣，可写"百"字以济人。《云笈七笺》

案：此写法如遇端午日有雨，即可写，以冀来年有雨，不可因难而止。

神仙梳头法

周天祐言：冬至夜子时，梳头一千二百，以赞阳出滞，使五藏之气终岁流通，谓之神仙梳头法。《晁氏客话》

胎衣不下

产妇胎衣不下，用本夫裤子倒束产妇腰肚。《写本验方》

预避瘟疫方

五更时，投黑豆一大握于井中，勿使人见，凡饮水家俱无传染。若食河水之处，各家于每日清晨投黑豆一撮于水缸中，全家无恙。《普济良方》

截疟方

五月五日用全本《时宪书》烧灰，雄黄酒调为小丸，如桐子大，每清晨开水吞下一丸。《普济良方补遗》

治小儿夜啼

花火膏治夜啼，用灯花一颗，涂乳上，令儿吮之。《兰台轨范》

食饭辄噎

近予饭时辄塞胸不下，苦之。或曰：即箸戳饭碗底，因通其噎，试之果验。亦以知医之为言意也。《窦存》

医方丛话附钞

余家存有写本药方一巨册，乾嘉时字体也。前后篇幅俱有脱落，而骑缝处剥蚀尤多，盖煤灼烟熏，纸已焦脆，又复频翻迭检，破损最易。惟青毡吾家物，拟于余暇检查而补缀之，以全庐山面目。兹选其简易而多验者录出，附诸卷末，并将目录附列于前，俾便检阅取用云。

秘传初生小儿惊风散

甘草二分　朱砂一分　生大黄二分

共为细末，用黑糖一钱五分，将滚白水少许，化开调药，落草之后，用茶匙调匀，作两日内温温灌完。此方专治产下婴儿，服过此药，永无惊风之患。即日后出痘疹亦轻微矣。倘未服此药，偶于三日、六七日间，或有急慢惊风，服此一服即愈。是方为人父母者，幸无忽之。

谨案： 方后并注云，此方救小儿。予曾屡试屡验，无不神效。人无贵贱，后嗣为重。诸君子勿视为泛常致临时费钱费手，徒深忧虑也。

《本草》载，宣黄连微寒、味苦、无毒，凡婴儿始生，必以饲之，曰是能去其肠胃积毒者，居顷始乳之。

案：此则宋许景衡《横塘集·杂说》中语也。今婴儿始生，开口仍用之。而前一方可并用也。

治小儿惊风卒死

乌骨白鸡血，少许，抹小儿唇上。

又方

丁香五个为末，唾丸，按入小儿脐内，用膏药贴之，即省。

谨案：膏药未注是何名目，当系小儿所贴封脐膏药，可酌用之。

惊风急慢，全属相反。急惊之症，当其惊风大作，喉中多有热痰，用抱龙等丸下咽即醒，再用清热消导之药，一剂而安。慢惊乃素寒痰虚风，非逐寒补肾，如何能愈古人，每以一方治二症，未究其致病之根源，若不分急慢虚实施治，为祸匪小。

又云：近代所卖之抱龙牛黄等丸，皆疏风化痰之药，急惊最为对症。若慢惊之甚者，下喉即死。《普济良方》

治小儿急慢惊风，无论轻重，发寒发热、饱闷等症，奇效。

杏仁七粒　桃仁七粒　栀子七个　飞罗面五钱

上药共捣烂，量用真好烧酒调匀，男涂左手、脚心，女涂右手、脚心，或绸或布包紧，一日干则自落，重者再涂一次，自愈。

谨案：此方最为稳妥。不同服药，急慢惊风皆可治，且不致有误，良方也。

奇效肥儿丸

陈皮一两　青皮五钱醋炒　神曲五钱炒　麦芽五钱　槟榔五钱　木香三钱
使君子肉五钱煨　黄连三钱姜炒

以上其为末饴丸绿豆大。

上方治小儿一切脾虚疳积，面黄体瘦，饮食减少，身热肚大，大便或泻或坚，每服一钱，儿小五、六分。

治小儿头上黄水疮及秃痂神效方

松香二两为末，入葱管内，用线扎定，水煮融化，去葱，候干 加 黄丹一两水飞 无名石一钱炒 官粉一钱炒 轻粉一钱炒

其为细末，香油调擦，神效。

治小儿外肾赤肿

蛇床子 归尾 葳灵仙 苦参各一钱

水煎服。

又方

硼砂一分，水研，涂之效。

治小儿初生，大小便不通

令极全妇人，以热水漱口，吸小儿前后心及脐下数次，即通。

小儿不吮乳

黑豆十九粒 茅草根七节，每节长寸许 赤金器一件 纹银器一件

用人乳一杯，煎五分，服完后即能食乳。

小儿吐乳

白豆蔻七粒 砂仁七粒 生炙甘草各一钱

共研细末，频擦口中，任其咽下，自愈。

治小儿痰涎壅盛，牙关紧闭

猪牙皂荚 明矾

各等分，共为细末，每用一匙，熟水调匀下，儿小酌减，一刀圭药末即可。

治小儿肺火嗽喘

夜间更甚，久不止者，用泻白散。

桑根白皮一钱五分炒 地骨皮一钱五分 生甘草五分 淡竹叶八分 薏仁米一合 如口干加花粉一钱 山药二钱 梨二片 水二钟 煎六分，服之。

谨案：泻白散一方，《兰台轨范》小儿科载之，与此稍异，特录于后，二方印证，颇可酌用。

附泻白散方

治肺经实热，咳嗽痰喘。

桑根白皮炒，泻肺气之有余者，邪有余也　地骨皮各一两　甘草五钱炙

共为末，每服一、二钱，入粳米百粒，水煎。

血崩如流泉不止

并治崩漏小产，棉花子用铜器炒，尽烟为度，研末，每服二钱，空心黄酒调下，即止。

治血崩

肥当归四两切碎　好酒　河水各一半

煎服。

又方

百草霜三钱　陈京墨一酒杯　磨浓　桃花嫩秒　三个　杨柳嫩秒　三个冬月则皆用嫩枝二秒捣烂

用沙糖煎化，调服立止。

治崩漏

莲蓬科烧灰为末，每服二钱，空心米汤下，若不止，火酒下。

胎衣不下

用荷叶蒂七枚，煎汤服之，立下。

谨案：此方与所录《浪迹丛谈》用鲜荷叶一方相同。无鲜荷叶时，即可用蒂也。

又方

产妇自用头发梢，纳入口中，一呕即下。

胎动奇方

阿胶、鹁鸽粪各三钱，同为末，白滚水送下，即见红亦安，神效无比。

妇人赤白带

鸡冠花阴干，阴阳瓦焙为末，酒煎服。

如赤带用白鸡冠花，白带用红鸡冠花，赤白带则兼红白带用之皆，酒煎服。

治孕妇痢疾

用鸡子一个，破一孔如指顶大，以银簪搅匀，入黄丹三分，用纸封口，饭锅内蒸，熟食之，效。

又方

荷叶蒂七个，烧灰存性，研末，酒冲服，即止。

治孕妇痰嗽吐红

当归　熟地　天冬　麦冬　紫苑各五分　桑白皮　桔梗　片芩　阿胶　炙甘草　杏仁水泡去皮尖　五味子各三分　竹茹一团，约四、五分

水煎，温服，效。

治孕妇咳嗽不止胎动不安

川贝母　去心麸炒黄　研末砂糖为丸，如芡实大，口中噙化一丸，极效。

治妊娠腹中儿啼

黄莲一钱　甘草一钱

水煎服，立止。

月经逆行从口鼻出

先用陈京墨浓研一盏，服之其血立止。再用当归尾、红花各三钱，水一钟，煎八分服。

又方

韭菜捣汁一盏，加入童便半盏，烫热服，即止。

治妇人子宫寒冷，久不生育及脐腹疼痛。蕲艾 苏叶 各三钱 黄酒煎，每日一服，数剂效。

立止水泻

车前子一钱 泽泻一钱 厚朴钱二分 姜汁炒

其为细末，滚水调服，即愈。

治泄泻

夏月吃瓜果太多，以致泄泻不休，用漳州大橘饼一枚，细切薄片，作二次，放茶钟内，泡服。

治血痢不止

用干姜烧黑存性，放冷为末，每服一钱，米汤下，神效。

治红白痢

山楂粉一两 木香一钱

红痢用白糖，白痢用红糖，煎服，红白痢二糖兼用之。

治气血虚人大便不下

六味地黄汤料煎汤，煎好去渣，加入人乳半盏，白蜜五钱，再煎一沸，空心温服，二剂即愈。

治大便下血

旱莲草阴干为末，以槐花煎汤，调炒米粉糊为丸，桐子大，每日服五钱，以人参五分，煎汤下，二服即愈。

又方

用凉药不效者，用归脾汤加槐花、黄芩治之。

治小便出血痛不可忍

淡豆豉一撮，煎汤服，奇效。

血淋

浮小麦加童便，炒为末，砂糖调服，极效。

又方

苎麻根煎汤，饮之大妙。

治小便下血

用清利药不效者，用补中益气汤加车前子治之，自愈。

治疝气偏坠

大茴香炒 萝卜子炒各五钱，共研为末

加硃砂一钱八分，作丸服，每早盐汤下，服九日即愈。如囊肿，用田间青蛙贴之，即消。或用棉花子仁煎汤洗之，亦效。

治诸疝

诸疝气，痛不可忍者，荔枝核为末，空心白汤调服。荔枝核宜焙脆为末

谨老方书三阳急为瘕，三阴急为疝。男子有七疝，寒、水、筋、气、血、狐、癫是也。

治胃气疼

香附三钱 良姜三钱 共研细末，用灰酒尽量饮之，出汗即愈。

又方

荔枝核七个，焙干研末 加广木香末六分，用黄酒冲服。

治气痛常发

气痛常发十年、五年不愈者，用小蒜七根连叶，以盐醋煮熟，痛时顿服，竟可除根，永远戒食脚鱼，再无后患。

治痞积

无论男、妇、小儿，用水红花熬膏，入麝香少许，贴之，效。

又方

采马兰根十斤，洗净煎水，熬膏 再入阿魏末二钱 麝香一钱 调匀收贮，摊贴。

治食积血痞

野鸽子屎，水煎服，永忌食鸽子。按方书称为"左盤龙"，治痞甚效。

治黄疸

芥菜子半升，捣烂，烧酒搽，贴心前数次，效。

又方

马鞭草煎汤，常常饮之，自消。

治黄疸小水不利兼治酒疸 川连去须，净二斤，切碎，好酒五斤，煎，黄连以干为度，研为细末，煮面糊为丸，桐子大，每日服三十丸，食远，陈皮汤下。

治喉闭

喉中结块，水食不通，危急欲死，用百草霜，即锅底烟煤，乡村人家烧杂草者佳，少和蜂蜜为丸，如芡实大，新汲井水化一丸，灌下，甚者不过三丸，此名百灵丸。

治喉蛾

无论双、单蛾及一切喉毒，燈草烧灰入喉，神效。

又方

指甲瓦焙为末，吹之即破。炙僵蚕末亦可。

治舌出血

槐花研细末，敷上即止。

治齿中出血

川芎煎水，或饮，或漱，自止。用麦冬煎水，漱，亦效。

耳出脓水

耳出脓水不止，不论新久，用枯矾二分，生矾二分，吹入耳内，片时取出再吹，再取吹，取数次即止，神效。

指上生肿毒名天蛇头

猪胆一个　入雄黄末一分

搅匀，套指上，缚一日，即愈。

又方

用猪胆一个　调蜈蚣末套上，亦佳。

治疔疮

用家园菊花取汁一碗，服下即愈。如无菊花，取根叶捣汁，亦可。有此方，诸方可废。此方见卷三，未若是之详。

治红线疔

此症危急，生于足者，红丝渐长至脐。生于手者，红丝渐长至心。于唇面者，红丝渐至喉。至则不可治矣。急用针挑破其红丝尽处，以浮萍嚼烂，按挑破处，随用白矾三钱，敲碎，以葱头七根，捣烂包裹矾末，吞下，再饮葱酒一、二杯，被盖卧，汗出即愈。

治缠腰疮

腰生红瘤，两边生红筋，若围至脐难治矣。用陈京墨，水磨浓，和入雄黄末，涂之。

脚腿红肿

脚腿红肿，名赤游风，用芭蕉根，捣烂涂之，即消。

治流火疮

两腿红肿、光亮，其热如火，用马前子磨水，涂，一日一次，其痛即止。

治漆疮

韭菜捣汁,搽之即愈。或以蟹壳煎汤,待微温洗之,亦效。切忌热水洗。

治瘰病不拘已破未破

蓖麻子四十九粒　沥青一两　苦杏仁三十粒去皮尖

上药共捣千下,自然成膏,摊贴患处,甚效。

又方

用煅过牡蛎四两　生甘草一两　每日食后,用腊茶汤调服一钱,其效如神。

治乳肿奇方

蒲公英　泽兰叶　金银花　白芷　木瓜　生甘草各三钱

其为末,每服二钱,水酒各一钟,煎服,出汗即消。

治乳岩

生蟹壳砂锅内焙焦,为末,每服二钱,酒调下,日日服之,不可间断。此病先因乳中一粒大如豆,渐渐大如鸡卵,七、八年后仿佛破,则不可治。亟服此药。

治疥疮

熟地、胆草二味,煎汤频频洗之,能愈。

治痦疮

轻粉五钱　官粉五钱　冰片一钱　墙上白螺壳五钱去土,火煅研末

上药和匀,先以米泔水洗净,搽上即愈。

治疮毒收口

鳖甲阴阳瓦焙炙存性,研极细末,过筛,敷填患处,数日愈。

治癣

罗汉松根皮为末,米醋调搽,立愈。余薇垣供职时,面上生癣

二块，所谓钱癣。有友教以用川椒一两，细摘净根，装入小夏布口袋内缝严，频频磨擦，并谓血气凝滞，蕴风湿于内，则生虫。慎勿以指爪搔，指爪搔则风入，愈搔愈痒，且更多起矣。如法试之，十余日尽消。

考《论衡·商虫篇》：夫虫风气所生，仓颉知之。故凡虫为风之字，取气于风，故八日而化生。

余性嗜饮，记在京暑月间，忽然自脖颡连胸前生癣一大片，有友谓此多饮绍酒所致，湿气太重，方用大腹皮两许，甘草一两，共装一夏布袋内，线扎紧口，用砂盆（都中卖砂锅，担上有此一种洗脸盆，俗呼砂浅）熬水，就热用袋洗搽，日四、五次，洗时火上炖热，甚便搽洗，至水温方止。一次药可洗二天，水可频添。余如法治，仅买二次药，洗四天即愈。盖初起易治也。

又，余十六、七岁，项左生癣如卵石大一块，较厚。家人曰：若不早治，久成牛皮癣矣。然牛皮癣象皮膏，亦可治。盖余族中，长辈有患此者，即贴象皮膏而消也。适余堂叔熬有此膏，贴之半月余，果效。此膏贴上，经夜揭下，将膏上所粘白皮摘净，将药搏捏，再贴，药可五、六日一换，记换三次药，患处如洗无痕。因录癣方，谨交余三次生癣治法附录以传。

腹内生毒

凡腹内生毒不可药治者，用皂角刺，不拘多少可酌用，酒煎，温服一碗，其脓血可下，从小便中出，水煎亦可。

治大头瘟

头面腮际肿胀极大，寒热交作甚者，崩裂出脓，不可敷药。恐邪气入内，即死。用人中白，即尿桶下白垢，火煅研末，开水调下二钱，或用青黛末调下二钱，亦可外只用马兰头捣汁，鹅毛搽上，一日五、六次，热气顿出即愈，神效。

足生鸡眼

步履疼痛难行，用鲜荸荠嚼碎，吐署患处，以帕包裹三日后，连根脱落。

被人咬伤

用人尿浸二、三时，再用龟板炙灰，敷伤处，即愈。

五绝急救方

凡自缢、墙压、溺水、魇魅、冻死，速用半夏研末，吹入鼻内，再以姜汁、麻油灌入口内，心温者，虽一日可活。凡卒死者，用此亦活。昔扁鹊治产后晕死，用半夏末，冷水为丸，纳鼻中，救活甚多。

举重物伤肺吐血

用白芨三钱为末，米汤调服，治呕血、咯血亦良。

雪梨膏治咯血血痨嗽久不止

用雪梨六十个，取汁二十钟　生地黄　茅根　藕汁各取十钟　萝卜汁　麦冬汁各五钟，六汁熬炼　入蜜一斤　饴糖八两　姜汁半钟

再熬，如稀糊则成膏矣。每用一、二匙。

附仙鹤草治吐血及老少干呛应验如神

仙鹤草当春萌发。初秋开小黄花，深秋结子，茎圆，三叶之下，皆有小耳叶。层层而下，无小耳叶者，非六月间采最长，生气充足也，台人呼为绿鹤草，山中多有，但此草江南易觅，江北未见。杭州城隍山丁仙阁苏城之桃山亭及盘门一带，此草遍生。安逸人吐血，一服即效。以力求食之人服愈后遇劳恐发，非此草无功，多服能养，亦能就愈。服时用水煎，味颇苦，可代茶频饮，切勿妄添别药。煎好加童便服，更妙。无童便单服此草，亦好。每见吐血之人，信服

官方而愈者甚少，不信服官方而愈者甚多。吐血之症不药，诚为中医。若遇吐血及老少干呛者，服此草皆效。

此摘录仙鹤草图中之说也。余同治癸酉夏守台郡首邑临海县幕友余成之，以仙鹤草图并草十数茎，遗余署中友人。余以少许寄京，盖闻戚好有患吐血症者，旋即来信索寻，云与三人服皆愈。嗣此源源而寄，服而效者不知凡几矣。津邑则寄汉澄弟，索者踵至，服而效者，又不知凡几。光绪辛巳夏，余引疾归里，携带颇多，早经罄尽。近年则托属台郡北上者载来，以应人索。真治吐血之上品，妙药也。

又据台郡陈竹泉云，单煎此草之茎，服之可治血淋。虽此症未经试过，定必有效。都中有一小便尿血者，即服此草而愈，且不再犯。是此草不仅治吐血、干呛，并治便血、血淋之症也。特笔记之。

治瘰疬

木屐一只，烧灰，露蜂房一个，煅存性，同研匀，以大枫子油调搽，良。

治雀斑

以老冬瓜连皮切碎，熬成膏，搽之效。

生肌拔毒

枯矾一两，研细 入猪苦胆一枚，拌匀夏日一气晒干，再加炒黄丹一钱，和匀，研细，磁瓶收蓄。

以上三方，汪子常观察所传也。全卷时已缮竣，爰附录于后，以广其传。

卷 七

天津徐士鑾沅青辑

制 剂

古时权量甚轻，古一两今二钱零，古一升今二合，古一剂今之三服。又古之医者，皆自采鲜药，如生地、半夏之类，其重比干者数倍，故古方虽重，其实无过今之一、两左右者，惟《千金》、《外臺》间有重剂，此方治强实大症亦不轻用也。若宋元以来，每总制一剂方下必注云：每服或三钱、或五钱，亦无过一两外者，此煎剂之法也。末药则用一钱七，丸药则如桐子大者，十丸加至二、三十丸，试将古方细细考之，有如今日二、三两至七八两之煎剂乎。皆由医者不明古制，以为权量与今无异，又自疑为太重，为之说曰：今人气薄，当略减轻。不知已重于古方数倍矣。所以药价日贵，而受害愈速也。又有方中熟地用三、四两，余药只用一、二钱者，亦从无此轻重悬殊之法。要知药气入胃，不过借此调和气血，非药入口即变为气血，所以不在多也。又有病人粒米不入，反用腻膈酸苦腥臭之药，大碗浓煎灌之，即使中病，尚难运化，况与病相反之药，填塞胃中，即不药死，亦必灌死，小儿尤甚。又不论人之贫富，人参总为不祧之品，人情无不贪生，必竭蹶措处，孰知反以此而丧身。其贫者，送终无具，妻子飘零，是杀其身而并破其家也。吾少时，见前辈老医必审贫富而后用药，尤见居心长厚，况是时参价。犹贱于今日二十倍尚，如此谨慎，即此等存心，今人已不逮昔人逮矣。《慎疾刍言》

药量称考

道藏孙真人《备急千金要方》云：刀圭者，十分方寸匕之一，准如桐子大。方寸匕者，作匕正方一寸，抄散取，不落为度。其言寸者，言周汉尺法。刀圭者，重三十黍。方寸匕者，重三百黍也。刀圭即刀匕，匕者，曲刀首中洼处，可抄物，古所谓匕首者也，又云钱匕、半钱匕、钱五匕、此则分三等。古钱五铢五百黍，半钱匕二百五十黍，钱五匕七百五十黍也。宋《校正伤寒论》及金李杲又言、六铢为一分，今之二钱半，此则误读《千金方》者，宋金时两重七十铢，岂可六铢为二钱半。盖互求下算，易于倒误，读古方者当审之。《癸巳类稿》

《谈征》载《本草》云：刀圭者，十分方寸匕之一，药准如梧桐子大，释名。妇人上服曰袿，其下垂者，上广下狭，如刀圭尖。刀圭《本草》，以状药之大小释名，以见燕尾之广狭，未有明言其义者。盖刀锐处如圭首，故曰刀圭，犹刀尖也。匕，匙也。方一寸，得十分，一分如桐子大。《池北偶谈》谓：刀圭字常用未有确义。《碧里杂存》云：在京师买得古错刀，三枚形似今之剃刀，其上一圈如圭璧之形，中一孔，即贯索之处，尽服食家举刀取药，仅满其上之圭，故谓之圭，言其少耳。案：古错刀即新莽之一刀，平五千一刀，二字以黄金错其文，古所谓金错刀者是也。

煎药服药法

煎药之法各殊，有先煎主药一味，然后入余药者，有先煎众味，后煎一味者，有用一味煎汤以煎药者，有先分煎后并煎者。有宜多煎者，补药皆然。有宜少煎者，散药皆然。有宜水多者，有宜水少者，有不煎而泡渍者，有煎而露一宿者，有宜用猛火者，有宜用缓火者，各有妙义，不可移易。今则不论何药，惟知猛火多煎，将芳香之气散尽，仅存浓厚之质，如煎烧酒者，将糟久煮则酒气全无矣，岂能和营达卫乎？须将古人所定煎法，细细推究，而各当其宜，则取效尤捷，其服药亦有益。古方一剂，必分三服，一日服三次，并有日服三次、夜服三次者。盖药味入口即行于经络，驱邪养正，性过即已，岂容间断。今人则每日服一次，病久药暂，此一暴十寒之道也。又有寒热不得其宜，早暮不合其时，或与饮食相杂，或服药时即劳动冒风，不惟无益，反能有害。至于伤寒及外症、痘症，病势一日屡变，今早用一剂，明晚更用一剂，中间间隔两昼一夜，经络已传，病势益增矣。又发散之剂，必暖覆，令汗出，使邪从汗散。若不使出汗，则外邪岂能内消，此皆浅易之理。医家、病家皆所宜知也。又恶毒之药不宜轻用。昔神农遍尝诸药而成《本草》，故能深知其性，今之医者，于素不常用之药，亦宜细辨其气味，方不至于误用。若耳闻有此药，并未一尝，又不细审古人用法，而辄以大剂灌之，病者服之苦楚万状，并有因而死者而已。亦茫然不知其何故，若能每味亲尝，断不敢冒昧试人矣，此亦不可不知也。《慎疾刍言》

论泡药沃药诸法

凡泡紫苏、薄荷之类，先贮滚汤，后投以药而覆之，则香气浓而色浅。先投以药剂，后沃以汤，则色浓而香气浅，其味则皆同也。凡欲升上之药则泡之如此法，用其气也。降下则熟煮之，用其味也。近日因访同避地一友沈思诚，留坐久，忽云："我以上焦燥热，喉痛、眼赤，乃用黄连解毒汤四味药剉碎，先以沸汤，后投以药而覆之，半时许服之，其香烈而味清，尽欲升上也。"质之王韶卿乃云："独不知大黄必候他药将熟而旋投之，即倾服亦取气能泻也。"吾始得其义如此，因记之。

草药疗病当慎

村民多采草药疗病，或致殒命者有之。盖草药多有相似者，似是而非，性味不同，愚民不能别，一概与人服之，不至于误者寡矣。尝观《本草》云：山阳有草，其名曰黄精，饵之可以长生。山北有草，其名钩吻，入口即死，盖此草相类，而性善恶不同，如此。又安吉朱氏亲友，有为子腹疼，教以取楝树东南根煎汤者。子初不肯服，其父挞之，既入口少顷而绝。盖出土之根能杀人，朱氏不考古之过也。此表兄沈子成在安吉，目击其事，尝以戒人。医家用桑白皮，本草云，土者亦能杀人，可不戒哉！

五苓散隔年者勿妄服

五苓散隔年者，泽泻必变油，服之者杀人。惟见一方云，治项骨倒，用隔年者，余皆不可不谨也。

滚痰丸勿轻服

吾乡王中锡制滚痰丸疗疾甚妙，然亦有害人者。徒间常熟一官甚壮实，每患痰热即服之。后因患脾泻脉绝，以致不救，盖过于此剂也。然此剂止，可推利痰热，疾平则已，不已则伤元气，何可以素壮实而自欺耶！人非纯阳真人焉，能保其无七情之害，害则有损矣，壮实未可长恃也。以上《至正直记》

《蒿菴间话》载，有市医，以滚痰丸治一老人致毙，其子将鸣之官。医出前药，对众扬言曰："前所饵与此药，形味不异耶。"其子曰："不异"。医曰："此药甚平，何能杀人，殆天命耳。不信吾当自饵之。"因立吞一掬，其子去。明日医已死矣。盖青礞石炼制不易，而大黄、沉香并坠入元气故也。丹溪亦言，一人发疽后虚损，其人自以为风，煅青礞石合白丸子料饮之而毙，青礞石之不可轻服如此。

金樱子说

金樱子止遗泄，取其温且涩也。世之用金樱者，待其红熟时，取汁熬膏，用之大误也。红则味甘，熬膏则全断涩味，都失本性。今当取半黄时采，半黄时采，干捣末用之。

枳实枳壳辨

六朝以前，医方惟有枳实无枳壳，故《本草》亦只有枳实。后人用枳之小嫩者为枳实，大者为枳壳，主疗各有所宜，遂别出枳壳一条，以附枳实之后，然两条主疗亦相出入。古人言枳实者，便是枳壳，本草中枳实主疗便是枳壳主疗。后人既别出枳壳条，便合于枳实条内，摘出枳壳主疗，别为一条，旧条内只合留枳实主疗。后人以《神农本经》不敢摘破，不免两条相犯，互有出入。予按《神农本经·枳实》条内秤，主大风，在皮肤中，如麻豆苦痒，及除寒热结，止痢，长肌肉，利五脏，益气轻身，安胃气，止溏泄，明目，尽是枳壳之功，皆当摘入枳壳条后。别见主疗，如通利关节、劳气、咳嗽、背膊闷倦、散瘤结、胸胁痰滞，逐水消胀满、大肠风、止痛之类，皆附益之，只为枳壳条。旧枳实条称：除胸胁痰癖，逐停水，破结实消，胀满、心下急、痞痛、逆气，皆是枳实之功，宜存于本条，别有主疗，亦附益之可也。如此二条始分，各见所主，不至甚相乱。以上《梦溪笔谈》

盐药考

今俗谚云，如盐药，言其少而难得。《本草·戎盐部》中陈藏器云，盐药味咸、无毒，疗赤眼，明目。生海西南雷诸州，中石似芒硝，入口极冷，可传疮肿。又《本草》，独自草作毒箭，惟盐药可解。戎盐条中不言，恐有脱误。《西溪丛语》

服茯苓说

茯苓自是仙家上药，但其中有赤筋脉，若不能去，服久不利人眼，或使人眼小，当削去皮，切为方寸块，银石器中清水煮，以酥软解散为度，入细布袋中，以冷水揉擺，如作葛粉状，澄取粉而筋脉留袋中，弃去不用其粉，以蜜和，如湿香状，蒸过食之尤佳。胡麻但取纯黑脂麻，九蒸、九暴，入水烂研，滤取白汁，银石器中熬，如作杏酪汤，更入去皮核研烂，枣肉与茯苓粉一处调和，食之尤有奇效。

苍耳说

药至贱而为世要用，未有如苍耳者，他药虽贱，或地有不产，惟此药不为间，南北、夷夏、山泽、斥卤、泥土、沙石，但有地则产。其花叶根实，皆可食，食之如菜，亦治病，无毒，生熟、丸散无适不可，多食愈善，久乃使人骨髓满，肌理如玉，长生药也。杂疗风痹、瘫痪、瘰疬、疮痒，不可胜言，尤治瘿、金疮。一名鼠黏子，一名羊负来。《诗》谓之"卷耳"，《疏》谓之"枲耳"，俗谓之"道人头"。海南无药，惟此药生舍下，多于茨棘迁客之幸也。以上《东坡杂记》

案二说，在《苏沈良方》中，余前录"苍耳子虫"，曾附苍耳考数语，未若是之详也。

豨莶丸表

宋张咏进《豨莶丸表》，臣自吃百服，眼目清明，即至千服，髭须乌黑，筋力轻健，效验多端。臣本州有郡押衙罗守一，曾因中风坠马，失音不语，臣与十服，其病立瘥。又和尚智岩，年七十，忽患偏风，口眼㖞斜，时时吐涎，臣与十服，亦便得瘥。今合一百剂，差职贡史元奏进。

制豨莶丸法

夏五月以来收之，每去地五寸，翦刈，以温水洗去土，摘叶及枝头，凡九蒸、九暴，不必太燥，但以取足为度，仍熬，捣为末，炼蜜丸，如梧子大，空心温酒或米饮下，二三十丸。

案：此说乃唐成讷进《豨莶丸方表》内语，讷弟訢年，二十一，中风，伏，服此丸得瘥，因而奏进其方。

冬瓜仁方

冬瓜仁七升，绢袋盛，投三沸汤中，须臾取出，曝干，如此三度，清苦酒渍一宿，曝干为末，日服方寸匕，能令人肥悦、明目、延年不老。又一方，取冬瓜子三五升，去皮为丸，空心日服三十丸，令人白净如玉，又能补肝明目，治男子五劳七伤。以上《广群芳谱》

案：冬瓜仁第一方，见唐李石《续博物志》。

椰子浆

椰子生安南及海外诸国，木如棕榈，大者高百余尺，花白如干叶芙蓉，一本花只三五颗，其大如斗。至差小，外有黄毛，软皮中有壳，正类槟榔壳内，类萝葹皮，味苦肉极甘脆，蛮人甚珍之。中有汁大者一、二升，蛮人谓之椰子酒，饮之得醉，交州记以为浆者是也，治消渴，涂髭发立黑。皮煮汁止血，疗吐逆肉，益气生风。《渑水燕谈录》

三建汤说

三建汤所用附子、川乌、天雄，而莫晓其命名之义。比见一老医云：川乌建上，头目之虚风者主之。附子建中，脾胃寒者主之。天雄建下腰，肾虚惫者主之。此说亦似有理。后因观谢灵运《山居赋》曰：三建异形而同出，盖三物皆一种类。一岁为侧子，二岁为乌喙，三岁为附子，四岁为乌头，五岁为天雄，是知古药命名皆有所本祖也。《癸辛杂识》

附子茯苓说

公孙公曰：昔人患冷疾，用金石药与土相和为末种韭。因论附子、茯苓之性。公曰：附子不可当饵。予曰：是二药正如君子小人之性，所养弥久，则所存秘厚，如岁寒之松柏，根节叶实膏脂皆能却老轻身。其苗气灵液入于地中，千岁为茯苓，又千岁为琥珀，又千岁为璺，状如黑玉。小人反是，积小恶以至大害，如乌头其锐而修者为天雄，而两歧者为乌喙，歧而八角老者为附子，八角又别名侧子，数者其名异而一种，大抵愈久而愈毒，至于发为苗干，尚能杀人，莹是也。《孙公谈圃》

麋鹿茸性异说

人之服药，当深辨阴阳之性。与夫本末功用之宜，盖有同等药物，而阴阳实相反者，又有一体气血而功用之不同者，如麋茸鹿茸是也。今士大夫多以麋鹿茸为补精益血之剂，而一种用之，而不知二者之性。原自有异，麋茸，补阳利于男子。鹿茸补阴，利于妇人。按月令，仲夏日鹿角解，仲冬日麋角解。鹿以夏至陨角而应阴，麋以冬至陨角而應阳，故知二者阴阳之性不同也。今无鹿肉，暖以阳为体。麋肉寒，以阴为体。以阳为体者以阴为末，以阴为体者以阳为末。末者角也。其本末之功用不同又如此。埤雅曰：凡含血之物，肉差易长，其次筋难长，最后骨难长。故人自胚胎至成人，二十处骨髓方坚。惟麋鹿角自生至坚无，两月之久。大者乃重二十余斤。虽草木至易生者，亦莫能及之，此骨血之至强者，所以能补骨血、坚阳道、强精髓也。头为诸阳之会，与诸处血不同，令人刺麋鹿血以代茸者，谓亦血，此又谬也。《野客丛书》

又茸说

麋茸利补阳，鹿茸利补阴。凡用茸无取、太嫩，世谓之茄子茸，但珍其难得耳。其实少力坚者，又太老，惟长数寸，破之肌如朽木，茸端为玛瑙红玉者最善。又北方沙漠中，有麋麇尘驰尘，极大而色苍，麂黄《麑泪荟录》作尻黄，而无斑，亦鹿之类，角大而有文，莹莹如玉，其茸亦可用。

案：《梦溪笔谈》此则前半所论，与《野客丛书》语义相同，故特录其后截。

细辛记

东方、南方所用细辛，皆杜蘅也，又谓之马蹄香也。黄白拳局而脆，干则作团，非细辛也。细辛出华山，极细而直，深紫色，味极辛，嚼之习习如椒，其辛更甚于椒。故《本草》云，细辛水渍令直，是以杜蘅伪为之也。襄汉间又有一种细辛，极细而直，色黄白，乃是鬼督邮，亦非细辛也。

苏合香说

今之苏合香，如坚木赤色。又有苏合油，如糯胶，今多用，此为苏合香。按刘梦得《传信方》用苏合香云：皮薄子如金色，按之即小，放之即起，良久不定，如虫动烈者佳也。如此则全非今所用者，更当精考之。以上《梦溪笔谈》。

煮人参用流水说

孙思邈《千金方》人参汤言须用流水煮，用止水则不验。人多疑流水无异。予尝见丞相荆公喜放生，每日就市买活鱼，纵之江中，莫不洋然。惟鳅鳝入江中辄死，乃知鳅鳝但可居止水。则流水与止水果不同，不可不知。又，鱼生流水中则背鳞白，生止水中则背鳞黑而味恶，此亦一验。《补笔谈》

《物理小识》云，人参易蛀，见风日尤易蛀，惟纳新磁器中，密缄之，可经年不坏。

《调燮类编》云，人参易蛀，惟用盛过麻油瓦罐，洗净焙干，入华阴细辛与参相间，收之可留经年。

阿魏三七试验

阿魏状如桃胶，其色黄如栗瓣者为上，色黑者不堪用。刘纯诗云，阿魏无真臭。而止臭乃为珍验法。以半铢安熟铜器一宿，至明沾处如白银，永无赤色即真。三七合金疮、止血有奇效，试法以末糁猪血中，血化为水者真。《调燮类编》

麝香真伪

山中人说，猎者尝取麝粪，日干之，每得麝，裁四肘皮，剖脐香杂干粪，以实之最大，所谓当门子者。即预采虻去首足翅，日干以用之，是一麝获五脐之利。虻之性不良，可知也。医者司徒生尝言，市麝脐宜置诸怀中，以气温之，久而视之，手指按之柔软者，真也，坚实者伪也。

吸毒石真伪

吸毒石乃西洋岛中毒蛇脑中石也，如扁豆，能吸一切肿毒，即发背可治。今货者，乃土人捕此蛇以土和肉舂成，大如围棋子可吸平常肿毒及蜈蚣蛇蝎等，伤置患处粘吸不动，毒尽自落。其石即以人乳浸，乳变绿色，亟远弃之。著人畜亦毒也，不用乳浸石即裂矣。一石可用数次，真脑石置蛇头不动为验。《岭南杂记》

石斛辨

石斛其说不一。庐六安者青，长二三寸，如钗股，世谓之金钗石斛，折之有肉而实，咀之有腻涎，黏齿，味甘淡，此为最佳。如市中长而黄色及枯槁无味者，皆木斛也。因近日无不误用，故附记于此。

人参说

凡补气之药皆属阳，惟人参能补气而体质属阴，故无刚燥之病，而又能入于阴分，最为可贵。然力大而峻，用之失宜其害亦甚于他药也。今医家之用参救人者，少杀人者多，盖人之死于虚者十之一、二，死于病者十之八、九。人参长于补虚，而短于攻疾。医家不论病之已去、未去，于病久或体弱，或富贵之人，皆必用参。一则过为谨慎，一则借以塞责，而病亦以用参为尽慈孝之道，不知病未去而用参，则非独元气不充，而病根遂固，诸药罔效，终无愈期。故曰，杀人者多也。或曰仲景伤寒方中，病未去而用参者不少，如小柴胡新加汤类何也？曰，此则以补为泻之法也。古人曲审病情，至精至密，知病有分有合者，邪正并居，当专于攻散分者，邪正相离。有虚有实，实者宜泻，虚者宜补，一方之中，兼用无碍且能相济，则用人参以建中生津，拓出邪气，更为有力。若邪气尚盛而未分，必从专治，无用参之法也。况用之亦皆入疏散药中，从无与熟地、萸肉等药同入感证方中者，明乎此，而后能不以生人者杀人矣。

松脂说

松之精气在皮，故其脂皆生于皮，其质黏腻似湿，而性极燥。故凡湿热之在皮肤者，皆能治之。凡痈疽疮疥之疾，皆皮肤湿火所郁，必腐肉伤皮，流脓结痂而后愈。松之皮日易月新，脂从皮出，全无伤损，感其气即成脓，脱痂而愈。义取其象之肖也。

单方治病得效

凡药性有专长，此在可解不可解之间。虽圣人亦必试验而后知之。盖物之生，各得天地一偏之气，故其性自有相制之一。但属于形质气味者，可推测而知。其深藏于性中者，不可以常理求也。故古人有单方及秘方，往往以一、二种药治一病，而得奇中，及视其方，皆不若经方之必有经络奇偶配合之道，而效反神速者，皆得其药之专能也。以上《神农本草经百种录》

卷 八

天津徐士鑾沅青辑

闲中宜看医书

闲中宜看医书，遇有病人纵不敢立方、制药，亦能定众说之是非，胜于茫然不知，付诸庸医者也。《荆园语录》

脉 说

人禀天地五行之气以生，手三阳三阴、足三阳三阴，合为十二经，以环络一身，往来流通，无少间断。其脉应于两手三部焉。夫脉者，血也。脉不自动，气实使之。故有九候之法。《内经》云：脉者血之府。《说文》云：血理分衺行体者，从辰、从血，亦作脉。通释云：五脏六腑之气血，分流四体也，《释名》云：脉，幕也。幕络一体，字从肉、从辰，辰音普拜切，水之邪流也。脉字从辰，取脉行之象。无求子云：脉之字，从肉、从辰，又作血。盖脉以肉为阳，辰血以血为阴。华陀云：脉者，气血之先也。气血盛则脉盛，气血衰则脉衰，血热则脉数，血寒则脉迟，血微则脉弱，血平则脉缓。晋·王叔和分为七表八里,可谓详且至矣,然文理繁多,学者卒难究白。宋滔熙中南康崔子虚隐君家彦,以《难经》于六难,专言浮沉九难,专言迟数,故用为宗,以统七表八里而总万病。其说以为浮者为阳,外得之病也。有力主风,无力主气,浮而无力为芤,有力为洪,又沉为实,内受之病也,有力主积,无力主气,沉而极小为微,至骨为伏。无力为弱,迟者为阴,主寒,内受之病也。有力主痛,无力主冷,迟而少快为缓,短细为涩,无力为濡。数者为阳,主热,外得之病也。有力主热,无力主疮,数而极弦为紧,有力为弦,流利为滑。他若九道六极之殊,三焦五脏之辨,与夫持脉之道,疗病之方,其间玄妙具在《四脉玄文》及《西原脉诀》等书。世以为秘授,始由隐君传之刘复真先生,先生传之朱宗阳炼师,炼师传之张元白高士,今往往有得其法者。学者其求诸。《辍耕录》

脉如澜说

脉何为而生,脉非气、非血也。苟非气血,则脉安所附?然脉者,气血之所动也,是以阳日则气先、血后,阴日则血先、气后。是以脉居于中可知矣。盖脉者如水之澜,澜因风与水遇而成,不可以风与水为名也。脉亦然,脉因气血动,不可以气与血为名也。是故脉者,犹澜为亲切也已。

数脉为病脉说

脉有七表八里九道,计二十四,见之于叔和《脉诀》。而数脉独无所属。盖数者阴阳气血皆有余,脉道之太过而不得其中,之谓真病脉也，所见则为病随其阴阳、上中下而察之。又况病之为字，从丙，丙为火热是以。十分病证，常有七分热三分寒，不然何以五脏六腑止言火，而不言水耶。

肝脾脉位

人身之肝位在于右，而脉诊却见左手。脾位在于左，而脉诊却见右手。此亦阴阳互藏其宅之义也。

男女之气分钟

男子之气始于子，子在下起，故男子之气钟于外肾。外肾者，督任二脉之交也。女子之气始于午，午在上起，故女子之气钟于两乳者，肺肝之脉始终也。

论 乳

女人产育哺养以乳。乳之体居经络、气血始终之间也。盖自寅时，气始手太阴肺经，出于云门穴，在乳上，阴阳继续以行，周十二经至丑时，归于足厥阴肝经，入于期门穴。期门在乳下，出于上，入于下。肺领气，肝藏血，乳正居于期间也。余阅《验方新编》载论乳岩一证，谓不易治，观此则益知所以不易治也。

乳汁色白说

女子经脉色赤，而乳汁色白。白者金之色也，金为气化之原，乳为赋气之始，是生养之根也。以上《蠡海集》

考：手太阴、阳明，金也。女子气始手太阴肺经，自金生也。臆说附此，申明乳汁色白之义。

癸巳类稿证篇目录

手太阴经肺脏脉证

手阳明经大肠腑脉证

足阳明经胃府脉证

足太阴经脾藏脉证

手少阴经心脏脉证

手太阳经小肠腑脉证

足太阳经膀胱府脉证

足少阴经肾藏脉证

督脉

任脉

肿脉

胞脉

胞府

跻脉

带脉

维脉证

手心主厥阴经心包络脉证

手少阳经三焦腑脉证

附 营卫脉证荣

足少阳经胆腑脉证

足厥阴经肝脏脉证

十二经筋证

络脉左注右右注左上下相干证

余录证篇目录，聊以识十二经脉名义云。

医术论三焦

彭山有隐者，通古医术。与世诸医所用法不同，人莫之知。单骧从之学，尽得其术，遂以医名于世。治平中子与骧遇广都，论古今术同异。骧既言其略，复叹曰：古人论五藏六府，其说有谬者，而相承不察。今欲以告人，人谁信者。古说左肾其府膀胱，右肾命门其府三焦。丈夫以藏精，女子以系包。以理主之，三焦当如膀胱，有形质可见，而王叔和言，三焦有藏无形，不亦大谬乎。盖三焦有形如膀胱，故可以藏有所系。若其无形，尚何以藏系哉。且其所以谓之三焦者，何也？三焦分布人体中，有上中下之异，方人心湛寂、欲念不起，则精气散在三焦，荣华百骸。及其欲念一起，心火炽然，翕撮三焦精气入命门之府，输泻而去，故号此府为三焦耳。世承叔和之谬而不悟，可为长太息也。子甚异其说，后为齐州从事。有一学子徐遁者，石守道之婿也。少当学医于卫州闻。高敏之遗说，疗病有精思。予为道骧之言，遁喜曰："齐尝大饥，群丐相脔割而食。有一人皮肉尽而骨脉全者，遁以学医，故往观。其五藏见右肾下，有脂膜如手大者，正与膀胱相对，有二白脉自其中出，夾脊而上贯脑，意此，即导引家所谓夹脊双关者，而不悟脂膜如手大者，之为三焦也。单君之言与所见悬合，可以正古人之谬矣。《龙川略志》

三　焦

医家载十二经之脉，其所言手少阳三焦者，人莫能指其定处。诸医家或分上中下三俞为三焦，以敷衍之。然六阳经络皆为六府之所系，故命为阳，未可统指背俞漫无定所。盖三焦男子藏精之处，为肾藏之外府，肾藏赋形有二，故膀胱三焦分为其府，即命门之关键也。或有被磔刑者，见其膀胱后别有白膜包裹精液，即三焦之谓也，世之盲医不察，而妄相指拟，致使十二经之名顿缺其一，亦古今行医者之所宜晓也。《啸亭杂录》

案：啸亭杂录所言，三焦即苏黄门所述医言之意，膀胱、三焦分为其府。一云右肾下有脂膜，如手大。一云膀胱后别有白膜包裹精液，其所指为三焦正相同，而俞理初《癸巳类稿》殊不以为然也。

三焦府

《灵枢·营卫生会》云：营出于中焦，卫出于下焦。又云：上焦如雾，中焦如沤，下焦如渎。按：三焦皆依胃，其治上焦膻中，中焦胃中脘，治在脐旁，下焦脐下，当膀胱。其形质则依于手心主之三络。《灵枢·本藏》所以有知三焦厚薄、缓急、直结之言。经脉所以言循属三焦、历络三焦，有明训。《白虎通性情》篇云：三焦者，包络府也。水谷之道路，气之所终始也。故上焦若窍，中焦若编，下焦如渎。且名三焦则必分三处。杂经言：三焦有名无形，盖不思心主之络即是形也。至《脉经》言右肾为子户名曰三焦，与右肾为命门，右肾府为三焦及徐遁以膀胱络为三焦皆怪论。

膀　胱

《灵枢·经脉》云：膀胱足太阳之脉，起于目内眦，上额交颠。其支者，从颠至耳上角，其直者，从颠入络脑，还出别下项，循肩髆内，挟脊抵腰中，入循膂，络肾属膀胱。按：苏辙《龙川略志》言：治平中名医单骧说三焦形如膀胱又见石守道堉徐遁言齐饥，群丐相食，一人皮肉尽而骨脉全，遁往观右肾下有脂膜如手大，正与膀胱相对，有二白脉自其中出，夾脊而上贯脑，是三焦也。陈言《三因方》因之，今核其脉，乃膀胱直脉，且与经脉所言三焦之脉全不符合，何得谓是三焦？而以脂膜如手大为三焦形，直粗工之言。以上《癸巳类稿》

案：《癸巳类稿持素脉》篇所论三焦膀胱二则，以较单骧、徐遁等说，而以心主络为三焦之形，是并驳王叔和暨《难经》言三焦有名无形之说也。世之精于医术者，当必有所折中。若庸医则皆未可以与语矣。

《铜人针灸图》载，藏腑一身俞穴，有玉环俞，不知玉环是何物。张紫阳《玉清金华秘文》，论神仙结丹处曰：心下肾上脾，左肝右生门，在前密户，居后其连如环，其白如绵，方圆径寸，包裹一身之精粹皮，即玉环也。医者论各种骨蒸，有玉房蒸，亦是玉环。

其处正与脐相对，人之命脉根蒂也。《天禄识余》

案：此则所言"玉环"云云，鄙意疑即余理初"心主络为三焦形"之说，附此以俟识者，参互考订焉。

持脉处方

《素问·至真要大论》云：方有大小，奇之不去则偶之，是谓重方，偶之不去则反佐以取之。所谓寒热温凉，反从其病也。按：古言处方者，由持脉故采于此。《淮南子》言，所以贵扁鹊者，非贵其随病而调药，贵其摩息脉血而知病之所从主。《魏志·华陀传》言，其疗病合汤不过数种，心解分剂，不复称量，煮熟便饮。《旧唐书》许允宗传言，脉既精别，然后识病，病与药正相当者，须用一味攻病，立愈。今不能别脉，莫识病源，以情臆度，多安药味，以此疗病不亦疏乎？假令一药，偶然当病，复其他味相和，君臣相制，气势不行，由此难差。据此当明阴阳、大小、奇偶之法。而《老学庵笔记》石用之言：今人禀赋怯薄，金石草木之药亦比古力弱，非倍古方用之，不能取效。谓药力弱是也，人怯薄非也。医者能审于贵贱、贫富、壮弱、勇怯则佳妙矣。《癸巳类稿》

《升庵全集》载许允宗：医尝云恙与药值，惟用一物，攻之气纯而愈速。今之人不善为脉，以情度病，多其物，以幸有功。譬之猎不知兔广原络野，冀一人获之，术亦疏矣。一药偶得，他味相制，弗能得力，此难愈之验也。

诊脉论

脉之难明。古今所病也，至虚有盛候，大实有羸状。差之毫厘，疑似之间，便有死生祸福之异。此古今所病也，病不可不谒医，而医之明脉者，天下盖一二数。骐骥不时有，天下未尝徒行，和扁不世出，病者未尝徒死，亦因其长而护其短尔。士大夫多秘所患以求诊，以验医之能否，使索病于冥漠之中，辨虚实冷热于疑似之间，医不幸而失，终不肯自谓失也，则巧饰掩非，以全其名，至于不效则曰是固难治也。间有谨愿者，虽或因主人之言，亦复参以所见，两存而杂治，以故药不效，此世之通患，而莫之悟也。吾生平求医，盖于平时默验其工拙，至于有疾而求疗，必先尽告以所患，而后求诊，使医了然知患之所在也，然后求之诊虚实冷热，先定于中，则脉之疑似不能惑也，故虽中医治吾疾常愈，吾求疾愈而已，岂以困医为事哉。《东坡志林》

案：以上三则所论，医之明脉者少，古今若有同慨，吾原业医者，当潜心研究脉理也。

汤丸散论

汤、丸、散，各有所宜。古方用汤最多，用丸散者殊少，煮散古方无用者，惟近世人为之本体。欲达五脏四肢者，莫如汤。欲留膈胃中者，莫如散。久而后，散者莫如丸。又无毒者，宜汤。小毒者，宜散。大毒者，须用丸。又欲速者，用汤。稍缓者，用散。甚缓者，用丸。此其大概也。近世用汤者全少，应汤皆用煮散，大率汤剂气势完壮，力与丸散倍蓰。煮散者，一啜不过三、五钱极矣。比功较力，岂敌汤势。然汤力既大，则不宜有失消息用之，全在良工，难可以定论拘也。

服药论

古方言：云母粗服，则著人肝肺不可去，如枇杷、狗脊毛不可食。皆云射人肝肺。世俗似此之论甚多，皆谬说也。又言，人有水喉、气喉者，亦谬说也。世传《欧希范真五脏图》亦书三喉。盖当时验之，不审耳。水与食同咽，岂能就中，逐分入二喉。人但有咽，有喉，二者而已。咽则纳饮食，喉则通气，咽则下入胃脘，次入胃，又次入肠，又次入大小肠。喉则下通五脏出入息，五脏之含气呼吸，正如冶家之鼓鞴，人之饮食药饵，但自咽入肠胃，何尝能至脏？凡人之肌骨、五脏、肠胃，虽各别，其入肠之物，精英之气味，皆能洞达，但滓秽即入二肠，凡人饮食及服药，既入肠为真气所蒸，精英之气味，以至金石之精者，如细研硫黄、硃砂、乳石之类，凡能飞之融结者，皆随真气洞达肌骨，犹如天地之气贯穿金石土木，曾无留碍。自余顽石草木，则但气味洞达耳。及其势，尽则滓秽传入大肠，润滋渗入小肠，此皆败物，不复能变化。惟当退泄耳。凡所谓某物入肝，某物入肾之类，但气味到彼耳。凡质岂能到彼哉。此医不可不知也。

五石散不可服论

医之为术，苟非得之于心，而恃书以为用者，未见能臻其妙，如术能动。钟乳按乳石论曰，服钟乳当终身忌术。五石诸散用钟乳为主，复用术，理极相反，不知何谓。予以问老医，皆莫能言其义。按乳石论云：石性虽温，而体本沈重，必待其相蒸薄，然后发。如此则服石多者，势自能相蒸。若更以药触之，其发必甚。五石散杂以众药，用石殊少，势不能蒸，须借外物激之，令发耳。如火少，必因风气所鼓而后发，火盛则鼓之，反为害，此自然之理也。故孙思邈云：五石散大猛毒，宁食野葛，不服五石，遇此方即须焚之，勿为含生之害。又曰：人不服石，庶事不佳，石在身中，万事休泰，惟不可服五石散，盖以五石散聚其所恶，激而用之，其发暴故也。古人处方，大体如此，非此书所能尽也。况方说仍多伪杂，如《神农本草》，最为旧书，其间差讹尤多，医不可不知也。

灼艾说　附取火法

医用艾一灼，谓之一壮者，以壮人为法。其言若干壮壮人，当依此数，老幼嬴弱减之。以上《梦溪笔谈》

《苏沈良方》载用火法云：凡取火者，宜敲石取火，或水晶镜于日，得者太阳火为妙。

君臣佐使论

关中名医骆耕耕道曰：以予观夫庄子之言，有与孙真人医方相合者。五苓散五味，而以水猪苓为主，故曰五苓。庄子之言曰：药也，其实堇也，桔梗也，鸡壅也，豕苓也。是时为帝者也。郭注云：当其所须则无贱，非其时则无贵，如此数种。若当其时而用之，则为主，故曰是时为帝者也。疏云：药无良贱，愈病则良。斯得之矣。故夫用药，有一君二臣三佐四使，且如治风则以堇为君。堇，乌头也。去水则经，豕零为君。豕零、水猪零也。他皆类此。俗医乃以《本草》所录，上品药为君，中品药为臣，下品药为佐使，可一笑也。《懒真子》

论君臣

旧说用药有一君二臣三佐五使之说，其意以谓药虽众，主病者专在一物，其他则节级相为用，大略相统制，如此为宜，不必尽然也。所谓君者，主此一方，固无定物也。《药性论》乃以众药之和厚者定为君，其次为臣、为佐，有毒者多为使。此谬论也。设若欲攻坚积，则巴豆辈岂得不为君也。《苏沈良方》

痟消二义

《周官·疾医》，四时皆有疠疾，春时有痟首疾，郑注：痟，酸削也，司马相如消渴，则所谓消中之疾也。痟首、消中二疾既异，而其字亦自不同。后人往往不辨，指为一疾，鲜有别之者。后汉李通素有消疾，此正如相如渴疾也。太子贤注消中之疾是已，乃复引《周官》为证，是以消中、消首为一义，以至《玉篇》《广韵》之类，皆以痟为消病。惟《礼部韵》痟字下注：酸痟，头痛。是为得

之。张孟《押韵》注：酸㾓，头痛，又渴病，虽明知二疾为不同，是认二字为一义。《野客丛书》

肺气焦满辨

林校曰：按焦满，全元起本作进满。《甲乙》、《太素》作焦满。澍（胡甘伯名澍）　按：作焦者是也，全本作进，乃形似之讹，焦与《痿论》肺热叶焦之焦同义，满与《痹论》肺痹者烦满之满同义。王注以焦为上焦肺气，上焦满颇为不辞。"焦满"与下"浊沉"对文，若焦为上，焦则与下文不对，且上焦亦不得但言焦，斯为谬矣。

因于湿首如裹辨

澍按：此言病因于湿，头如蒙物，不瞭了耳。注：蒙，上文为说，谓表热为病，当汗泄之，反湿其首，若湿物裹之，则是谓病不因于湿邪之侵，而成于医工之误矣。且表热而湿其首，从古无此治法。王氏盖见下文，有因而饱食云云，因而大饮云云，因而强力云云，相因为病，遂于此处之因于寒，因于暑，因于湿，因于气（气谓热气说见下条）亦相因作解故，如此谬说，不思彼文言，"因而"，自是相因之病，此言"因于"则寒暑、湿热，各有所因，本不相蒙，何可比而同之乎。前后注相承为说皆误，而此注尤甚，故特辨之。

因于气为肿解

澍按：此气指热气而言。上言寒暑湿，此若泛言。气则与上文不类，故知气为热气也。《阴阳应象大论》曰：热胜则肿。本篇下注引《正理论》曰：热之所过，则为痛肿。故曰：因于气为肿。

汗出偏沮辨

汗出偏沮，使人偏枯。王注曰：夫人之身常偏汗出而润湿者，（宋本作湿润此从熊本藏本）久之偏枯，半身不随。林校曰：按沮，《千金》作"祖"，全元起本作"恒"，澍按：王本并注是也。《一切经音义》卷十引《仓颉篇》曰：沮，渐也。《广雅》曰：沮，润渐洳湿也。《魏风》：彼汾沮洳。《毛。传》曰：沮，洳其渐洳者《王制》山川沮泽。何氏《隐义》曰：沮泽，下湿地也。是沮为润湿之象。曩澍在西安县署，见侯官林某，每动作饮食，左体汗泄，濡润透衣，虽在冬月犹尔。正如经注所云。则经文本作"沮"字无疑。且沮与枯为韵也。孙本作"祖"，乃偏旁之讹。（《说文》古文示作巛，与篆书巛字相似，故沮误为祖，）全本作恒，则全体俱误矣。（沮之左畔讹从凡《小雅·采薇》正义引郑氏《易注》所谓古书篆作立心，与水相近者也。其右畔讹作亘，亘与且，今字亦相近，故合讹而为恒。

足生大丁辨

高粱之变，足生大丁。王注曰：高，膏也，梁，粱也。（宋本作粱也从熊本藏本）膏粱之人，内多滞热，皮厚肉密，故肉变为丁矣。所以丁生于足者，四支为诸阳之本也。林校曰：丁生之处，不常于足。盖谓膏粱之变，饶生大丁，非偏著足也。澍按：林氏驳注：

丁生不常于足是矣，其云足生大丁，为饶生大丁，辞意鄙俗，殊觉未安。"足"当作"是"字之误也。（《荀子·礼论篇》：不法礼，不是礼，谓之无方之民。法礼是礼，谓之有方之士。今本是并讹作足）"是"，犹则也。（《尔雅》是，则也，是为法则之则。故又为语辞之则《大戴礼·王言》篇教定是正矣。《家语·王言解》作政，教定则本正矣。《郑语》若更君，而周训之，是易取也。韦昭曰：更以君道导之则易取。）言膏梁之变则生大丁也。

春必温病辨

冬伤于寒，春必温病。澍按：春必温病，于文不顺，写者误倒也，当从《阴阳应象大论》作春必病温。（宋本亦误作温从熊本藏本乙正）《金匮真言论》曰：故藏于精者，春不病温。《玉版论要》曰：病温，虚甚死。《平人气象论》曰：尺热曰病温。《热论》曰：先夏至日者为病温。《评热病论》曰：有病温者，汗出辄复热，皆作温病。

筋脉沮弛精神乃央辨

味过于辛，筋脉沮弛，精神乃央。王注曰：沮，润也，弛，缓也。央，久也。辛性润泽，散养于筋，故令筋缓脉润，精神长久，何者？辛，补肝也。《藏气法时论》曰：肝欲散，急食辛以散之，用辛补之。澍按：注说非也。沮弛之沮，与汗出偏沮之沮异。彼读平声，此读上声。沮弛谓坏废也。《一切经音义》卷一引《三苍》曰：沮，败坏也。《楚辞·九叹》颜霉黧，以沮败兮。王注曰：沮，坏也。《汉书·司马迁》注曰：沮，毁坏也。《李陵传》注：沮，谓毁坏之。弛本作弛《荀子》王制篇，大事殆乎弛。杨倞曰：弛，废也，或作弛。《汉书·文帝纪》辄弛以利民。颜注曰：弛，废弛。《文选·西京赋》，城尉不弛柝。薛综曰：弛，废也。本篇上文曰：大筋软短，小筋弛长，软短为拘，弛长为痿。痿与废相近，《刺要论》，肝动则春病热而筋弛。注曰：弛，犹纵缓也。《皮部论》热多则筋弛骨消。注曰：弛，缓也。纵缓亦与废相近，《广雅》弛，纵置也，置即废也，是沮弛为坏废也。林校曰：央，乃殃也。古文通用。如膏梁草滋之作草茲之类。按林读央为殃得之。汉《无极山碑》为民来福除央。《吴仲山碑》，而遭祸央。殃并作央，即其证，惟未解殃字之义。澍谓，殃亦败坏之意。《广雅》曰：殃，败也。《月令》曰：冬藏殃败。《晋语》曰：吾主以不贿闻于诸侯，今以梗阳之贿殃之，不可，是殃为败坏也。沮、弛、央三字义相近，故经类举之。经意辛味太过，木受金刑，则筋脉为之坏废，精神因而败坏，故曰味过于辛，筋脉沮弛，精神乃央。筋脉沮弛与形体毁沮、精气弛坏同意。（形体毁沮，《疏五过论》文；精气弛坏，《汤液醪醴论》文）精神乃央与高骨乃坏同意。（高骨乃坏见上文）王注所说大與经旨相背。且此论味过所伤，而注牵涉于辛润、辛散、辛补之义，斯为谬证矣。以上《黄帝内经素问校义》

案：仪征刘寿曾序甘伯部郎此书，谓胡君精研小学，中年多病，留心方书，得宋本《内经》，用元聪氏本明道藏本及唐以前载籍，勘正之，多所发明云云，知胡君者也。此编计三十余条，兹选录切要者七则，愿质诸善读《内经》者。

《素问·脉要精徵论》云：诊得胃脉而急，实则胀，虚则泄。风成为寒热，瘅成为消中，厥成为癫疾，久风为飧泄，脉风成为疠。

按：癫即鹤神病，疠即大麻风及洋霉疮，均以治胃为急。《素问·风论》：疠者，热胕，气不清，鼻柱坏，色败，皮肤疡溃。风寒客脉不去。所谓风气与太阳俱入脉腧，肌肉愤䐜而有疡，由太阳达面部，牵连十二经及胸腹藏府也。古人不喜正言之，故谓之恶疾。《神仙感遇传》云：崔言得疾，眉发自落，鼻梁崩倒，肌肤得疮如疥。皆目为恶疾，不可救。有异人教以皂荚刺烧灰，大黄九蒸、九晒为末，以大黄汤调服之，须发自生。此今方书，先用九龙丸攻下之意。又按《酉阳杂俎》云：北齐李庶无须，博陵崔谌调之曰，何不以锥刺颐作数十孔，拔取左右好须者，栽之。庶曰：持此还施贵族，艺眉有验，然后艺须。崔家时有恶疾，故庶以此调之，应即指言事然，则言疾愈须生，而眉竟落矣。《唐高僧传》云：齐武平时，梁州薛河寺僧远为，疏诞，不修细行，好逐流荡，欢宴为任，眼边有乌点，洗拭之，眉毛一时随手落尽，是落眉即疠如洋霉为流荡疾也。周庾信《郑伟墓志》云：消渴连年，屡有相如之患，迄于大渐，遂如范增之疾，桐君对药，分阙神明。李柱侍医，更无方伎。铭云：梧桐茂苑，杨柳倡家，千金回雪，百日流霞，凋零倏忽，悽怆荣华，河阳古树，金谷残花，亦此疾也。《苕溪渔隐丛话》云：刘贡父晚年得恶疾，须眉堕落，鼻梁断坏，怆感惭愧，转加困剧而毙。东坡先有"大风起兮眉飞扬，安得壮士守鼻梁"之谑，其事不见《刘攽传》而检《东坡志林》有一条云：元丰六年十月十二夜，有得风疾者，口不能言，死生之争，有甚于刀锯木索者，知其不可救，默为祈死而已。此复何罪乎？酒色之娱而已。必系刘事，元丰应作元祐，攽兄敞亦知永兴军。惑官妓得惊眩疾，但时犹谓之风，未有洋霉名。明嘉靖时汪道贯赠王穉登诗云："身上杨梅疮作果，眼中莱菔翳为花"，其名杨梅，以形象言之也。《蜀梼杌》云：潘炕嬖美妾解愁，遂风恙成疾。《癸辛杂识》亦言：闽俗过癞，墜耳，塌鼻，断手足而殂，谓即大风疾。是其疾亦由男女误合。《东坡志林》引《左传》"女阳物"又言：淫则生内热，蛊惑之疾。故淫者，不为蛊则为风，皆风热生湿，展转不已，深可惧也。又按《文选·辨命论》注引《韩诗》云：芣苢伤夫，有恶疾也。薛君云：芣苢，泽泄，臭恶之草。诗人伤其君子，有恶疾，入道不通，求已不得，发愤而作。《尔雅》云：芣苢、马舄为今车前草。而薛君云泽泄，皆利湿药。诗言有恶疾，又言人道不通，又言采芣苢，非今之洋霉，而复何恶疾也哉。唐王焘《外台秘要》引《素女经》云：七伤之情，不可不思。第六之忌新息沐浴，头身发湿，举重作事，流汗如雨，以合阴阳，风冷必伤，少腹急痛，腰脊疼强，四肢酸疼，五脏防响，上攻头面，或生漏沥。云出《古今录验》二十五卷中所云：肢酸疼，上攻头面，其证皆合。隋巢元方《诸病源候》二十四"花瘘候"云：风湿客于皮肤，与血气相搏，其肉突出，外如花开状。三十五"反花疮候"云：初生如饭粒，破则血出，生恶肉有根，内出反散如花。诸恶疮久不瘥者亦然。又"头面身体诸疮""久疮"皆云：内热外虚，风湿所乘，初生如疱，随瘥随发。"诸恶疮候"云：风热挟湿毒之气。"浸淫疮候"云：风热发于肌肤。"无名疮候"云：如恶疮或瘥或剧，风热搏于血气所生。所云恶疮久不瘥，直洋霉也。唐·孙思邈《千金宝要方》云：交合毕，蒸热得气，以菖蒲末、白粱粉敷，令燥，则湿疮不生。又云：治阴恶疮，以蜜煎甘草末涂之。则专指肝经瘙疳，鱼口便毒。宋·窦汉卿《疮疡全书》言：霉疮，由与生疳疮之妇人交合，熏其毒气而生。明嘉靖时汪《本草会编》、李时珍《本草纲目》、万历时陈实功《外科正宗》，均有杨梅疮名。明时朝鲜许俊《东医宝鉴》杂病篇云：天泡疮，一名杨梅疮，与癞大同，生面上，形如鼓钉，生毛发者，如棉花，生雨阴尻臀筋骨上者，如紫葡萄，生乳胁者，如湿烂杨梅。其如鱼脬、中多白水者，为天泡，多由肝脾肾风湿热之毒，因男女房室传染。时珍言正德间杨梅疮始盛。又云：来自岭表，故又名广疮，其时始立专门治法。万历时王肯堂《外科证治准绳》言：肝肾湿热所致。天啟时，张介宾《景岳全书》言：冲脉所感。西洋《人身图说·正面全身》言：小腹下横骨为发便毒之所。凡与女人污秽者交，横骨受热，乃内动发，便毒及棉花、杨梅等疮。或受寒热，亦成此证。实则《素问》风气与太阳入脉腧为尽其理。太阳连督脉，实十二经膀胱坏胃肺。术士不深求，且不读古书，不知杨梅当作洋霉，实即风疠也。其方药用土茯苓、干荷叶。李时珍谓：土茯苓即《东山经》"荣蒪"，应作《中山经·鼓镫山》"荣草"。古书多教人服茯苓、薏苡仁。松脂。《抱朴子》言：上党赵瞿癞垂死，服松脂。《渑水燕谈录》言：齐州僧普明风疾，眉发落，百骸腐溃。异人教服松根类参，长三五寸，味苦者，其于风疠尤有成验。然神仙服食者，多居山泽云雾之中，故主利湿，药息土之民，非有湿疾不当服食也。《癸巳类稿》

说　蛊

《国语·晋语》：平公有疾，秦景公使医和视之，出曰："不可为也。"（为，治也）是为远男而近女，（远师辅近女色）惑以生蛊，（惑于女以生蛊疾）非鬼非神，惑以丧志，（疾非鬼神，亦非饮食，生于淫惑，以丧其志）赵文子曰：医及国家乎？对曰：上医医国，（止其淫恶是为医国）其次医人，固医官也。（官，犹职官）文子曰："子称蛊，何实生之？"对曰："蛊之慝，谷之飞，实生之慝。"（恶也，言蛊之为恶，害于嘉谷，谷为之飞，若是类生蛊疾也）物莫伏于蛊，蛊莫嘉于谷。（伏藏也嘉善也。）《校刊明道本韦氏解国语札记》，蛊莫嘉，当依别本删去蛊字。）明道本《国语考异》，公序，本无蛊字。此衍）。谷与蛊伏而章明者也。（谷气起则蛊伏藏，谷不朽蛊而人食之章明之道也。）故食谷者，昼选男德以象谷明（选择有德者而亲近之，以象人之食谷而有聪明）宵静女德以伏蛊慝。（静，安也，伏去也。言夜当安女之有德者，以礼自节，以去已蛊害之疾。言蛊害谷犹女害男）今君一之，（二昼夜也。《国语考异》解二昼夜：二，公序本作"一一"二字）是以不缯谷而食蛊也。（蛊，喻也。《考异》"喻"下公序本有"女"字，此脱）是不昭谷明皿（皿蛊也，皿器也），为蛊作器而受也，夫文"虫"皿为"蛊"（文，字也），吾上以云。

余习闻人云，病劳瘵死者，有蛊虫由背飞出，缘是濒危时，少年、男子、妇女皆躲避之。大抵男传男，女传女，类中于平日体气虚弱之人，所谓病乘虚而入也。曾举是说，以质诸华惺兮姻丈，盖邃于医学者，惺翁曰：信然。并为余详论蛊之害，即秦医和之义也。养生者当以守身为要，毋自戕伐，慎勿以医和之言为诞妄也。

义　疾

他疾惟一脏受病，劳瘵则异矣。次第传变五脏，百脉俱伤并绝，然后奄丧，人死则有虫出。中者病如前人，非死不已，一传十，十传百，展转无穷，故号义疾。《清异录》

案：义疾二字新奇，蛊传人，信不诬矣。

阳密乃固

精力、精神、精气、精血、精明、精爽、精到、精祥、精妙，皆以精为主。卫生者，当谨之。苦海、爱河，狂澜弗返，其涸也，可立而待。《素问》曰：法于阴阳，和于术数。又曰：凡阴阳之道，阳密乃固。注曰：交会之要者，正在阳气不妄泄耳。此语余闻之谢奕修待制。云此先公密菴平日之所受持也。密菴名采伯，亦谢后之诸父也，天台人。《癸辛杂识》

得气长短厚薄

人得天地之气，有长短厚薄之不同，万物皆然，而况于人乎？试看花草之属，有春而槁者，有夏而槁者，有秋而槁者，有虽松柏经霜，未尝凋谢，然至明年春风一动，亦要堕落。故知人有夭殇者，有盛年死者，有寿至七八九十至百岁者，不过得气之长短厚薄耳。

轼《上神宗书》云：世有尫羸而寿考，亦有盛壮而暴亡。若元气犹存，则尫羸而无害，及其已耗则盛壮而愈危。是以善养生者，慎起居，节饮食，导引关节，吐故纳新，不得已而用药，则择其品之上、性之良可以久服而无害者，则五脏和平而寿命长。不善养生者，薄节慎之功，迟吐纳之效，厌上药而用下品，伐真气而助强阳，根本已危，僵仆无日。《苏文忠公全集》

案：文忠书中之语，盖借论人之元气，以喻国家也。兹节录之，特取其说，有关于养生云。

收藏为旺

虞山江蕴明尝问闵处士铭曰：术家言水旺于冬，何以至冬反落？处士曰：意以收藏为旺耳。此言最有味。以上《履园丛话》

饮食戒大冷热

王玠玉，密人，顷尝道旁食。有一老人进言曰：饮食须暖。盖脾喜温，不可以冷热犯之。惟暖则冷热之物至脾皆温矣。又因论饮食大冷热皆伤阴阳之和。

戒食生冷物

周吉甫天祐饶人云：昔有人官，广南常疑人，食生冷物致瘴疠，乃于厅前置一釜，每买物必熟之，而后遣之，以故终任，全家无得疾者。子正爱善卫生者，不以脾胃暖冷物、熟生物，不以元气佐喜怒。以上《晁氏客话》

治外证说　最重忌口戒轻用力

治外症始起，欲其不大将成。欲其不痛，大则伤肌烂肤、腐骨、穿筋，难于收口。痛则冲心、犯胃、耗血、亡津，恶症丛生矣。故始起之时，最重围药，束其根盘，节其余毒，则顶自高，而脓易成，继则护心托毒，治其内，化腐提脓，治其外，自然转危为安。乃始则不能束毒，使小又无护心、定痛之方，惟外用五灰三品，内服附桂热毒等药，必至腐肠、烂肉，更轻用刀针，割肉、断筋，以致呼号、瞀乱，神散魂飞，宛转求死，仁人之所不忍见也。况痈疽用刀太早，最难生肌收口。凡毒药刀针，只宜施于顽肉老皮，余者自有提头呼脓之法。至于恶肉，自有消腐化水之方，故能使患者绝无痛苦，收功速而精神易复。乃此等良法，一切不问，岂传授之不真，抑或别有他念也，更可骇者。疮疡之症最重忌口，一切鲜毒，毫不可犯，无书不载，乃近人反令病者，专服毒物，以为以毒攻毒。夫解毒尚恐无效，岂可反增其毒。种种谬误，不可殚述。《慎疾刍言》

邪热未净不可妄补

近日害人最深者，大病之后邪未全退，又不察病气所伤何处，即用附子、肉桂、熟地、麦冬、人参、白术、五味、萸肉之类，将邪火尽行补涩。始若相安，久之气逆痰升，胀满昏沉，如中风之状。邪气与元气相并，诸药无效而死。医家、病家犹以为病后太虚所致，而不知乃邪气固结而然也。余见甚多，不可不深戒。《医学源流论》

秘方说

古圣设立方药专以治病。凡中病而效者，即为秘方，并无别有奇药也。若无病而服药久，则必有偏胜之害，或有气血衰弱，藉药滋补，亦必择和平纯粹之品，审体气之所偏，而稍为资助。如世所为秘方、奇术、大热、大补之小效，终归大害。其不相合者，无不伤生。更有一等怪方，乃富人贿医所造者。余曾遇一贵公子，向余求长生方，余应之曰：公试觅一长生之人示我，我乃能造长生之方。

若长生者无一人，则天下无长生之方矣。其人有愠色。是时适有老医在其家，因复向老医求，得之，乃傲余曰：长生方某先生已与我矣，公何独吝也？余视其方，乃聚天下血肉温补之药，故难其制法，使耳目一新者。余私谓老医曰：先生之长生方从何传授？老医曰：子无见哂子非入世行道之人耳。凡富贵之人，何求不得，惟惧不能长生纵欲耳。故每遇名医，必求此方。若长生方不知，何以得行其道。我非有意欺彼，其如欲，应酬于世，自不得不然耳。后老医果得厚酬。余因如天下所传秘方，皆此类也。此即文成五利之余术，万勿以为真可长生也。速死则有之耳。识此以醒世之求长生而觅秘方者。《慎疾刍言》

此灵胎先生婆心苦口醒世之药言也。天下岂有长生之方哉。服食求神仙，多为药所误。汉武始皇，卒遗千秋口实。余观后山居士诗话云：韩退之为《季千志》敘当世名贵服金石药，欲生而死者数辈，著之石，藏之地下，岂为一世戒耶，而竟以药死。故白传诗云："退之服硫黄，一病竟不痊也"。观此知贤哲不免宜流俗，执迷不悟者众矣。余特将《戒服丹药论》冠诸卷首，而以《秘方》一说终此编，非敢曰醒世，盖欲以卫生为世劝也。

尝见《麗濮荟录》载《卫生决》云；食饮有时，脾土自宜，调息寡言，肺金万全。动静以敬，心火自定。宠辱不惊，肝木乃平。澹然无欲，肾水斯足。又《澄怀园语》引他山石曰：万病之毒，皆生于浓。浓于声色，生怯虚病。浓于货利，生贪饕病。浓于功业，生造作病。浓于名誉，生矫激病。吾一味解之曰：淡吁，斯言诚药石哉。余因续之曰：浓于肥甘生积滞病，浓于药饵生疮毒病。此又病从口入者也。世之慎疾卫生者，定不河汉斯言。

《医方丛话》注疏

徐士銮，字苑卿，又字沅青，生于道光十三年（公元1833年），卒于1915年，天津人，清代官员、学者、书画家，擅长画蝶，榜其斋曰"蝶坊居"。其祖父徐蚧，乾隆四十八年癸卯（公元1783年）副榜贡士。徐士銮在咸丰八年（公元1858年）通过乡试，考取举人，十一年（公元1861年）官至内阁中书，累迁侍读、记名御史。同治十一年（公元1872年）出守浙江台州知府（今浙江临海），辑有《宋绝》12卷，有政声。光绪七年（公元1881年）引疾归里，归乡后关心乡邦掌故，潜心著述。

据民国十九年《天津县志·艺文》记载："徐士銮，涉猎群书，尤喜读古今说部。爰效陆宣公忠州故事，凡各记载，有涉及岐黄之术，论病评药，近于医案，与夫旧传良剂，备用单方，历有明验者，随笔录存，积成斯帙，虽云杂俎，亦自详瞻可观，盖其功用，足以济人，固不仅资谈助己也。"以这种边读书边摘录的方式，徐士銮编著完成了《敬乡笔述》《古泉丛考》《宋绝》《医方丛话》与《蝶坊居诗文钞》等传世著作。因为他广博的学识与学术成果，颇得世人称颂，在民间被誉为"书籍大师"。

《医方丛话》为徐士銮医书代表，该书共8卷，刊行于1886年。书中内容涉及内外妇儿各科，以及有关医理和药物方面的资料。书中所辑内容皆为徐士銮博采史籍有关医药事件，并杂录诸子百家著作有关本草、单方及医论所得。具体内容未加分类，共收医话约800余条，每条立小标题，附记出处，间有简短按语。卷六末另辑附钞卷，系据其家藏的宋本药方摘编而成。本书内容虽较杂乱，却具有一定的医药文献价值。因此，《中医文献辞典》评此书为："于历代非医书中的医方资料搜罗广博，可省读者翻检之劳，且考按多属精当，为方书中别具一格者。"

徐士銮临证诊病重视脉诊。他体会《黄帝内经》中"脉者，血之府"的含义，在《医方丛话·辍耕录》中指出：人体中十二经脉，为气血流通的路径，其周行全身，循环无端，在气的推动下脉中之血得以正常输布运行，而各经脉内的气血盛衰又可以通过双手寸口脉的三部九候表现于外。因此，中医脉诊学中才强调九候之法。这种观点与华佗所言："脉者，血气之先也。气血盛，则脉盛；气血衰，则脉衰；血热，则脉数；血寒，则脉迟；血微，则脉弱；血平，则脉缓。"其意相同。论及寸口诊脉法确立后的临床运用与发挥，徐士銮遵王叔和《脉经》，指出：《脉经》一书虽然文辞古奥、内容艰涩，学者难以在短时间内洞察其中奥妙，但终究奠定了中医脉诊学的规范。此外，他谆谆告诫后学：诊脉的方法是中医诊断中最难掌握的一项内容了。诚如其在《医方丛话·东坡志林》中所言：自古以来，脉学的理论都是最难理解的，这其中包括了"至虚有实候"和"大实有羸状"，若医生没有细心地体会其中的关系，就会"差之毫厘，失之千里"，而病人更会有生死之忧了。不仅如此，徐士銮"由脉诊推及遣药制方"，认为：用药也应当以脉象变化为原则，并援引《淮南子》所载："所以贵扁鹊者，非贵其随病而调药，贵其摩息脉血，而知病之所从主。"《旧唐书·许允宗传》中："脉既精别，然后识病，病与药正相当者，须用一味攻病，立愈。今不能别脉，莫识病源，以情意度多，安药味以此疗病不亦疏乎？假令一药，偶然当病，复其他味，相和君臣相制，气势不行，由此难差。

据此当明阴阳、大小、奇偶之法。"等内容进行阐述，强调据脉遣药的道理。

此外，徐士銮对日常饮食的禁忌也非常重视。在《医方丛话》中分"食忌""戒食生冷物""饮忌""蔬食忌""荤肴忌"和"果实忌"6个部分。多数内容来源于民间习俗，在阅读中必须对某些不合情理的方面进行客观分析，正确评价。如：食忌中的"无药可解者"，包括：痧症腹痛，误服生姜汤；疔疮误服火麻仁；骨蒸似怯症，误服生地黄；青筋胀，即乌痧胀，误认为阴症投药；渴极思水，误饮花瓶内水；驴肉与荆芥同食；食三足鳖；茅檐水滴肉上食之；肴馔过荆林食之；老鸡食百足虫有毒误食之；虫蛇的唾液落入饮食物中 11 种情况。

由此可见，徐士銮的医学成就集中体现在《医方丛话》中，这部书籍是一部医话体著作，书中从 300 余种笔记、医书以及亲历见闻中辑录"应验之方"，内容涵盖内外妇儿各科，兼及药物、医理、医案医话乃至符箓，是中医临床与理论研究的重要参考文献，为深入研究徐士銮中医学术成就提供了丰富文献资料。

（王　蕾）

《医方丛话》藏书线索

清光绪十五年己丑（1889）徐氏蝶园刻本：北京图书馆、中国科学院图书馆、中国医学科学院、中国中医科学院、北京医科大学、天津市图书馆、天津市医学科学技术信息研究所、山东省图书馆。

1930年贾玉君据清光绪十五年徐氏蝶园刻本补刻本：北京图书馆、中国科学院图书馆、中国医学科学院、中国中医科学院、北京医科大学。

光緒十三年敬鐫

大清光緒丁亥年正月

外科心法真驗指掌

直隸天津縣城內
西大街全順堂劉藏板

外科心法真验指掌

清·刘济川 撰

陈景林 郝文立 李雪梅 审校

简 介

《外科心法真验指掌》为刘济川撰。刘氏,名济川,字荷桥,清末天津人,生卒年月不详。刘氏幼年受学勤求,精心书史,及长心性近慈,遂以医道济世。据有关记载,刘氏于清光绪间官至翰林院典簿厅行走待诏。

《外科心法真验指掌》共四卷。《中医文献辞典》云:此书系作者在长期研读《外科正宗》《医宗金鉴》等前代著作基础上,参以个人临证心得编撰而成。首论经络循行,次述诊法脉象,且对疮疡内外治疗诸法均有论述,对中医外科器械记述尤详,为中医外科著作中所不多见。

本次点校整理,以光绪十三年天津全顺堂刻本为底本,并以《外科正宗》等书进行他校。

《外科心法真验指掌》目录

原序	183
序	184
直隶天津府天津县民籍	186
疮疡总论	187
卷一	188
辨症门	188
诊脉门	196
论脉门	197
施治门	204
卷二	209
用药门	209
汤药门	214
汤药总论	219
用刀门	219
辨脓门	224
调养门	227
卷三	232
丸药门	232

散药门…………………………………239

　　膏药门…………………………………245

　　丹药门…………………………………252

　　锭药门…………………………………263

卷四……………………………………………267

　　蜜药门…………………………………267

　　捻子门…………………………………269

　　敷药门…………………………………271

　　拔治门…………………………………273

　　薰洗门…………………………………276

　　收功门…………………………………279

原　序

窃以予自降生中华，世居津邑，姓续刘门。承先父天福命字荷桥，命名济川。延师教读，受学勤求，精心书史。及长心性近慈，每于诵读之余，听经不厌，深信佛祖，夙夜思维，佛门不离乎方便，大抵以济众为本，故偷闲精求，择一尘世稍益于人者，偶然试之，惟医道是所需，而外科尤常试，乃于远近访师择友，并及门群集讲求。观《正宗》，览《金鉴》，考诸家，道正义明。凡先代之用心，立方行药，具见调治疮疡，条条有款，种种精详，无不尽美尽善。由少年及花甲，数十年来，择易学之说，与可疗之症，虔心试之，大半屡经屡验，不啻得心应手，窃幸时日阅历，就先知先觉之良方良能，以运用于疮危疡灾，皆能速脱苦难，早得身安体泰，共享盛世之雍乐太平，旦夕切念，仍愿后之学者，循规蹈矩，以传用于男灾女难之余，俾得永称奥妙，远传天下后世，相延于遐迩人寰，庶不愧为方便也。故将生平所经所见、所试所验者，集部分卷，别门归类，开列于左，书名为《外科心法真验指掌》。不揣愚昧，妄为落墨，望共谅之。

序

善教真人　身居太华峰汉时人也得道成为上仙是为记

又跋

紫霞真人云

外选奇方，南关紧要，以济世人，功德莫大矣真，能身体力行，纯儒循吏，寻章摘句，应验良方，功德岂浅鲜哉，登仙籍，入仙班，无不全赖此也，吾开坛以来，煌煌宝诰，为万世之典型，救世之良方，足为千秋之模范，方以为世人好善矣，不意得之于前，复得之于后也。

大清光绪十三年八月二十五日降鸾于卧云香堂偶书

紫霞真人　身居五台山秦时人也得道成为上仙是为记

修善堂自备刻修并无外损助刷五十部

绘图工人　幼山候福桢

刊刻工人　竹轩孙家麟

刷印工人　相林王云

信士荷桥刘济川施送五十部十五年续刷一百部

信妇刘于氏施送三十部

弟子刘祖培施送二十部

大清光绪十四年正月二十三日全部敬修完
外科心法真验指掌四卷虔修恭录
竣终

直隶天津府天津县民籍

六品衔 锡三陈恩级助修

现任怀来教谕少连王煜较证

候选训导兰卿张薾更证

江苏补用县丞钦加五品衔紫封周玉墀助修

邑庠生琴轩赵銮和助修 少清魏恩锡考阅

文童汉卿杜英杰助修

六品衔润田王沛恭书

花翎守备衔即补把总香泉杜英俊恭阅

大清覃恩 军功七品衔 五品封典 赏换花翎 翰林院典簿厅行走侍诏荷桥刘济川敬修虔刊

疮疡总论

大凡人之一身以气血为主，而体之患症，由感而生，毒分内外，于是疮疡痈疽别焉耳，所谓疮者皮外也，疡者皮内也，痈者肉之间，疽者骨之里，或风湿寒暑，由外而致，或饮食劳逸，由内所生，医者先审其由，辨其形，视其人男女老少，分其时春夏秋冬，气失其清，毒停于血，心乖夫正，热结于身，务诊其体虚实寒热，见其症之确切无疑，再用药以攻之，继用药以养之，安能不用力少，而成功多也。临症者万不可轻施妄动，草率以图，若非斟酌精详，岂不有愧于济人救世也哉，至嘱切嘱，尤有言说。凡世之淫欲恶症，概不一载。

卷 一

辨症门

辨症之分有十，吉凶、阴阳、大小、轻重、平险、男女、老少、内外、迟速、难易、无论何等疮疡，皆有吉凶，吉宜治凶宜却，非偏见也。盖吉症有命而顺治，可收功也，凶症难治而易危，多贻害也。徒劳无益。故宜推之，一身皆有阴阳，内为阴外为阳，下为阴上为阳，心前为阴，背后为阳，手心为阴，手背为阳，足心为阴，足面为阳，胳里面为阴，外面为阳，腿后面为阴，前面为阳，阳症或消治，汤药泻之，或拘治，锭药圈之，辨证者斟择医之，大症多惊，人不可惧，小症易忽，人不可轻，若上下搭腰痈等，皆为大症，治宜托宜提，内里心清气足，多饮食调养，而外毒不令其内攻，何难收效于一日哉。惧奚为也，若薄皮疮疔毒等症，起时本未注意，由小皆能成患，如疔症最小而丧命甚速，急者七个时刻，缓在三日，命必危矣。见症者急宜用针刺破，见脓见血为要。如毒气走开，见红线而命难保矣，宜切记之。轻者不可轻视，以治尽净为要。重者勿延迟，以速效为准，平者要除根，不可再犯，险者要留神，平安为是。男患治之敞快易见，女症治之掩蔽难明，多加测度为要。老人多虚弱不宜行下，当以温暖法医之。少人多强壮，不必补助，宜以调养法育之。内宜托。引之于外，外宜敛，运之使收。症迟加好药以疗之，症速用针法以灭之，如此辨症明确，难者不难，易者更易矣，准而且当，万无一失，安能不用力少而成功多也。

图式门

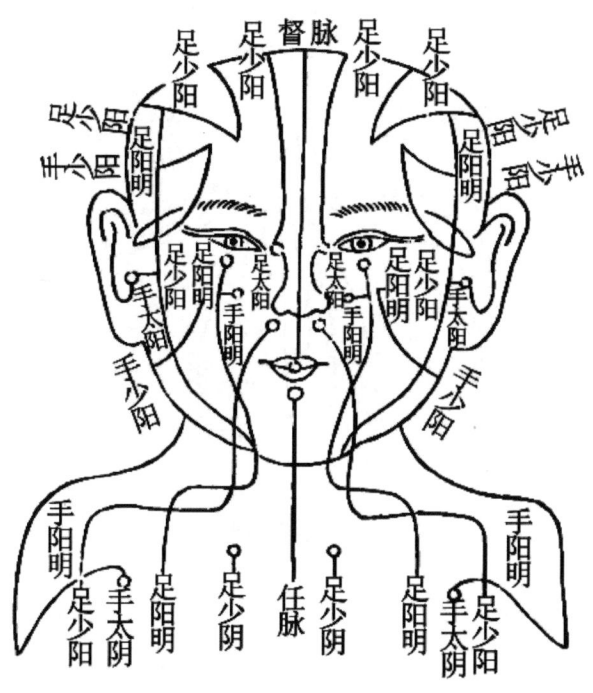

头前正面图

头前面解释

头之正面分五行，其中行上嘴唇以上属督脉，下嘴唇以下属任脉，此为中行也。其第二行，目内眦旁上属足太阳经，鼻旁下属手阳明经，此为第二行也。其第四行，而颧骨外旁属手太阳经，头侧上属足少阳经，绕耳前后，属手少阳经，此为第四行也。其第三行，唇旁属足阳明经，为第三行也。

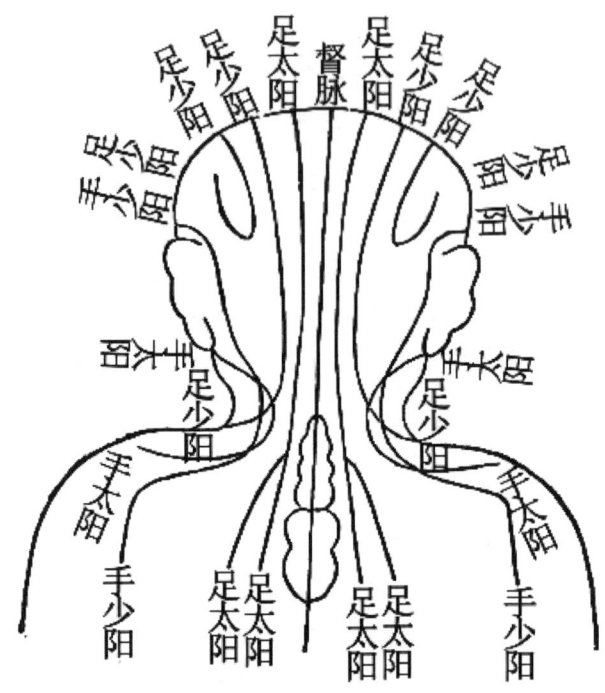

头后项颈图

头后项颈解释

头后项颈分七行，其中行，属督脉，惟两旁、第二行属足太阳经，其余第三行、四行、五行皆属足少阳经。颈前中行属任脉，二行属足阳明经，三行属手阳明经，四行属手太阳经，五行属足少阳经，六行属手少阳经，七行属足太阳经，项后中间属督脉经也。

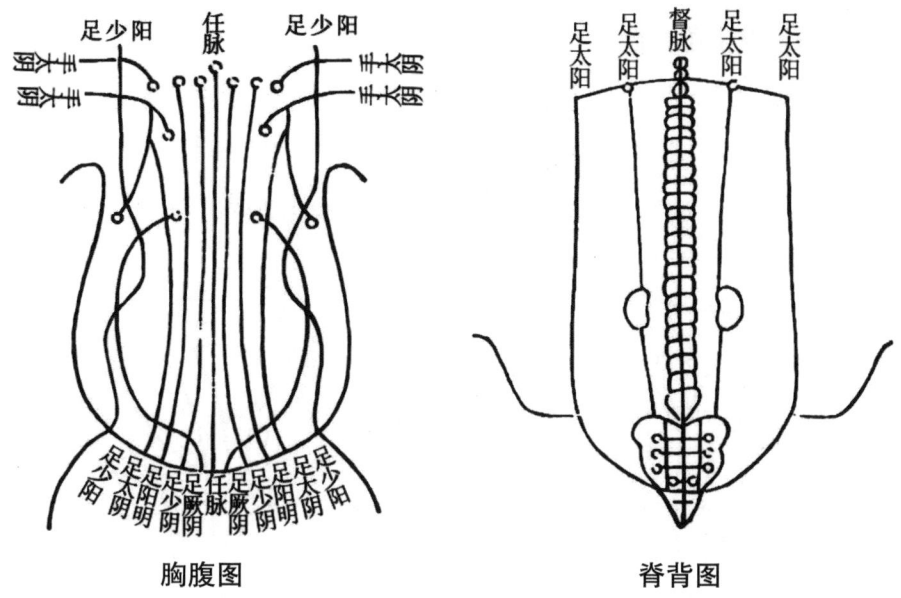

胸腹图　　　　　　　脊背图

胸腹脊背解释

胸腹之中行属任脉。两旁第二行属足少阴肾经，第三行属足阳明胃经，第四行属足太阴脾经，乳下肋上，第五行属足厥阴肝经，肋后第六行属足少阳胆经，脊外两旁二行三行，俱属足太阳膀胱经，脊之中行。属督脉经。

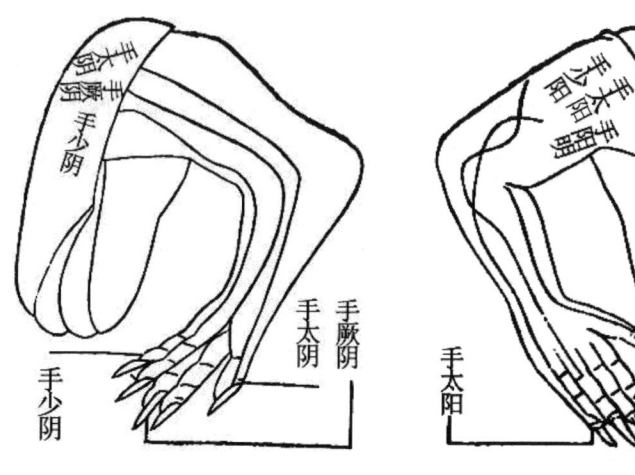

手膊臂内图　　　　　　　手膊臂外图

手膊臂外内解释

手膊臂之外面，系手三阳经部位也，上行属手阳明经，中行属手少阳经，下行属手太阳经，手膊臂之内面，系手三阴部位也，上行属手太阴经，中行属手厥阴经，下行属手少阴经。

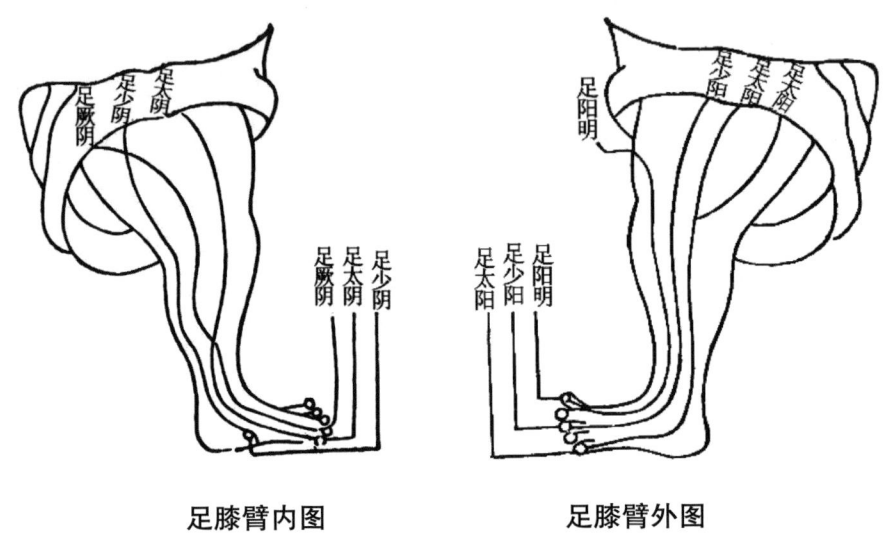

足膝臂内图　　　　足膝臂外图

足膝外内解释

足膝之外面，系足三阳经部位也，前行属足阳明经，中行属足少阳经，后行属足太阳经，足膝之内面，系足三阴经部位也，足大指外侧之前行、股内之中行，属足厥阴经。内侧之中行股内之前行，属足太阴经，足心绕踝之后行，属足少阴经。

外科心法真验指掌

手小指甲旁内侧分余　属少阴血道一脉相通

心经图

手中指之端上行乳旁　属厥阴血道一脉相通

心包络图

足大指外侧之端上至乳下　属厥阴血道一脉相通

肝经图

足大指甲旁内侧之端　属太阴血道一脉相通

脾经图

手大指甲旁内侧分余
属太阴血道一脉相通
足心至脚根至胸前中
属少阴血道一脉相通

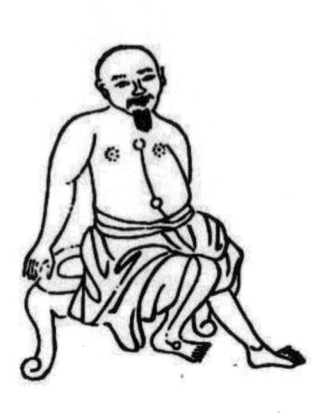

肺经图　　　　　　肾经图

手四指外侧之端至耳前动脉
属少阳血道一脉相通
足四指外侧之端至耳目外眦
属少阳血道一脉相通

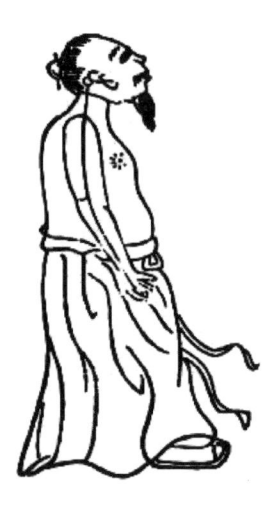
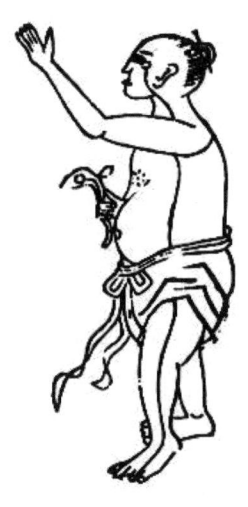

三焦经图　　　　　　胆经图

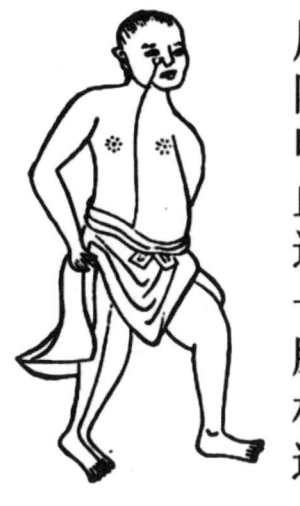
胃经图

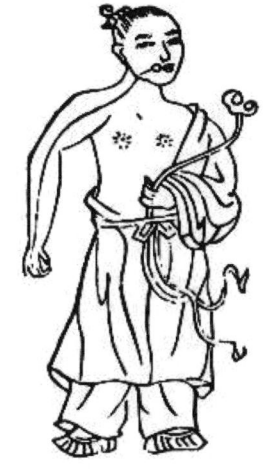
大肠经图

足二指之端至颊及目下
属阳明血道一脉相通
手四指内侧至鼻孔两旁
属少阳血道一脉相通

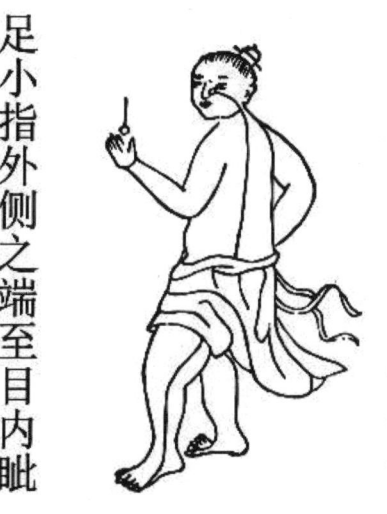
膀胱经图　小肠经图

足小指外侧之端至目内眦
属太阳血道一脉相通
手小指外侧端至耳中珠子
属太阳血道一脉相通

脏腑手足十二经循行部位解释

手之三阳，手外头者，谓手阳明大肠经，从手次指内侧之端，上行手臂外之上，行至头鼻两旁也。手少阳三焦经，从手四指外侧之端，上行手臂外之中，行至头、耳前动脉也。手太阳小肠经，从手小指外侧之端，上行手臂外之下，行至头、耳中珠子也。手之三阴，胸内手者，谓手太阴肺经，从胸乳上循臑内，下行肘臂内之上，行至手大指内侧之端也。手厥阴心包络经，从腋下、乳外，循行臑内，下行肘臂内之中，行至手中指之端也。手少阴心经，从腋筋间，循行臑内，下行肘臂内之下，行至手小指内侧之端也。足之三阳，头外足者，谓足阳明胃经从头目下，循颊、颈、乳中，下行腹外股膝跗之前，行至足二指之端也。足少阳胆经从头、目外眦，循行绕耳、颅、颠，下行胁跨膝跗之中，行至足四指外侧之端也。足太阳膀胱经，从头、目内眦，循行额、颠、项背外，行臀、腘、踹、踝之后，行至足小指外侧之端也。足之三阴，足内走者，谓足厥阴肝经，从足大指外侧之端，循行前行上内踝，上腘、踹、膝之中行，内行阴器、腹、胁之外，行上至乳下也。足太阴脾经从足大指内侧之端，循行内踝膝里股内之中行，上行腹中至季胁也。足少阴肾经从足心循行内踝足跟内，循之后行上，腹内至胸也。谓阳行外，诸阴行里，四肢背腹皆如此也。

诊脉门

脉诀解释

古云脉者，血之府也，周身血脉运行，贯通十二经中，皆有动脉。盖以其经每至寅时，各经之气皆上朝，而大会于肺，故曰：寸口宗也。掌后有高骨隆起，界于尺脉、寸脉之间，名曰关部，关前之位其名曰寸，关后之位其名曰尺。尺寸者，谓从关上至鱼际长一寸。

从关下至尺泽长一尺，故名之也。论曰：尺内两旁则季胁也。

诊脉门

歌曰，胸中及肺右间，胃与脾脉右关取，大肠并肾右班

歌曰，上焦候寸下焦尺，中焦之候属两关

歌曰，包络与心左寸应，胆与肝家在左关，膀胱小肠肾左尺

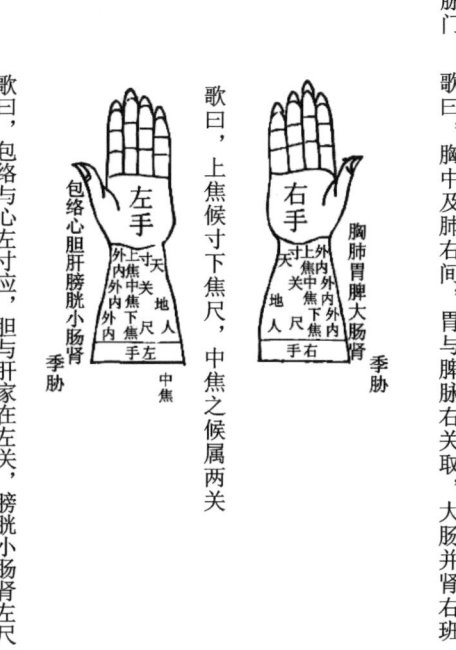

脏腑脉图

论脉门

医家入病房，必须坐定、沉气敛神、心细意专，候病者坐正，放小桌于床上，再用小枕放桌中，令病人将左手背置在枕上。医家方起身坐在病者左边，以左手中三个指诊病者左脉，三指即三部也。手部者何？寸关尺？食指诊寸脉、中指诊关脉、四指诊尺脉，所以用三指诊之也，然后转身坐病者右边，再以右手中三个指诊病者右脉，三个指亦分寸关尺，食指问寸脉、中指问关脉、四指问尺脉，左右相同，不分男女，如法诊之，方得妙处。如左诊右，右诊左，不但格局不合，即形势亦觉多乖，焉能诊出奥妙之旨乎。左右六脉诊得清楚、明白、晓畅，再观外症，生于何处，起由何经，属阴属

阳，宜消宜长，有吉有凶，即在诊脉之时而早知之，又何用望闻问切之法也哉。

二十八脉

浮、沉、迟、数、滑、涩、虚、实、长、短、洪（大脉附）微、细（小脉附）濡、弱、紧、缓、弦、芤、革、牢、伏、动、促、结、代、疾、散。

二十八脉统属

浮洪虚散芤濡革弦长

沉实伏牢短细代

迟微缓结弱

数促动疾紧

滑血有余

涩气独滞

滑虽似数，涩虽似迟，迟数以呼吸之间，察其至，滑涩以往来之际，察其形。（迟数滑涩辨似分明）

浮脉

按之在肉上行，取于皮毛属肺，取于血脉属心，其形泛泛而流利。

诗曰：浮脉微从肉上行，如循榆荚似毛轻，三秋得令知无恙，久病逢之却可惊。

沉脉

按之在肉下行，取于筋属肝，取于骨属肾，其行水流而润下。

诗曰：水行流润脉来沉，筋骨之间软滑匀。女子寸兮男子尺，四时如此号为平。

迟脉

按之一息三至为迟，一呼一吸为一息，鼻孔出入气也，其行以至数论之。

诗曰：迟来一息至惟三，阳不胜阴气血寒，但把浮沉分表里，消阴须益火之源。

数脉

按之一息六至为数，一呼一吸为一息，鼻孔出入气也，其行以至数言之。

诗曰：数脉息间常六至，阴微阳盛必狂烦，浮沉表里分虚实，唯有儿童作吉看。

滑脉

按之流利阴血盛，则脉故滑，其形如盘珠荷露之旋转也。

诗曰：滑脉如珠替替然，往来流利欲还前，莫将滑数为相类，数脉惟看至数同。

涩脉

按之不前，由津血亏少不调未足润，故涩，其形如轻刀刮竹之多滞也。

诗曰：细迟短涩往来难，散止依稀应指间，如雨霑沙容易散，病蚕食叶慢而艰。

虚脉

按之软大，举指即散，久按重按而绝，其形如鸡羽而循拂也。

诗曰：举之迟大按之松，脉状无涯类谷空，莫把芤虚为一类，芤来浮大似慈葱。

实脉

按之坚硬阳气盛，则脉故实，应指强状，其形中外壅满之填塞也。

诗曰：浮沉皆得大而长，应指无虚幅幅强，热蕴三焦成旺火，通肠发汗始安康。

长脉

按之俱举，三部均匀，齐来过乎本位，其形直上直下，如长竿然也。

诗曰：过于本位脉名长，弦则非然但满张，弦脉与长争较远，良工尺度自能量。

短脉

按之首尾不及，不能满部，寸尺不及，其形两头俯而沉，中间突而浮起也。

诗曰：两头缩缩名为短，涩短迟迟细且难，短涩而浮秋见喜，三春为贼有邪干。

洪脉

大脉附，按之极大，来盛去衰，指满无力，其形如洪水，滔滔不断也。

诗曰：脉来洪盛去还衰，满指滔滔应夏时，若在春秋冬月令，升阳散火莫狐疑。

微脉

按之极软，若有若无，欲绝非绝，其形模糊，稍有之谓也。

诗曰：微脉轻微瞥瞥乎，按之欲绝有如无，微为阳弱细阴弱，细比于微略较粗。

细脉

按之如丝，指下显然，其形往来若发，小脉附，未尝模糊也。

诗曰：细来累累细如丝，应指沉沉无绝期，春夏少年俱不利，秋冬老弱厥相宜。

濡脉

按之极软，下指即见，重摸乃空，其形，如绵浮水面上也。

诗曰：濡形浮细按须轻，水面浮绵力不禁，病后产中犹有药，平人若见是无根。

弱脉

按之柔和，下指即见，举指即无，其形如水合面，成之活软也。

诗曰：弱来无力按之柔，柔细而沉不见浮，阳陷入阴精血弱，白头犹可少年愁。

紧脉

按之挺急，往来有力，若纠合成绳，其形侧转绞挺之象也。

诗曰：掌如转索切如绳；脉象因之得紧名，总是寒邪来作寇，内为腹痛外身疼。

缓脉

按之甚匀，往来不疾不徐，其形从容和缓之谓也。

诗曰：缓脉阿阿四至通，柳梢袅袅飐轻风，欲从脉里求神气，只在从容和缓中。

弦脉

按之不移，端直小长，其形如琴弦应指也。

诗曰：弦脉迢迢端直长，肝经木旺土应伤，怒气满胸长欲叫，翳蒙瞳子泪淋漓。

芤脉

按之中空旁有，中央空，指推厥有根气，其形如葱管然也。

诗曰：芤形脉大软如葱，按之旁有中央空，火犯阳泾血上溢，热侵阴络下流红。

革脉

按之空潭，浮取即得，其形如鼓之两面皮也。

诗曰：革脉形如按鼓皮，芤弦相合脉寒虚，女人半产并崩漏，男子营虚或梦遗。

牢脉

按之急数，沉有力，动不移，其形，如鼓击应指然也。

诗曰：弦长实大脉牢坚，牢位常居沉伏间，革脉芤弦自浮起，革虚牢实要详看。

伏脉

按之不见，隐于筋下，委曲而重求之，附着于骨，其形深沉于底也。

诗曰：伏脉推筋着骨寻，指间裁动隐然深，伤寒欲汗阳将解，厥逆脐痛证属阴。

动脉

按之摇动急数，有力，无头无尾，其形如豆厥厥圆团也。

诗曰：动脉摇摇数在关，无头无尾豆形团，其原本是阴阳抟，虚则摇兮胜者安。

促脉

按之数急，中止复来又止，其形如紧走，而忽住趾也。

诗曰：促脉数而时一止，此为阳极欲亡阴，三焦郁火炎炎盛，进必无生退可生。

结脉

按之留滞，往来缓、时一止复来，徐行而怠，得此脉者死。

诗曰：结脉缓而时一止，独阴偏盛欲亡阳，浮为气滞沉为积，汗下分明在主张。

代脉

按之止不即还，久而复来，止无常者，结、促之脉，止有定者，方为代也。

诗曰：动而中止不能还，复动因而依代看，病者得之犹可疗，平人却与寿相关。

疾脉

按之急快，热极之故，呼吸之间七至八至，其形甚于数脉也。

诗曰：疾为阳极阴气欲竭，脉号离经虚魂将绝，渐进渐疾旦夕殒灭，毋论尺寸短期已决。

散脉

按之浮乱有表无里，中候渐空，其形如羹上肥油散漫也。

诗曰：散似扬花散漫飞，去来无定至难齐，产为生兆胎为堕，久病逢之不必医。

幼科脉

小儿脉紧风痫候，沉缓食伤多吐呕，弦急因知气不和，急促虚惊神不守，冷则沉细风则浮，牢实大便应秘久，腹痛之候紧而弦，脉乱不治安可救，变蒸之时脉必变，不治自然无过谬，单细疳劳洪有虫，大小不匀为恶候，脉浮而迟有潮热，此必胃寒来作寇，泻痢浮大不可医，仔细酌量宜审究。

食指三关脉纹

紫色红伤寒，青惊白色疳，黑时因中恶，黄郎因脾端，鼻冷定知是疮疹，耳冷应知风热症，通身皆热是伤寒，上热下冷伤食病。

施治门

大凡痈疽凶大等症，属阳者急宜外表解散为要；属阴者急宜内托发现为要。皆以十日内见变动，十五日内见真效，二十日内见奇功，按法调治，随治随验，是为顺症。若医之不应，理之如常，是为逆症，虽有岐黄，命必危矣。

内消治法

古云：发表即为内消，汗出则疮如故，即为表散，所谓内消之妙也。惟脉证俱实者，斯可用之，若脉证俱虚，便宜兼补。发渴便秘，须急疏行，不可概施表散之剂也。痈疽皆因气血凝结，火毒太盛所致，宜以清热解毒，活气活血为主，更当详看部位，属何经络，即用引经之药以治之，则肿痛自消，肌肉自平矣。

内托治法

疮势已成而不起，或硬而不赤，或疼而无脓，或破而不敛，总宜调和营卫，大补气血，再以去毒行滞，所谓内托者此也。加以温暖御其风寒，候脓出肿消，气血充足，腐肉尽去，而新肉自然生矣。

虚实治法

凡痈疽无脓宜用灸法，服托里之药为要，若发热身寒，拘紧无汗，表散最强，肿硬口干，二便多秘，下行毒热是准，如有脓不出，瘀肉多塞，定用刀割，或软而无脓，不腐不溃，宜服温补生阳之药，或溃后而新肉如冻色，又宜倍加温热之药以助之，更有溃后肌瘦面色白黄，眼目不眠，怠多食少，大便多溏，皆要清补为准，投方应症，而功效不难奏凯矣。

用砭治法

凡医红线疗等症磁针如神，砭即磁针也，赤游丹毒即红线疗也。如遇此症，不论人之老少、疮之大小，即以砭针将红线刺破，放出毒血，而红线不令其开走为妙，然不宜伤肉，止于轻轻对患处刺皮而已，毒血放出，而肿消红散，乃功自收矣。

用灸治法

凡疮症初起，不痛不痒，不见活动，是为阴症。在七日急宜用灸法治之。灸法不一，唯黄蜡灸法甚妙，灸者之用由不痛灸至痛，由痛灸至不痛是为度。见症属阴，取白面合水活好，面之多少，视症之大小为准。将面搓成一条，做一面圈，高矮寸余，视疮形地势，以面圈套疮口，周围贴住如井口势，周围再以湿布数层盖肉皮，恐火伤肌肤，用黄蜡铺三四分厚，次以漏勺盛炭火，悬腊上以烘之，令腊化至滚，仍行添腊，随添随烘，以井口满为止，烘之肉皮不痛是毒浅，烘之肉皮痛者是毒深。如法烘之，时至去火勺，用冷水少许于腊上，俟冷凝起腊，腊底之色青黑，此毒出之征也。如漫肿无头者，宜以湿纸试之于先，干处灸之，初起者一、二次即消，已成者二、三次即溃，久溃不敛，四围硬者，即于疮口上灸之，腊从孔入，愈深愈妙，其腐肉瘀脓尽化，收敛甚速。

解毒散

麦门冬_{去心} 粳米_{各三钱}

水二盅煎至一盅徐徐热服。

此方专治误灸过灸，或纯阳之疮，不应灸而灸之者，以致火毒入里，令患者头项浮肿，神昏痰壅，必然吁吁作喘，宜服此药，以清火毒甚效。

灸法详说

凡阴证故不可不灸,然人之一身,亦有忌灸之处,惟头上之证,头本属阳不当灸,又皮薄不可灸,灸之火气助阳,恐头面发肿,或神昏痰生,最易作喘,用灸法者,宜细心察之。

神灯照法

凡疮初发,方七日前后,宜用神灯照法,能使未成者自消,已成者自溃,不起发者自起发,不腐者既腐,实有奇验。将神灯用火点着,离疮四五分,自外而内,周围徐徐照之,火头向上,药气入内,毒气随火解散,自不致内侵脏腑。初用二三根,渐至四五根,侯疮渐消时,仍稍照之,照完以后,既用敷药围敷疮根,比疮晕大二三分为准,疮口用膏药蜜药并丹散,酌量疮口大小,药之多少。如何调理贴之。如疮口多干或有瘀脓,用猪蹄汤,洗而润之,若疮已溃大,脓已泻时,万不必用此法也。

神灯药方

朱砂　雄黄　血竭　没药各三钱　麝香四分,台麝

上药共为细末,三层红棉纸裹药,搓捻长七八寸,用麻油浸透,置洁净处收好,听用。

薰洗治法

凡疮之不论初起已破未破,尽荡涤之功,亦所宜有,而壅滞之病,自然舒畅,其毒易于溃腐也。凡症在上部者,宜薰洗之,在四肢者,宜汤烫之,在腰腹脊背者,宜用布帛蘸洗之,在下部者,宜淋漓浴之,稍温即易。轻者日洗一次,重者日洗二次,每日洗之,不可多,不可少,亦不可间断。冬令要猛火以逼寒气,夏时要明窗以避风凉。若不谨慎,恐轻则有妨收口,重则多变纯阴之症。夫烫方不一,初起与将溃者,用葱归汤漯之,如溃后概用猪蹄汤烫之,

此方不但助血肉之气，而且逐浓腐之尽净也，此烫洗之法，乃外科之妙术也。

归葱渴种方

独活　白芷　甘草　当归各三钱　葱头七个

上药以水三大碗，熬至汤醇，滤去渣，以绢帛蘸汤热洗，如温凉再炖热洗，觉疮内热痒为度。

猪蹄汤方

此汤专治诸疮已破流脓者，洗之以助肉气，消肿散风，脱腐止痛，去恶肉，活死肌，润疮口，如腐尽者，既不必用矣，当以米泔水热洗，令疮洁净为止，不可过洗，过洗则伤水，恐皮肤破烂，难生肌敛口矣。

黄芩、甘草、当归、赤芍、白芷、蜂房、羌活各等分，猪前蹄一个，上药七味，共为粗末，看症之大小，定药之多少，先将蹄一只用水六碗煮蹄软为度，将汁滤清、吹净油花，即用药末一两投于汁中，再用火煎滚，去渣侯汤稍温，以盆盛汤，靠身于疮下，放定，随用软绢蘸汤，淋漓洗疮，并入孔内，轻手擦尽内脓，庶败腐宿脓，随汤而出，已净为度，再用软帛叠叠数层，蘸汤勿令大乾，覆于疮上，轻手按片时，帛温再换，如此四五次，可以流通气血，解毒止痛去瘀也，洗毕擦净，随症即以应用之药盖贴可矣。

施治统说

且夫人之一身，头面四肢身体各有部位，而部位各有经络，为眼另有眼科，喉亦有喉科，乃筋骨又有整骨科，各有专门，及之外科虽属易为，而理治得当，由于一心，概不可谬，头上属阳，不可以热药治，而灸法禁止，足下属阴，不可以凉药治，而寒冷尽除，及于四肢身体，遇有奇怪之症，宜内消消之，宜外托托之，宜提出提之，宜散去散之，宜收敛敛之，各有所当，不得稍失，或遇有疔毒，不论何处，必须急用银针刺破，或出白汗或出红汗，万不可放过，令其生红线远走，而命难保矣，而后之学此科者，最宜详而记之。

卷 二

用药门

十八味相反

诗曰：

本草言明十八反，半蒌贝蔹芨攻乌，藻戟遂芫俱战草，诸参辛芍叛藜芦。

半夏 瓜蒌 贝母 白及 白蔹 乌（首）头 海藻 大戟 甘遂 芫花 甘草 细辛 芍药 各参等 藜芦

十九味相畏

诗曰：

硫磺原是火中精，朴硝一见便相争，水银莫与砒霜见，狼毒最怕密陀僧，巴豆性烈最为上，偏与牵牛不顺情，丁香莫与郁金见，牙硝难合京三棱，川乌草乌不顺犀，人参最怕五灵脂，官桂善能调冷气，若逢石脂便相欺，大凡修合看顺逆，炮燀炙煿莫相依。

六味宜陈

诗曰：

枳壳陈皮半夏齐，麻黄狼毒及茱萸，六般之药宜陈久，入药方知奏效奇。

孕妇忌服药味

诗曰：

芫斑水蛭及虻虫，乌头附子配天雄，野葛水银并巴豆，牛膝薏苡与蜈蚣，三棱芫花代赭麝，大戟蝉蜕黄雌雄，牙硝芒硝牡丹桂，槐花牵牛皂角同，半夏南星与通草，瞿麦干姜桃仁同，硇砂干漆蟹介甲，地胆茅根都失中。

药性寒热温平四部宜识

寒药品类

诸药识性，此类最寒。犀角解乎心热；羚羊清乎肺肝。泽泻利水通淋而补阴不足；海藻散瘿破气而治疝何难。闻之菊花能明目而清头风；射干疗咽闭而消痈毒；薏苡理脚气而除风湿；藕节消瘀血而止吐衄。瓜蒌子下气润肺喘兮，又且宽中，车前子止泻利小便兮，尤能明目。是以黄柏疮用，兜铃嗽医。地骨皮有退热除蒸之效，薄荷叶宜消风清肿之施。宽中下气，枳壳缓而枳实速也；疗肌解表，干葛先而柴胡次之。百部治肺热，咳嗽可止；栀子凉心肾，鼻衄最宜。玄参治结热毒痈，清利咽膈；升麻消风热肿毒，发散疮痍。尝闻腻粉抑肺而敛肛门；金箔镇心而安魂魄。茵陈主黄疸而利水；瞿麦治热淋之有血。朴硝通大肠，破血而止痰癖；石膏坠头痛，解肌而消烦渴。前胡除内外之痰实；滑石利六腑之涩结。天门冬止嗽，补血冷而润肝心；麦门冬清心，解烦渴而除肺热。又闻知虚烦、除哕呕，须用竹茹；通秘结、导瘀血，必资大黄。宣黄连治冷热之痢，又宽厚肠胃而止泻；淫羊藿疗风寒之痹，且补阴虚而助阳。茅根止血与吐衄；石苇通淋于于小肠。熟地黄补血且疗虚损；生地黄宣血更医眼疮。赤芍药破血而疗腹痛，烦热亦解；白芍药补虚而生新血，退热尤良。若乃消肿满逐水于牵牛；除毒热杀虫于贯众。金铃子治疝气而补精血；萱草根治五淋而消乳肿。侧柏叶治血山崩漏之疾；香附子理气血妇人之用。地肤子利膀胱，可洗皮肤之风；山豆根解热毒，能止咽喉之痛。白藓皮去风治筋弱，而疗足顽痹；旋复花明目治头风，而消痰嗽壅。又况荆芥穗清头目，便血疏风散疮之用；瓜蒌根疗黄疸，毒痈消渴解痰之忧。地榆疗崩漏，止血止痢；昆布破疝气，散瘿散瘤。疗伤寒、解虚烦，淡竹叶之功倍；除结气、破瘀血，牡丹皮之用同。知母止嗽而骨蒸退；牡蛎涩精而虚汗收。贝母清痰止咳嗽而利心肝肺；桔梗下气利胸膈而治咽喉。若夫黄芩治诸热，兼主五淋；槐花治肠风，亦医痔痢。常山理痰结而治温疟；葶苈泻肺喘而通水气。此六十六种药性之寒，又当考《图经》博其所治，观夫方书以参其所用焉，其庶几矣。

热药品类

药有温热，又当审详。欲温中以荜拨；用发散以生姜。五味子止嗽痰，且滋肾水；腽肭脐疗痨瘵，更壮元阳。原夫川芎祛风湿、补血清头；续断治崩漏、益筋强脚。麻黄表汗以疗咳逆；韭子助阳而医白浊。川乌破积，有消痰治风痹之功；天雄散寒，为去湿助精阳之药。观夫川椒达下，干姜暖中。胡芦巴治虚冷之疝气；生卷柏破癥瘕而通血。白朮消痰壅温胃，兼止吐泻；菖蒲开心气散冷，更治耳聋。丁香快脾胃而止吐逆；良姜止心气痛之攻冲。肉苁蓉填精益肾；石硫黄暖胃驱虫。胡椒主去痰而除冷；秦椒主攻痛而治风。吴茱萸疗心腹之冷气；灵砂定心脏之怔忡。盖夫散肾冷、助脾胃，须荜澄茄；疗心痛、破积聚，用蓬莪朮。缩砂止吐泻安胎、化酒食之剂；附子疗虚寒翻胃、壮元阳之方。白豆蔻治冷泻，疗痈止痛于乳香；红豆蔻止吐酸，消血杀虫于干漆。岂不知鹿茸生精血，腰脊崩漏之均补；虎骨壮骨筋，寒湿毒风之并却。檀香定霍乱，而心气之痛愈；鹿角秘精髓，而腰脊之疼除。消肿益血于米醋；下气散寒于紫苏。扁豆助脾，则酒有行药破血之用；麝香开窍，则葱为通中发汗之需。尝观五灵脂治崩漏，理血气之刺痛；麒麟竭止血出，疗金疮之伤折。麋茸壮阳以助肾；当归补虚而养血。乌贼骨止带下，且除崩漏目翳；鹿角胶住血崩，能补虚羸劳绝。白花蛇治瘫痪，疗风痒之癣疹；乌梢蛇疗不仁，去疮疡之风热。图经云乌药有治冷气之理；禹余粮乃疗崩漏之因。巴豆利痰水，能破积热；独活疗诸风，不论新久。山茱萸治头晕遗精之药；白石英医咳嗽吐脓之人。厚朴温胃而去呕胀，消痰亦验；肉桂行血而疗心痛，止汗如神。是则鲫鱼有温胃之功；代赭乃镇肝之剂。沉香下气补肾，定霍乱之心痛；橘皮开胃去痰，导壅滞之逆气。此六十种药性之热者，又当博本草而取治焉。

温药品类

温药总括，医家素谙。木香理乎气滞；半夏主于风痰。苍术治目盲，燥脾去湿宜用；萝葡去膨胀，下气治面尤堪。况夫钟乳粉补肺气，兼疗肺虚；青盐治腹痛，且滋肾水。山药而腰湿能医；阿胶而痢嗽皆止。赤石脂治精浊而止泄，兼补中崩（崩中）；阳起石暖子宫以壮阳，更疗阴痿。诚以紫菀治嗽，防风祛风，苍耳子透脑涕止，威灵仙宣风气通。细辛去头风，止嗽而疗齿痛；艾叶治崩漏、安胎而医痢红。羌活明目驱风，除筋挛肿痛；白芷止崩治肿，疗痔瘘疮痈。若乃红蓝花通经，治产后恶血之余；刘寄奴散血，疗汤火金疮之苦。减风湿之痛则茵芋叶；疗折伤之症则骨碎补。藿香叶辟恶气而定霍乱；草果仁温脾胃而止呕吐。巴戟天治阴疝白浊，补肾尤滋；玄胡索理气痛血凝，调经有助。尝闻款冬花润肺，去痰嗽以定喘；肉豆蔻温中，止霍乱而助脾。抚芎走经络之痛；何首乌治疮疥之资。姜黄能下气、破恶血之积；防己宜消肿、去风湿之施。藁本除风，主妇人阴痛之用；仙茅益肾，扶元气虚弱之喘。乃曰破故纸温肾，补精髓与劳伤；宣木瓜入肝，疗脚气并水肿。杏仁润肺余止嗽之剂；茴香治疝气肾疼之用。诃子生精止渴，兼疗滑泄之疴；秦艽攻风逐水，又除肢节之痛。槟榔豁痰而逐水，杀寸白虫；杜仲益肾而添精，去腰膝重。当知紫石英疗惊悸崩中之疾，橘核仁治腰痛疝气之真。金樱子兮涩遗精；紫苏子兮下气涎。淡豆豉发伤寒之表；大小蓟除诸血之鲜。益智安神，治小便之频数；麻仁润肺，利六腑之燥坚。抑又闻补虚弱、排疮脓，莫若黄芪；强腰脚、壮筋骨，无如狗脊。菟丝子补肾以明目；马兰花治疝而有益。此五十四种药性之温，更宜参《图经》而默识也。

平药品类

详论药性，平和惟准。以硇砂而去积；用龙齿以安魂。青皮快膈除膨胀，且利脾胃；芡实益精治白浊，兼补真元。原夫木贼草去目翳，崩漏亦医；花蕊石治金疮，血行则却。决明和肝气，治眼之剂；天麻主脾湿，却风之药。甘草和诸药而解百毒，盖以性平；石斛平胃气而补肾虚，更医脚弱。夫观乎商陆治肿，覆盆益精。琥珀安神而肺益；朱砂镇心而有灵。牛膝而强足补精，兼疗腰痛；龙骨止汗住湿，更治血崩。甘松理风气而痛止，蒺藜疗风疮而目明。人参润肺宁心，开脾助胃；蒲黄止崩治衄，消瘀调经。岂不以南星醒脾，去惊风痰吐之忧；三棱破积，除血块气滞之症。没石主泄泻而神效；皂角治风痰而响应。桑螵蛸疗遗精之泄；鸭头血医水肿之盛。蛤蚧治痨嗽，牛蒡子疏风壅之痰；全蝎主风瘫，酸枣仁去怔忡之病。尝闻桑寄生益血安胎，且止腰痛；大腹子去膨下气，亦令胃和。小草、远志，俱有宁心之妙；木通、猪苓，尤为利水之多。莲肉有清心醒脾之用；没药在治疮散血之科。郁李仁润肠宣水，去浮肿之疾；茯神宁心益智，除惊悸之疴。白茯苓补虚劳，多在心脾之有准；赤茯苓破结血，独利水以无毒。因知麦芽有助脾化食之功；小麦有止汗养心之力。白附子去面风之游走；大腹皮治水肿之泛溢。椿根白皮主泻血；桑根白皮主喘息。桃仁破瘀血兼治腰痛；神曲健脾胃而进饮食。五加皮坚筋骨以立行；柏子仁养心神而有益。抑又闻安息香辟恶，且止心腹之痛；冬瓜仁醒脾，实为饮食之资。僵蚕治诸风之喉闭；百合敛肺痨之嗽萎。赤小豆解热毒，疮肿宜用；枇杷叶下逆气，哕呕可医。连翘排疮脓与肿毒；石楠叶利筋骨与毛皮。谷芽养脾，阿魏破积而除邪气；紫河车补血，大枣开脾以和药性。然而鳖甲治痨疟，兼破癥瘕；龟甲坚筋骨，更疗崩疾。乌梅主便血疟痢之用；竹沥治中风声音之失。此六十八种平和之药，更宜参本草，而求其详细也。

汤药门

补气宜用方
四君子汤 养气

人参、茯苓、白术土炒各二钱 甘草一钱 姜三片 枣二枚

上六味水煎服。

补血宜用方
四物汤 养血

当归三钱酒炒 川芎一钱五分 白芍二钱炒 地黄三钱

上四味水煎服。

补气血宜用方

八珍汤 养气血

人参 茯苓 白术各二钱土炒 甘草一钱 当归酒炒三钱 川芎一钱五分 白芍二钱炒 地黄三钱 姜三片 枣二枚

上十味水三盅煎至一盅温服。

大补宜用方

十全大补方 大补气血

黄芪 肉桂 四君子汤 四物汤 轻重加减酌量

上药用水三盅煎至一盅温服。

益气汤 补虚

人参 白术 甘草 当归 麦冬各一钱 陈皮 五味子各五分 升麻 柴胡各三钱 生黄芪二钱 姜三片 枣二枚

上药水三盅煎至一盅温服。

黄连汤 实降

大黄二钱 甘草五分 山栀 桔梗 白芍 连翘 黄芩 木香 黄连 当归 薄荷 槟榔 白蜜各一钱

上药水三盅煎至一盅食前温服。

内托散 外攻

人参 白术 茯苓 生芪 当归 白川芎 银花各一钱 皂刺 白芷 桔梗 甘草各五分

上药水三盅煎至一盅空心温服。

内消散 内消

知母 贝母 山甲 皂刺 银花 花粉 白芨 半夏 乳香各一钱

上药酒水二盅煎至一盅温服，药渣捣烂加秋芙蓉叶一两研末合白蜜，拌均匀，用油纸摊好，敷疮上一夜，大可消退。

清心散 清解

人参 雄黄 辰砂 茯苓 白豆蔻 乳香 甘草 元明粉各二钱 绿豆粉二两 冰片一钱

上药共为细末，每服一钱五分，用白蜜调匀下，不拘时候。

护心散 解毒

乳香三钱 朱砂一钱 甘草一钱 绿豆粉一两

上药共为细末，每服二钱，早晚开水送下而毒自散。

温胃饮 解寒

人参 白术 附子 干姜 沉香 甘草各一钱 吴茱萸七分炒洗 丁香五分 柿蒂十四个 姜三片 枣二枚

上药用水三盅煎至一盅温服。

竹茹汤 解热

人参 黄连 生姜各一钱 竹茹三钱 橘红二钱 柿蒂七个

上药用水二盅煎至八分温服而热自散。

仙授方 通用

皂刺 乳香 没药各五分 防风七分 花粉 贝母 白芷 甘草各一钱 银花 赤芍各二钱 陈皮一钱五分 山甲三大片

上药用黄酒一盅水三盅煎至一碗温服。

此方乃仙传，真能活人。疮初起者，可以定痛消肿，已成者，可以生脓熟破，并能去腐生肌，实活命之神方也。

护生方 保命

皂刺 归尾 银花 天花粉 甘草各一钱 乳香五分 羌活八分 大黄二钱酒炒 白芷 山甲 决明石 红花 防风 连翘 沉香各六分

上药用黄酒一盅水三盅煎至一盅温服。

此方真能保命，不拘何等痈疽，照方皆可服之，平安奏凯矣。

回阳方 助生

人参 附子 茯苓 当归 川芎 黄芪 山萸肉 枸杞 陈皮各一钱 紫草 苍术 独活 厚朴炒 红花 木香 甘草各五分 煨姜三片 皂角二钱

此方真能还阳，不论何等虚弱险症，照方服之，皆有起死回生之妙。

溃后宜用方 治血不足

三黄汤 去阳火

黄连 黄芩 黄柏各一钱 合四物汤

托里汤 定痛

肉桂 乳香 没药 粟壳各一钱 合四物汤

地骨皮汤 去诸热

地骨皮 丹皮各一钱 合四物汤

知柏汤 去阴火

知母 黄柏各一钱 合四物汤

柴胡汤 去寒热

柴胡 人参 黄芩 半夏 甘草各一钱 合四物汤

圣愈汤 去热烦

柴胡 人参 黄芪各一钱 合四物汤

上药诸方用水三盅煎至一盅温服。

以上诸方，三黄汤，六腑阳热心烦宜服；托里汤，血虚疼痛宜服；地骨皮汤，发热不止宜服；知柏汤，脏火蒸骨宜服；柴胡汤，血虚寒热宜服；圣愈汤，内热气短宜服，此方皆因溃后之血不足，概以四物汤为主，至于药味之佐使多寡，随症之轻重加减可也。

溃后宜用方　治气不足

独参汤 治大虚

人参二两

上一味用枣十枚，或用莲肉元（眼）肉亦可，用水二盅煎稠，再用醇酒热化，分三次徐徐服之。此方治脓水多出，大伤元气，恐有他变，惟此汤徐徐代饮，真乃无穷妙处。

异功散 去气滞

人参二钱　白术二钱土炒　茯苓一钱　甘草五分炙　陈皮五分　姜三片　枣二枚

上药水二盅煎至一盅温服。

理中汤 去寒滞

人参二钱　白术二钱土炒　干姜一钱　甘草五分炙

上药水二盅煎至一盅温服。

六君子汤 去痰

人参二钱　白术三钱土炒　茯苓一钱　甘草一钱炙　陈皮一钱　半夏一钱二分制　姜三片　枣二枚

上药水二盅煎至一盅温服。

香砂汤 去呕吐

藿香一钱　砂仁五分　人参一钱　白术二钱　茯苓一钱　甘草五分炙　陈皮一钱　半夏一钱五分制　姜三片

上药水二盅煎至一盅温服。

以上诸方，独参汤元气大败者服之；异功散脾虚气滞者服之；理中汤脾虚寒滞者服之；六君子汤气虚有痰者服之；香砂汤胃虚痰饮呕吐者服之；无痰饮止气虚呕逆者，加丁香、沉香服，若有寒加肉桂、附子服，若泻者加柯子肉、豆蔻服，若肠滑不固，加粟壳服，食少咳嗽者，加桔梗、麦冬、五味子服，若干渴者加干葛服，若伤食脾胃虚弱,加山楂、神曲、麦芽服,此皆溃后气不足者,以四君子汤为主,及至症之小大变动顺逆,将药味随便加减可也。

汤药总论

大凡汤药之治,皆由外治不得力,而加内治以攻之,于是汤药服焉。不知汤药不可轻动。夫疮起示何处?由于何经?属阳属阴?由内感由外感?观其形察其脉,细心斟酌,当用何药?宜立何方?必须筹划精祥,妥而至当,再举笔落墨,而用药者必有准,服药者必见效,再由外按法治之,内外调养各得其当,安能稍有错误?百发百中有固然者。

用刀门

逐月人神所在宜忌

初一日在足大指,初二日在足外踝,初三日在股内,初四日在腰,初五日在口,初六日在手,初七日在足内踝,初八日在手腕,初九日在尻,初十日在背腰,十一日在鼻柱,十二日在发际,十三日在牙,十四日在胃,十五日在遍身,十六日在胸,十七日在气,十八日在股内,十九日在足,二十日在内踝寻,二十一日在手小指,二十二日在外踝,二十三日在肝足,二十四日在手阳明,二十五日在足阳明,二十六日在胸,二十七日在膝,二十八日在阴男女同,二十九日在胫,三十日在足十指歧骨。

十天干所忌刀针

逐干人神所在,逢之不可妄治。

甲头禁，乙喉禁，丙肩禁，丁心禁，戊腹禁，己脾禁，庚腰禁，辛膝禁，壬肾禁，癸足禁。

十二地支所忌刀针

逐支人神所在，逢之不可乱治。

子日在目，丑日在耳，寅日在胸又云面口，卯日在鼻及脾，辰日在腰，巳日在手又云头口，午日在心腹，未日在足，申日在头并肩腰，酉日在背及胫，戌日在咽喉头，亥日在项并臂胫膝。

十二时所忌刀针

逐时人神所在，逢之不可轻医。

子时在踝，丑时在头，寅时在耳一云在目，卯时在面耳，辰时在口项，巳时在乳一云在肩，午时在胸腰，未时在腹，申时在心，酉时在膝背脾，戌时在腰，亥时在股。

四季所忌刀针

逐季人神所在，逢之多要谨慎。

春在左胁者肝主升也，秋在右胁者肺主降也夏在脐者脾主化也，冬在腰者肾主藏也，心人神常在之所也。

刀针后发与忌食等物。

海味、猪头、鸡蛋、鸡肉、无鳞鱼、烧酒、羊肉、牛肉、辣椒、鸦片烟、螃蟹、辣蒜。

劳苦、磕撞、惊伤、色欲、忧惧、恐怒、风寒、气恼。

刀针样式用法各论

凡刀有斜、有尖、有圆、有铁管、有铜鼓、有短、有长、有内湾、外湾、有钩、有双钩、有宽、有窄、有镰、有锄、有箭头、有铁圈、有尖铁烙、有方铁烙、有药勺、有压舌、有铁弓、有刮条、有铁撚，有所宜不得错用。

凡针有银、有铁、有长短、有三棱、有四棱。

刀针图或解释

自有所宜不可乱动。

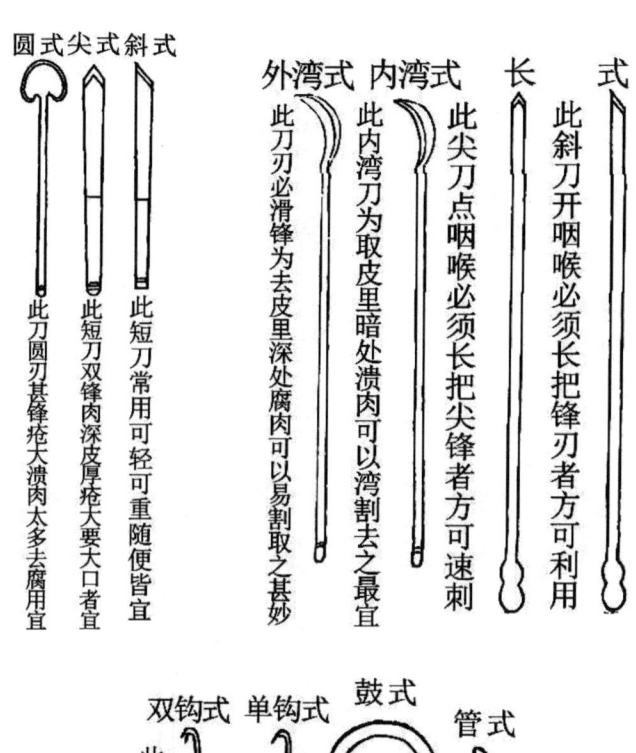

圆式　尖式　斜式　外湾式　内湾式　长　式

此刀圆刃其锋疮大溃肉太多去腐用宜

此短刀双锋肉深皮厚疮大要大口者宜

此短刀常用可轻可重随便皆宜

此刀刃必滑锋为去皮里深处腐肉可以易割取之甚妙

此内湾刃为取皮里暗处溃肉可以湾割去之最宜

此尖刀点咽喉必须长把尖锋者方可速刺

此斜刀开咽喉必须长把锋刃者方可利用

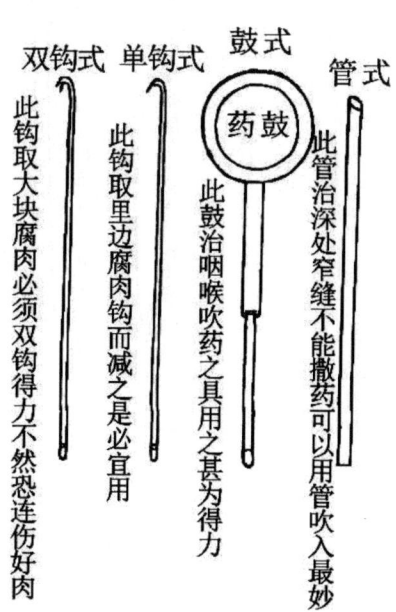

双钩式　单钩式　鼓式　管式

此钩取大块腐肉必须双钩得力不然恐连伤好肉

此钩取里边腐肉钩而减之是必宜用

此鼓治咽喉吹药之其用之甚为得力

此管治深处窄缝不能撒药可以用管吹入最妙

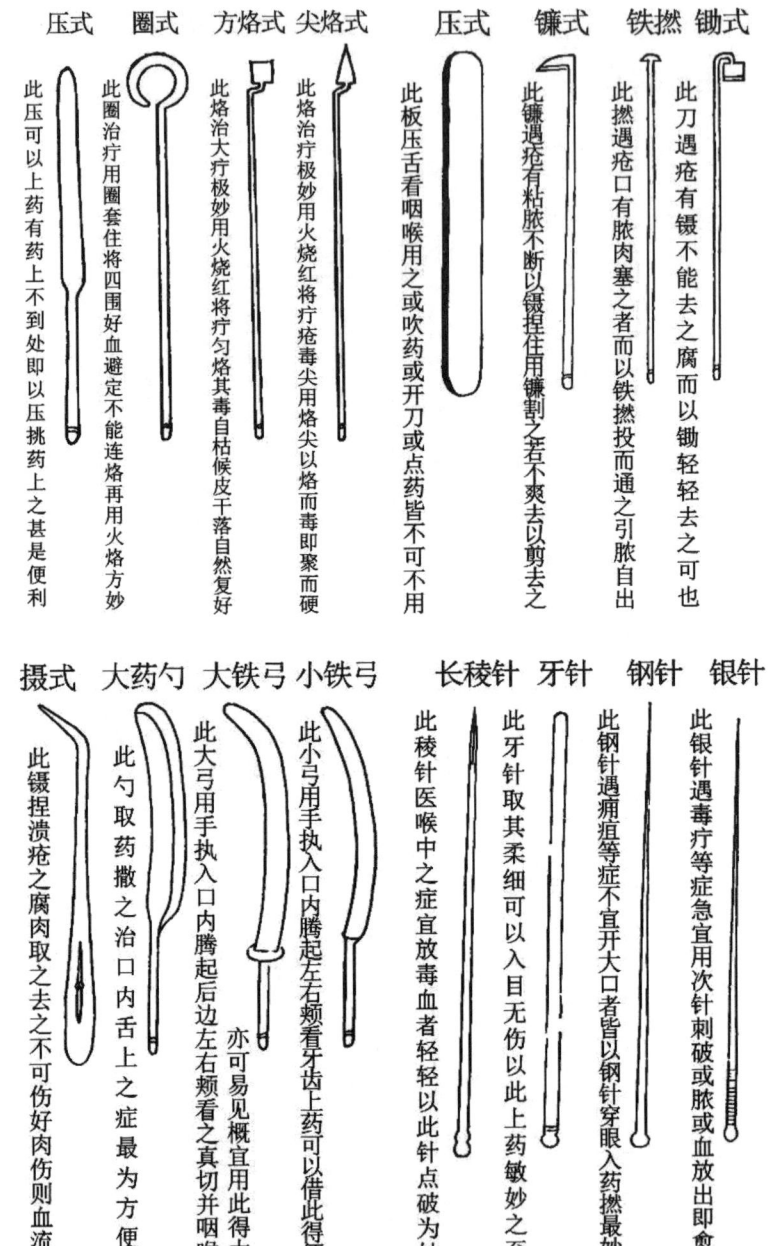

压式　圈式　方烙式　尖烙式　　压式　镰式　铁捻　锄式

此压可以上药有药上不到处即以压挑药上之甚是便利

此圈治疗用圈套住将四围好血避定不能连烙再用火烙方妙

此烙治疗极妙用火烧红将疗匀烙其毒自枯候皮干落自然复好

此烙治大疗极妙用火烧红将疗毒尖用烙尖以烙而毒即聚而硬

此板压舌看咽喉用之或吹药或开刀或点药皆不可不用

此镰遇疮有粘脓不断以镰捏住用镰割之若不爽去以剪去之

此捻遇疮口有脓肉塞之者而以铁捻投而通之引脓自出

此刀遇疮有镘不能去之腐而以锄轻轻去之可也

摄式　大药勺　大铁弓　小铁弓　　长棱针　牙针　钢针　银针

此镘捏溃疮之腐肉取之去之不可伤好肉伤则血流

此勺取药撒之治口内舌上之症最为方便

此大弓用手执入口内腾起后边左右颊看之真切并咽喉

此小弓用手执入口内腾起左右颊看牙齿上药可以借此得便亦可易见概宜用此得力

此棱针医喉中之症宜放毒血者轻轻以此针点破为妙

此牙针取其柔细可以入目无伤以此上药敏妙之至

此钢针遇痈疽等症不宜开大口者皆以钢针穿眼入药捻最妙

此银针遇毒疗等症急宜用次针刺破或脓或血放出即愈

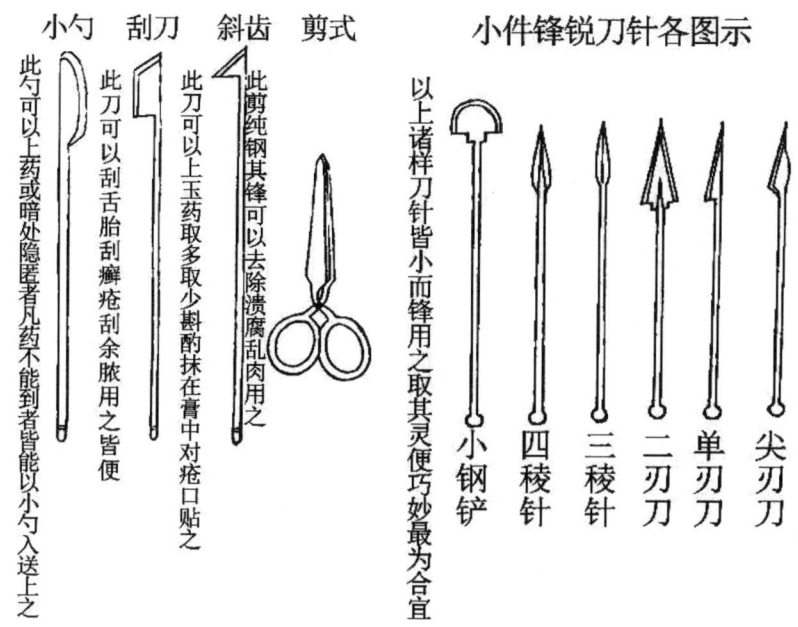

小件锋锐刀针各图示

小勺：此勺可以上药或暗处隐匿者，凡药不能到者皆能以小勺入送上之

刮刀：此刀可以刮舌胎刮癣疮刮余脓用之皆便

斜齿：此刀可以上玉药取多取少斟酌抹在膏中对疮口贴之

剪式：此剪纯钢其锋可以去除溃腐乱肉用之

以上诸样刀针皆小而锋用之取其灵便巧妙最为合宜

小钢铲　四棱针　三棱针　二刃刀　单刃刀　尖刃刀

用刀针总论

大凡欲用刀针，必预念人神所在之处，季忌月忌日忌时忌皆不违碍，然后择其症生于何方，可刀可针，量其皮肉厚薄，筋骨远近，口宜大小，针宜深浅，并斟疮生日多少，形势之宜破不宜，再选合适之刀针，执在手中，默诵观音神咒三遍，口吹法气三次，于刀针之头，量其人之虚实，妨其症之凶险，避其观视，对症看准，必须如何，比住刀针，邃然试之，必然中法，毫无差错。而有症者尚未得知何如，而医症者早得功效已，又何至令有症者怕刀惧针，恐其先虑其后之疼痛也哉。

刀针用法各论

凡取脓必须以刀针为主，疾徐轻重出于心，皮薄刀宜浅，深则伤肉。皮厚刀宜深，浅则莫透，毒气难出。高肿而不硬，深宜四五分，肿高且硬，深宜六七分，平肿肉色不变，刀深宜寸。若背腹胁肋等处，皆宜用扁针平刺，或斜入，或旁投，不可直下，直下刀针恐伤脂皮，气透而出，则命难保矣。欲大开口，刀针直入斜出最妙。若开小口，刀针即直入直出，此法极妙如神，学者不可不遵。乃刀针不可太早，当在十日后施之、半月后施之，若候至二十日后，仍不宜用刀针者，其症属凶险矣。又有不当用刀针者，或瘿或瘤或筋或骨，漫云冬令不行，即平时亦免用刀针矣，慎之慎之。

辨脓门

辨脓法总论

大凡医家临症，先观其已成、未成，未成者宜消宜托，已成者视软视硬，软者或刺或开，硬者药敷药圈，有脓则热，无脓温。脓熟则软未成硬，按之随指起者脓必有，随指塌者脓必无，而气血定然穷矣。如实按之，速起者黄水稀，缓起者污脓臭，轻按即痛脓定少、重按方痛脓必多，皮薄起纹者知脓浅，顶平不鼓者是脓浓。世之生疮者，每逢刺破先出淡红水、次出血脓，无论黄白稀稠者，次第出之，理固然也，或肥人脓必多，瘦人脓必少，如若反此，惟恐有变，实症脓稠黄，虚症脓稀白，如流粉浆臭水，定难议生，即汗后脓秽犹可愈，倘脓出身热，虽能治亦无功矣。

善症论

凡疮之善症有五，心肝脾肺肾，属心者，神清气爽，言响语亮，不躁不渴，寤寐皆安；属肝者，身轻体便，不惊不怒，意顺气和，指甲红润，二便如常；属脾者，唇滋舌润，多食知味，出脓不秽，俱见黄稠，大便亦匀；属肺者，声清音响，不喘不嗽，无痰无沫，皮光肤润，神气皆安；属肾者，不午热，不齿干，小便多顺利，昼夜可安眠，此五者皆善之实验也。

恶症论

凡疮之恶症有七，精神昏聩，言语不清，口舌干燥，疮色紫黑，一恶也；身筋无力，目睛多斜，疮头流水，肝气常惊忙，二恶也；人形消瘦，疮形陷坚，脓水清臭，脾伤饮食难，三恶也；皮肤枯槁，声韵不圆，口喘鼻扇，伤肺病难痊，四恶也；偶时引饮，咽喉起烟，音颜黑惨，囊缩无欲然，五恶也；身体浮肿，肠内蝉鸣，大肠滑泄，脏腑自然亡，六恶也；疮势倒陷，剥鳝相同，常出污水，四体俱寒凉，七恶也。医之者多留心记之。

顺症论

凡疮初起，从小渐渐而大，乍寒乍热，渐渐疼痛，火赤气盛，顶头尖高，肿大而起，血气并盛，疮根收束而红，顺之兆也。十四日而脓必熟，阳性之速，症之验也。若必待二十一日而脓始见，是阴性之迟，症之由也。疮已溃而脓生正色，不多不少，则腐肉易脱，而新肉易生，饮食多强壮，乃疮形势虽异常，而疮家终无害也，乃必然矣。

逆症论

凡疮初起，形如黍米，不知疼、不知痒，亦不知热，漫肿不起，顶见平塌，白头不溃，坚硬不活，口干心烦，肉肿疮不肿，验其色与猪肝相同，是毒邪太深之故，更觉遗尿直视神短皮肤焦槁，唇齿干白，腹胀肠滑，种种不吉，倘有溃候，内坚皮烂，脓水清稀，好肉不生，秽气难堪，头低项软，容颜憔悴，指甲青者为阳，两颧红者为阴。以至眼眶塌黑，无论症之肿否溃否，不分男女，若逢此等情形者，概为无治之症也，宜早推之。

作痒论

凡疮之作痒不一，宜各有分，有风痒、有热痒、有毒痒、有敛痒，气血充足助生肤肉者亦多痒。因风者平常感冒，由衣服失敛，多受风毒，凝聚不散，欲起疮样而痒必作；因热者，或因内热外生小疙疸，或血热欲生毒物；因毒者，气血凝滞不消，欲起恶症；因敛者，症渐痊而欲收；因气血足者，能助育新肉皮肤，畅生易长，充而养之之故。是美疾也，万不可以疥癣坏症等一律视之。

发肿论

盖人之气血贵乎周流，稍有不通，必凝结而作肿矣，然肿有不同，虚肿、实肿、寒肿、火肿、风肿、痰肿、郁肿、气肿、跌扑肿、产后肿。如虚漫肿；如实高肿；如火色红皮光；如寒木硬色紫；如风皮肤拘皱，稍热微疼，多浮不红；如痰有软有硬，不红不热；如郁坚硬若石，似角似岩，不红不热；如气皮紧肉软，喜消怒长，不见红热，皮色如常；如跌扑大热胖胀不红；如产后瘀血，久滞忽发，石硬木凸，不热微红，种种不一，倘肿脓已成，色必紫红，诸肿情形各异，而医之者不可不细心加察也。

痛疼论

凡疮痛亦有不同，有起破痛、有虚实痛、有饥饱痛、有寒热痛、有风气痛。症之初起者，痒痛兼之，破痛者患在疮口，虚痛属腹饿则浅，实痛属筋骨则深。饥痛喜人揉按，暂时可安，饱痛畏人挨按，疼不可解，寒痛住而不移，遇暖则悦，热痛皮色红赤，逢冷则欢，风痛行止甚速，疼真觉难忍，气痛流走无定，更觉不安，诸班痛疼，形状各别，又当详细明以辨之。

晕形论

凡疮症有大小，有起有破。大症生晕小不有。破后生晕起时无，况晕亦有分，与痕甚殊，痕属疮之肿线，在疮周围，而不见痕，晕在疮口旁，生若红筋而有限，二三生者可痊，五六起者即属凶也。

此晕皆因脏腑蕴毒太深，以至外发而现也，宜慎思之。

医治总论

凡疮疡初生，必痒麻肿痛，随起粟珠在先，毒甚之故，七日前未成形，不论何症，当灸治之，毒能随火而散，甚重者，或拔或引，敷圈宣通郁毒，是为善策。继用汤烫洗以后，用神膏贴疮头上，仅防风袭，内里宜服解毒药，卫生汤、黄连汤、蟾酥丸等类药味，外面用敷药圈药，将疮四围束住，稍轻者用神灯照方亦妙。若形已成，因症施治，平塌者急宜补之，令毒外出；高肿者不宜过攻，气伤难敛。内热须服消毒之药，二便涩滞者，即用通利之方，使脏腑宣通为妙。及十日后疮犹坚硬，必当以铍针将疮头刺破，或至半月后脓少者，急用药筒拔之，脓血胶黏是顺，血水稀紫是逆。到二十一日后仍流稀水者亦属难医之症，倘溃后腐肉不脱，疮口堵，须以刀剪开寸余，而脓管自然畅快。拔脓剪腐完毕，使一盆盛猪蹄汤，以软帛烫洗，令坏腐宿脓随汤皆出，以尽净为度，再以乘热将帛叠数层，复疮上热蒸数次，乃疮势自然疏通，每日如是洗法，谨避风寒为要。腐处撒灵药并白玉药润而养之使腐肉脱去，新肉生出，随用红玉药摊膏上，以润疮口。或生肌散、珍珠散撒在疮口内，以膏盖之，不数日即可收功矣。然而保养尤不可不慎，出脓后万不宜用寒凉药味，患者冬宜温暖，夏防风暑，肌肉平复时尤宜加小心谨慎调理，若调理疏忽，失于保养，及致虚脱暴变，命必丧亡矣。万勿忽诸。

调养门

择医论

凡临症者，先当沉心定气，安详细虑，择请何如人，余详言之，不可请俗医，俗医好贪，贪则多私，不能专心治，不可请名医，名医好骄，奢侈则多侈，不能朴实治。亦不可听信旁人言，人言恐其不实，又不可多请人，人多恐其太乱，仅择一公正人，素昔端方，做事不苟，而存心多善念者，量其人见症，必无私心，专心视之，必无骄心，实心治之，不能延医而多迟时日，不能乱治而误费工药，必然见得真、看得准、想得到，方肯言症之轻重，患之吉凶，当如何措手，如何施治，种种细细说完，商议妥当，患主允诺，信听无疑，方敢按法施治，不怠不慌，用药动手，调理一切，皆不能稍有虚伪，令患者有关性命，以致已之大德有缺，亏伤阴功者，知其必不为也，如是医家，方可请、可信、可依、可敬，不但有症者可以收功，而医症者且能立德矣，岂不大合天理，极顺人心也哉，患症者当细玩之。

服药论

大凡疮症有大小轻重之别，轻小者易痊，而重大者难愈，非服药不能见效，然服药亦有说，盖立方必须明家，主方必须近人，买药必须妥人，煎药更须亲信人，经理药味，尤宜择细心至当之辈操辨其事，倘立方有误，主方不当，买药有差，煎药有失，皆不可当，务必预托至当者，精心药味，查对方药，毫无差错，在授煎药者煮之，亦必当旁观者留神，不可远离，置于度外而不顾，恐有贻误变成毒药，所关非轻，悔无及矣，服药者概宜知之。

治法论

凡世之患疮症者，皆有速愈之念，然症有可速不可速，当急不当急之分，盖可速愈故意不速则养患多凶，不可速而欲速，则患发于异日，当急而遂去之，可以除患于未萌，不当急而徐疗之可以去根于将来乃生症者，不可不自知其轻重，而妄想安逸，而治症者，亦不宜不斟酌其祸福，而早计速谢，按法理之，各得其当，安能稍有错谬而不吉祥也哉。

养法论

盖世之患症者，多有医之而不见效，其过归于医家，谓伊不能治，然非不能也，不善养也，养法之说亦多紧要，唯口腹好吃美味，而美味与疮有碍，吃之即不能见效，人情多生私欲，而私欲临疮好犯，犯之亦不能见效，居处皆宜至当，而不当与疮多害，更不能见效，乃不效之由，不能专责医家，固医家亦有平常者，而有症者，寻常行止必当多多留神，不可随己所欲，而妄为施行，不但难以痊愈，而且恐畜患成巨，久无收功之期，其故一在医家，未能诸般嘱咐，亦多由各自不精心，按法修养也，谚所云，三成治七成养，此之谓也，患治者宜知之。

谨慎论

大凡人之患症者，多好自便，依性而行，不观症之吉凶大小，不量治之合法不合，放肆自用，而不知自虑以后之危险，甚为可怕，盖谨慎二字，最为要紧，夫谨者严加防范之谓也，慎者留神小心之谓也，择其人可请否，听其言可从否，视其法可用否，且斟其先后一切施治章程可依否，再说己之不可妄为，不可乱治，不可犯疑，尤不可自行随便主意，方合谨之慎之之道，而疮之愈与不愈，虽之人事之所为，亦实由天命之所定也，患症者可不自审哉。

用动论

凡世之患症者，盖疮发不外乎身体，而体之所发，一生之性命关焉，夫心不得不用，而体不可妄动，乃用心于择人，而疮得治，用心于服药，而疮易愈，用心于朝夕保养，而疮万不能有变，再加之不动声抖嚷，不动色气恼，不动力执持重物，与坐车马惊伤等事，在在皆能与疮有暴变反复之忧，用与动，各得其宜，谨以治之，安以养之，不但可愈且能易愈，而由于复元后能大足壮必异乎寻常也，可不信哉。

饮食论

大凡疮之所起，有外感内感之分，外感由于风湿邪毒而起，内感由于饮食错过而生，唯饮食亦当留神，夫水人人皆饮，盖不能去。饭日日皆食，一不可缺，然有同于水者，若茶酒，亦有入于水者，若姜糖并酸辣苦甜，以及药之麻木凉香等味，俱借水而可饮，倘有错饮过饮之处，漫云有患，即寻常亦多无益，况食更多嗜餐者，若禽兽亦有取而餐者，若干鲜凉热，以及海之鱼龟虾蟹，一概可同饭而食，倘犯当忌当避之物，不但难痊，即活命亦不保矣，乃饮食之辩，更当详细而运用之，岂可不加意精察也哉。

起居论

凡人之生患，症分巨细，细者无足深论，而巨者多当经心，即起坐居处二事，难系平常，乃无不宜安稳自如，假若腰痈搭背等症俱属性命相关，及临成形紧要时，意欲迁移，近则须人背搭，远则令人稳抬，言及车马轿，皆不可强起乘骑唯恐惊伤，悔之莫及，焉得乱动乱摇，起轰无定，实为虐甚，乃居处，必宜清闲自在，况大症成形之候，气血多亏，精神短少，更宜安生静养为妙，隐居于僻静之所，万不当临喧哗甚繁之寓，相居有妨，乃起与居，本无足论，而临之大症者，必当静而听之，默以识之，俱系之言，万不可视为末务，而不顾也。

喜怒论

凡人有症多拘缩，而心中不畅，宜处顺境，不可逢遇逆情，顺则必喜，喜即畅快，与患症大有神益，逆则必怒，怒即愤恼，与患症多有伤害，故喜与怒，不可失当，不止患症者有然，即平常无患者亦皆好喜境而恶怒场，喜焉本能舒展，以去其淤滞之气，而患易于安痊，怒焉必致气闹，以伤其脏腑之肝，而疮易犯破烈，盖伊亲近之人，当体其情以迎之，顺其心以应之，不可稍拂其性，违背其人之所欲，以助其患之多忧也，予实望之。

哀乐论

今夫人生在世，无忧无虑，真乃佳境也，忽有疮起，行动坐卧皆觉难安，甚为不乐，即一酌一饭亦多不便，尤属可哀，哀也者因茶饭有不当吃者，自用不得随心，执持有不堪动者，自取又不能随便，乐从何来，予详言之，行不能步履，一不乐也，动不能迁移，二不乐也，坐不能自如，三不乐也，卧不能安然，四不乐也，凡症之初起犹可，见愈亦可，唯临已成未效，正当医家施治，疮症要养之候，哀不可生，生恐伤心，乐不可发，发恐伤肺，专念于治之若何，养之若何，当无私无为，淡然处之，按法医之，精心养之，是为善策，有患者当自慎之。

调养总论

大凡人生于世，寻日安然无事之秋，不自为福，偶遇灾难，每多嗟叹，岂不知，嗟叹惘然，就疮症一事而论，由初起以及复元，概宜如法施理，一不可谬，始视医之良不良，继经药之妙不妙，再观治之当不当尤看养之善不善，自己不可不慎，不可妄动，不可误食，不可乱居，更不可好怒，亦不可生哀，种种无益之情，皆当细虑严防，不得稍有所失，然后方可望痊，乃当局之委屈，难受多端，苦不可言，难乎不难即知安然无事者，福之不薄也，盖可决矣。

卷 三

丸药门

蟾酥丸（药共十二味）

蟾酥二钱酒化　轻粉一钱　铜绿一钱　枯矾一钱　寒水石一钱　胆矾一钱　乳香一钱　没药一钱　朱砂二钱　雄黄二钱

麝香一钱　蜗牛二十个活的

上药各为各末，在端午日正午时，择净室中用磁罐先将蜗牛同蟾酥捣烂，再入各药研匀为丸，每丸绿豆大，每服三丸及服时用葱白包药入口嚼烂黄酒送下。

此方能治一切诸疮，去毒消硬，化腐止痛，并疔毒等症皆可按法用之，真乃外科之妙丸也，故列丸药门之首，以便学者取而试之。

芝霜丸（药共二味）

霜桑叶　黑芝麻各等份

上药共为细末用蜜合为丸，每丸重三钱或用细末蜜水服送，名曰止嗽散，皆以三钱为一服。此方能治诸般咳嗽，轻者一服即愈重者三服即愈，即在老症咳嗽不绝者常行服之亦无不效，实乃济世之良方也。

理坤丸（药共十九味）

蜜灸黄一两五钱　灸香一两　大地黄二两酒炒　酸枣仁一两炒

真阿胶一两蛤粉炒　甘草五钱灸　当归身七钱酒炒　茯神八钱

白术一两土炒　泽泻四钱炒　甘枸杞一两炒　条芩二两酒炒

丹参八钱酒炒　续断一两酒炒　五味子一两焙　杜仲一两盐炒

血余一两　广皮三钱　杭芍八钱酒炒

上药为细末炼蜜为丸每丸桐子大，每服二十丸，空心白水远食送下。此方能治妇女血症杂瘵，一切血分不调等症，用之皆能见效乃良方也。

化毒丸（药共五味）

巴豆仁三十五个　雄黄一钱　甘草节一钱　郁金一钱　绿豆粉一钱

上药为细末醋糊为丸，每丸如绿豆大。每服七丸，白水滚开送下，涎痰吐出即愈。此丸专治咽喉痛肿不止，一切热毒上攻之症，服之自能下行上清真妙丸也。

千金不易丸（药共十五味）

当归二两酒洗　川芎二两　白芍一两五钱　黄芩二两酒洗　丹皮一两

白术一两土炒　知母一两去毛蜜炒　茯苓一两去皮　赤茯苓一两去皮

阿胶一两蛤粉炒　橘红五两　生地黄一两五钱　赤芍五钱　甘草五钱　川续断一两

上药共为细末水为丸绿豆大，每服一钱，空心远食，或白水送或黄酒送亦可。此丸专治妇人百病，有安胎保胎养血之功，并能养气血，补虚劳，治小产，凡血分等症皆可医之，乃妇科之良药也，实属可取之方。

头垢丸（药共二味）

男子发泥不拘多少　朱砂为衣用

上药头泥为丸，朱砂为衣，如樱桃大每服三丸完黄酒送下，此丸妇人乳痛乃可医即乳汁少亦可吹之，并结疼亦可治之，真乃妙方也。

黑沙丸（药共八味）

当归、乳香、没药、地龙、自然铜、苏木、名壹、木鳖子以上每味各等分多少一律

上药共为细末炼蜜为丸，每丸一钱重，一服用一丸，黄酒送下。此丸专治跌打损伤，并伤筋动骨，磕摔撞砸扭踢硬伤一切等症，皆可医之，无一不效，是可用也。

痧药丸（药共十一味）

毛术三两　天麻三两六钱　母丁三钱　明雄三两六钱

公丁三钱　粉草二两四钱　蟾酥九钱　麻黄三两六钱

朱砂三两六钱　川军二两　台麝三钱

上药共为细末水打为小丸，朱砂为衣，临患时或服或鼻嗅皆可随症用之。此丸专治卒中寒暑、骤然脐腹疼痛、阴阳反错、坐卧不安、吐泻转筋、手足厥逆并呕泻不出、猝然难忍者先用二三丸研极细末吸吹鼻中取嚏，或纳舌下待发麻时吞下七九粒，阴阳水送下。

山岚瘴气、夏日途行、及空心触秽、口含三五粒，邪气不侵。感冒风寒、头疼恶心、肚腹胀闷及风痰等症，用葱胡黄酒送服，痈疽发背，疔毒恶疮，及蛇蝎毒虫所伤，研末好酒涂敷患处立见神效，小儿发痘不出、闭闷涩滞及痰涎壅盛，及老人腹胀噎嗝等症，俱用灯心汤或凉水加倍调服，大有效应，小儿急慢惊风、天吊反张、两腿强直、两目翻白、牙关紧闭，不能服药者，即用三五粒研极细末，吹入鼻内，即刻苏醒转动，随吹此药，调汤灌之，无不立验。

遇有自缢人，轻轻解下，速将此丸研极细末吹入鼻内，如口腹

尚温者，必有嚏皆可复生，跌打损伤，惊悸气闭、鬼魅压死及气急闭结、溺死、痰厥、冷厥，不省人事者，只要略有微气皆可将此药研极细末吹入鼻孔，有嚏更好，或用姜汁水灌下皆可复活，即活之后仍请名医调理，此乃救世仙方。将此丸储瓶常佩在身，逐时徧施、普济急危、是所切望。

蜡矾丸（药共五味）

通明矾 二两末　黄蜡 七钱　木香 五分末　沉香 五分末　紫苏叶 五分末

上药将蜡溶化，下蜜一匙，少温入矾，手打拌匀，团丸如桐子大，每服五十丸，温水送下，每日三服、三次服之，患者毒气自然消失。此丸能解疮疡诸毒不论已破未破蜡利大肠矾解诸毒，凡疮已成尚未破，服之可以内消，即已破未敛，服之亦易于收合，每日宜服、时常用之，自然见效矣，及无名肿毒遍身等恶之症亦可用之。

开胃丸（药共九味）

人参 一两　山药 一两　建莲肉 五钱去心　白豆蔻 三钱

小紫苏 五钱　陈皮 六钱　白术 一两　茯苓 一两　甘草 三钱炙

上药共为细末，用老米二合，微焙碾粉泡，荷叶熬汤，水打为丸，如桐子大，每服八十丸米汤送下，不拘时服。此丸专治不思饮食、脾胃虚弱、不喜诸味、疮溃不敛、服之大能助脾气开胃口，而饮食自然进矣，此方可用之至。

二神丸（药共二味）

肉蔻 二两面裹煨用肥大者捣去油　补骨脂 四两微炒香

上二味共为细末，用大枣四十九枚，老生姜四两切片，水侵姜枣煮至水干为止，取枣肉为丸桐子大，每半夜用米汤送下，七十丸甚效。

此丸能治肾泻脾泻、饮食不消、黎明溏泻者，常常服之大有效验。

断瘾丸（药二味）

六味地黄面二两　烟灰三钱

上二味先将烟灰用开水浸透，澄出汁水，合地黄面拌匀为丸如绿豆大，每服多少视瘾之大小为准，多至十余丸，少至一二丸，随日渐减，日久自然瘾去，而药勿用亦。此丸专治洋药大瘾久瘾，不生他病，不能翻瘾，舒适肠胃，滋润皮肤果不再吸，必致体胖心舒，容颜身体，异乎寻常，此固非虚语也，有实验矣。

失笑丸（药共二味）

蒲黄略炒　五灵脂去泥略炒

上药味各等分用米汁合丸如绿豆大。每服二三钱淡醋水送下。此丸治儿枕痛、衣胞不下、清酒吞下、血散胀消、其胞自下，断不致于瘀血上升、有伤产母矣，医家必须预备，以防急用。

济坤大造丸（药共十一味）

紫河车一具制如前代　人参一两切片焙干研细和入　天冬去芯

麦冬去芯　淮牛膝　当归　山药各一两　熟地四两　杜仲姜汁同盐炒

黄柏　五味子各五钱

如虚弱多汗加黄芪二两蜜炙　地骨皮　知母各一两

如脾胃虚、常大便溏泻加白术二两　莲子二两俱炒

如少睡惊悸者血少也加炒枣仁　桂元肉各二两

上药如法炮制，炼蜜为丸，每丸重三钱，开水送下或早或晚食后服之。此丸大能种子，治气血本弱不能摄元成孕，或频坠胎及生子不寿，或孕后虚热自汗，食少带多，并宜服之。益气血，补子宫，真乃种子神方也。如先服胜金丹一料，使经期已调，随服此方一料必然得子矣，决不虚言，经验已不可胜数矣。

胜金丸（药共十一味）

大生地_{水煮半熟加酒一大碗，再煮收干蒸晒打入} 当归各_{四两酒拌晒炒}

白芍_{三两酒炒} 牛膝_{二两炒} 香附米_{四两 醋酒姜汁盐水各拌一两饭上蒸}

再晒干炒 川芎_{一两五钱酒炒} 茺蔚子_{三两炒} 杜仲_{三两盐水炒}

益母草_{八两水熬成膏一碗入蜜内} 白术_{四两土炒} 丹参_{四两酒炒}

以上共为细末和匀炼蜜为丸如桐子大，每服四五钱，清晨开水送下，空心服之。此丸能调经络，经既调好即可受孕，倘有他故照后加减可也，欲受孕者，先服此丸一二料为妙。

素有腹胀，防碍饮食，或以生地易熟地，或制首乌易熟地；经未及期行，色紫、血热也加生地、丹皮、条芩；临期腹痛名曰痛经，乃血中之滞气不调加延胡索、广陈皮；经过期后行、色淡、血寒也加肉桂、紫石英；肝气不和或多怒加广木香、白豆蔻；脾胃不足，体本虚弱加人参、山药、茯苓，血去多亦然；素来多白带者加白扁豆、苡仁、阿胶、加人参、茯苓亦可。

然带有五色宜细辨之，大概只知为白带而白中略有青色即为青带，宜加木香少加柴胡，略有黄色则加茯苓陈皮姜枣，略有淡红色则为赤带，方中加赤苓丹皮生地、略有黑色加车前子葫芦巴以温肾。此皆发于五脏，所以随各脏五色而总归于带脉而出，是以谓之带，有生湿热而化，有从寒湿而化，大抵体实者带少，虽云妇人十个九带，究竟有一脏之不足，或思伤脾、怒伤肝、欲伤肾或气郁则湿热生，而清浊相混，以致带脉不清，任脉不畅，故带下也，若带下多，亦令人成劳成损，不可不早治，宜补益脾肾之气血为主。又有一种白带与男子白浊同，乃出自骨髓，令人面黄无力骨软少神，皆由房欲劳伤，妄想梦交而得，心旌摇动而来，多者名曰白淋，轻则六味地黄汤可治，重者阵阵如水之来，必当用人参黑归脾汤，加牡蛎粉、金樱子、兜涩之药治之，不然必经水断而成损症也，亦有腹中硬块者有时疼痛，此瘕气也，宜调肝为主，又有阴疝宜加川楝子、荔子核最佳。

苏合丸（药共十四味）

沉香二两　檀香二两　木香二两　白术二两　柯子肉二两

香附二两　荜拨二两　丁香二两　犀角二两　水安息二两

台麝五钱　泥片五钱　朱砂一两　苏合油五钱

上药共为细末炼蜜为丸，每丸重一钱，用纸包好蜡皮裹严勿令泄气，每服一丸，以姜汤送下。此丸专治男子妇女中风中气、中痰中祟、牙关紧闭、口眼歪斜、不省人事、如见鬼神、卒暴心疼、小儿急慢惊风、妇人产后中风、一切急暴之症，最能顺气化痰、散风除邪，临症用之大有奇效，实乃可取之方也。

梅苏丸（药共六味）

桂花一两　月石一两　柿霜一两　苏叶五钱　乌梅肉五两　白糖十斤

上药为末，入糖内圈熏数日，再用开水为丸，或大或小均可用之。此丸专治伏中受暑，心内烦闷，口渴咽干，喉咙不利或暑天外出远行，每衔一二丸慢慢嚼化，消下最能解暑清热，止渴生津，润燥除烦，上焦一切热症皆能治之，真可谓之太平丸也。

牛黄清心丸（药共二十八味）

山药一两四钱　阿胶三钱四分　防风三钱　炮姜一钱五分

羚羊四钱　犀角二钱　白蔹二钱五分　川芎二钱六风

当归二钱　甘草一两　白芍五分　茯苓三钱二分

桔梗一钱二分　蒲黄五分　白术一钱　麦冬三钱

柴胡二钱六分　肉桂二钱六分　朱砂三钱　雄黄一钱六分

人参二钱　麝香二钱　冰片二钱　牛黄二钱二分

大枣肉六钱　神曲五钱　黄芩三钱　杏仁一钱五分

上药共为细末，炼蜜为丸，重一钱，每服一丸黄酒送下，赤金为衣，纸裹蜡皮包好。此丸专治男妇痰火上炎、口眼歪斜、半身不遂、不省人事、言语不清、急慢疾症皆宜服之，其效如神，实乃济世之良方也。

散药门

千金散（药共八味）

大黄　槟榔　瞿麦　麦芽　扁蓄　当归　甘草　小茴香各一两

上药共为细末，每服三钱黄酒送下，食远或早或晚皆可。此散能治妇人女子癥瘕，并一切血气百病之患、百发百中。

五粉散（药共六味）

红粉一钱　轻粉一钱　水粉一钱　铁线粉二钱　滑石粉一钱　儿茶一钱

上药共为细末用红糖和醋调匀，先将患处以薄铜钱刮至欲破，再以生姜切开擦患处片刻，然后上调好之药以治之。此散专治各样癣症、干癣、脓癣、风癣、毒癣、疥癣、蛇皮癣、牛皮癣、诸班一切癣症，药干落去净尽，再上新药，如此三次即可痊愈复元，按法治之无有不效，学之者皆宜宝之。

四生散（药共四味）

生地黄　生荷叶　生柏叶　生艾叶各三钱

上药用水二钟、黄酒一钟，煎至一钟，食远服之。此散专治男妇气血上冲，或吐血，衄或血，照方服之其效如神。

珍珠散（药共八味）

轻粉一钱　党参五分　象皮一钱　乳香二钱　没药一钱去油　血竭一钱　珍

珠三分 泥片三分

上药共为细末，瓷瓶收严候用，勿令泄气为要。此散能治诸疮将愈，而口难敛欲好而皮不生，延迟多日，而新肉不见长，严用散撒上，而口自然合矣，医之者宜斟酌取之。

生肌散（药共十一味）

龟头 象牙 牛脑 雄黄 儿茶 珍珠 乳香 没药 麝香 五倍子头定芦芦花是也火烧用灰，以上各三钱

上药共为细末，瓷瓶收严候用，勿令泄之。此散能治痔漏并疮久不收口，将此散常用撒在疮口上自然痊愈矣。

七厘散（药共十二味）

川军三钱 乳香三钱 没药三钱 当归三钱 生半夏三钱

血竭五钱 土鳖三钱 红花三钱 朱砂一两 自然铜三钱

麝香一钱 骨碎补五钱

上药共为细末每服七厘黄酒热送下。此散专治跌打损伤、磕碰摔砸一切外伤，并伤筋动骨，过力差气，一切内伤，皆为硬伤实损，概宜服之，无不神效。

溯源散（药共七味）

血竭一钱 雄黄二钱 朱砂二钱 乳香二钱 没药二钱

儿茶二两 斑蝥百个糯米炒翅头足皆去净

上药共为细末瓶收候用，每服一钱，黄酒温热送下，此散专治狗咬，猫咬，临时急宜服之，大有效验，万勿轻视为要。

痢效散（药共七味）

苍术三两米泔水浸土炒焦 杏仁二两油皮尖皆去净 羌活二两炒

川乌一两五钱去皮面包火煨透 生军一两炒 熟军一两炒 生甘草一两五钱炒

上药共为细末，每服四分，小儿减半，随症用引。此散专治红

白痢疾，并泻腹等症，泻用小米泔为引，红痢用灯心三十寸煎汤为引，白痢用姜三片煎汤为引，红白痢用灯心姜汤为引，如孕妇忌服。

生肌散（药共五味）

石膏一两煅　血竭五钱　乳香五钱　轻粉五钱　冰片一钱

上药共为细末，瓷瓶收严临症听用。此散能治诸疮腐脱欲敛者，撒于疮口内最妙，其效如神，收功甚速。

定痛散（药共四味）

辰砂三钱　硼砂五钱　冰片二分　生石膏一两　甘草浸七次为末

上药共为细末，瓶收听用，勿令泄气。此散能治疮破疼痛有腐不能速效，将散撒于疮内自然痛定腐脱，而功自收矣。

细药散（药共五味）

乳香　没药　血竭各等份　阿魏　麝香各减半

上药共为细末，瓶收候用，勿令泄气。此散能去腐生肌，长肉敛口，其效甚速，笔难尽述，实可取之。

冰硼散（药共四味）

硼砂五钱　朱砂六分　泥片五分　元明粉五钱

上药共为细末，瓶收候用，勿令泄气。此散能治口齿咽喉疮疳肿痛，一切胃火上升，痰壅积热，畏吃燥热，喜食寒凉，寒热相兼，以致牙齿疼痛，时作时止，或含滞不发，用药不拘多少，上于患处，日上药或三次或五次，内再服清胃降火剂或汤药或丸药以佐之，庶可痊愈则无虑矣。

人马平安散（药共八味）

朱砂十二两　雄黄八两　月石四两　火硝四两　麝香六分

冰片八分　牛黄三分　赤金六十张

上药共为细末，瓷瓶收严临症听用。此散能治暑热头晕发燥，心中烦闷，身体多怠，神气不爽，倦惰不安，一切伏热之症或出门远行，必须随身带用，大可去暑消热，时常吸之，万无受暑之患也。

绿袍散（药共三味）

黄柏二两四钱　青黛六钱　冰片四钱

上药共为细末，瓶收候用。此散专治伏中一切热症，常常吸于鼻内，真能去暑纳凉，一味清爽也。

白平安散（药共六味）

滑石一两　石膏一两　冰片八钱　寒水石一两

绿豆粉三两　麝香三分

上药共为细末，瓷瓶收严，入暑听用。此散能消暑去热，清心明目、一切晕燥之症，皆可除之，诚乃纳凉避暑之妙药也。

四虎散（药共四味）

草乌　半夏　狼毒　南星各等分

上药共为细末，用猪脑同捣匀，偏敷疮上，留顶出气。此散治一切疮症肿硬厚如牛皮，不生脓，不易腐，用之最可见效。

护心散（药共四味）

绿豆一两　乳香三钱净末　朱砂一钱　甘草一钱

上药共为细末，每服二钱，开水调服，早晚二次用之。此散专治疮毒内攻，凡口干烦躁恶心呕吐者，急宜预服此散以护其心，而心经不受其毒攻，则命可保矣，再屡屡解之，毒有不消者乎。

清心散（药共十味）

人参二钱　冰片一钱　朱砂二钱　雄黄二钱　绿豆粉二两

茯苓二钱　乳香二钱　甘草二钱　白豆蔻二钱　元明粉二钱

上药共为细末，每服一钱五分，蜜水调服，不拘时候。此散能治疮症、发背对口、热甚焮痛、烦躁心干、喜食冷物、其人内热之故、预为服之、以防毒气向内而攻也、谨之慎之。

赛金化毒散（药共十一味）

乳香 没药 川贝 雄黄 川连 花粉各五钱 川军一两

赤芍一两 珍珠二钱 牛黄一钱 冰片二钱

上药共为细末、瓷瓶收严、临症听用，蜜水冲服、半分为度。此散专治小儿天花时行、初起纯阳多热、气血淤滞、毒热结燥、隐涩不畅不润、或因过服寒泄之剂再兼禀赋不足、甚至气亏塌陷、渐及倒毙、浆水不起、或痘疔痘毒、种种发现，若遇此症先将其黑紫疔毒，用银针挑破，随将胭脂膏合入拌匀、敷盖患处，次用蜜水冲服半分、内外夹攻、无一不效者，真乃痘科之妙药也，夫制斯散者，必须暗室虔修，焚香叩祝，神天自有助也。

如意金黄散（药共十味）

南星 陈皮 苍术 厚朴 甘草各二斤 黄柏 姜黄 白芷 大黄各五斤 天花粉十斤

上药各切成片晒干，共为细末，绢罗细打，瓷罐收严，勿令泄气，遇症候用。此散能治红赤肿痛发热未生脓者，当夏令，俱用茶清合蜜调敷，欲作脓者、用葱汤同蜜调敷，如漫肿无头、皮色不变、湿痰流毒、附骨痈疽鹤膝风等症，俱用葱酒煎调敷。如风热所生、皮肤暴热、色亮游走不定，俱用蜜水调敷。若天泡火丹、赤游丹、黄水漆疮、恶血攻注等证，俱用大草叶捣汁调敷，加蜜亦可，汤烫火烧、皮肤破烂麻油调敷。以上诸引调法，乃别温凉寒热之治法也。

蝌蚪拔毒散（药共五味）

寒水石 净皮硝 川大黄各等份共研极细末 虾蟆子多少斟酌 蝌蚪初夏时河内成群有之、其状头大尾长、捞来用缸罐装于内、泥封口埋地下、候至秋时、自化成水、然后用之上药用蝌蚪水一大碗，入前药末各二两，阴干研末瓷瓶收固，及用之，以水调匀，涂患处。此散能治无名大毒肿痛、一切火毒、瘟毒、恶毒等症，敷之自有神效。

二味拔毒散（药共二味）

明雄黄　白矾各等分

上药共为细末，用茶清调化，以鹅翎蘸扫患处，痒痛自止，红肿亦可消尽。此散能治风湿红肿、诸疮痛痒疥癣等病，俱可见效。

牙疳散（药共十味）

珍珠二钱七分半　冰片二钱二分半　黄柏二钱二分半　青黛三钱七分半　鱼枕骨七钱五分　月石二钱二分　牛黄二钱七分半　琥珀三钱七分半　儿茶三钱八分　象皮四钱

上药共为细末，瓷瓶收严候症取用。此散能治口内、舌疳、齿疳、喉疳、一切口内生疳等症，将散末擦之，无不立效。

益发散（药共七味）

寒石三钱　月石一两　乳香三钱　硫黄二两　花椒五钱

白矾三钱　礞石三钱

上药共为细末，瓷罐收藏候用，梨油调匀扫上。此散专能治吃发癣，遇症擦之，不数次，自能癣去发生，无不立效矣。

姜矾散（药共二味）

枯矾　干姜各等分

上药共为细末，瓷罐收候，临症取用。此散专治冷疮久不收口，先用香茶食盐，煎汤洗之，再以此散撒患处，自觉热如火烘，必然肌生口敛，则功易收矣。

呼脓散（药共五味）

寒食面一钱　寒水石一钱　白丁香一钱五分　蟾酥一钱　巴豆二钱

上药共为细末，瓶收候用。此散能专治疮口多闭不开，用纸捻蘸蜜药，再粘此散入疮口内，一日即可口大脓出，或疮破烂，将散撒疮上，多少随症之大小，以蜜药膏盖之，次日必然腐脱脓生，自然得医矣。

通关散（药共三味）

牙皂三两去皮　白矾一两　细辛五钱

上药将白矾合牙皂，以麻布包好，入水内并化，再煮取出候干，去布袋晒干，加细辛末，瓶收候用。此散专理七窍不通、气迷神晕、不省人事者，宜用此散，吹入鼻内，取嚏即醒，渐渐自然苏矣。

膏药门

拔毒膏（药共九味）

阴人发一撮　蛤蟆一个　象皮三钱　赤芍二钱五分　山楂二钱五分　当归二钱五分　天麻二钱五分　官粉二两炒　香油四两

上药入油浸七日、再熬至药枯滤净药渣、又熬至起白烟、滴水成珠、后下官粉搅炼摊纸候用。此膏能治对口搭手、腰痛肋痛、无名肿毒、疔疮等症用之无不神效。

太乙膏（药共十七味）

白芷　当归　赤芍　元参　肉桂　木鳖　大黄　生地各二两　阿魏三钱

没药三钱　乳香五钱　血余一两　轻粉四两　柳枝百寸

槐枝百寸　黄丹四十两　香油五斤

上药先将前八味并树枝，入麻油内，春五日、夏三日、秋七日、冬十日，浸透熬枯去渣，又熬油练，入血余，入黄丹，搅至滴水成珠，后撤火，再下阿魏乳没轻粉，搅匀听用。此膏能治男妇老少、疮疾一切百病，皆可医之，贴之自有奇效。

千锤膏（药共八味）

土木鳖五个去壳　白松香四两拣净　麻子七钱去壳　巴豆肉五粒

铜绿一钱研细　乳香二钱　没药二钱　杏仁二钱去皮

上药共入石臼内，捣如泥成膏，随症之大小，用油纸摊好，听用。此膏专治久疮臁疮难痊、或妇女领项气瘰疬症破烂多日不愈，贴之无不神效。

陀僧膏（药共十五味）

当归五钱　赤芍二钱　大黄三钱　血竭三钱　自然铜五钱

申姜三钱　土鳖三钱　红花三钱　骨碎补五钱　赤石脂二钱

桑条二十寸　陀僧五钱　乳香一钱末　没药一钱末　黄丹六两入油一斤

上药十一味，用麻油三斤浸透，春五、夏三、秋七、冬十，过日熬枯去渣滤尽净好，下陀僧，再下黄丹搅匀、然后入乳香、没药末，搅好听用。此膏专贴跌打损伤、筋骨有伤、皮肉破裂，贴对患处，按法保养调理，用之自然痊愈。

万应膏（药共二十味）

川乌　白蔹　草乌　生地　白芨　象皮　官桂　白芷　当归　赤芍　羌活　苦参　土木鳖　穿山甲　乌药　大黄　独活　元参　定粉　甘草各五钱

上药定粉在外，用麻油五斤将药浸透，春五、夏三、秋七、冬十，候过日数，入锅熬至药枯浮起为度，去渣尽净，每油一斤，再下定粉半斤，以桃柳枝搅之，以黑如漆、亮如镜、滴水成珠为止，薄纸摊贴。此膏专治一切痈疽发背、对口诸疮、痰核流注等毒，贴之愈觉奇妙。

青龙搅尾膏（药共二十六味）

巴豆百个　丹皮三钱　莪术五钱　三棱五钱　香附五钱

杏仁五钱　桃仁五钱　干姜三钱　川军五钱　郁金五钱

水蛭三个　酒曲五钱　枳实五钱　栀子三钱　红花三钱

胆草三钱　土狗三个　黑丑五钱　黄丹每油一斤用六两

香油三斤　熬好后入细药　肉桂三钱末　琥珀一两末　芒硝三钱末

乳香五钱末　没药五钱末　醋角一两末

上药十八味，入油内浸透，春五、夏三、秋七、冬十日足，熬至药枯去渣，煎成入丹，搅至黑如漆、亮如镜，再下末药搅匀、摊布候用。此膏专治肚腹水臌、妇人癥瘕、杂瘵血聚等症，贴之其效如神。

救苦膏（药共三十九味，图说列后）真验备载

大黄一两　香附七钱　三棱一两　桃仁七钱研　白芷八钱

芫花七钱　蜈蚣十条　黄柏八钱　生地一两　厚朴七钱

槟榔七钱　皂角八钱　大戟八钱　蛇蜕五钱　巴豆八钱

麻黄八钱　杏仁七钱研　甘遂二两　细辛七钱　肉桂八钱末

莪术一两　黄连五钱　川乌一两　全蝎七钱　枳实八钱

独活七钱　防风七钱　元参七钱　草麻子二两研　木鳖子一两

草乌七钱　羌活八钱　天花粉七钱　五倍子七钱　穿山甲七钱

当归一两五钱　黄丹二斤四两水飞炒　蜜陀僧四两末　香油六斤

上药三十五味，入香油内浸透，春五、夏三、秋七、冬十日后，熬至药枯去渣尽净，熬及黑如漆、亮如镜，再入陀僧，次入黄丹，住火稍温，下肉桂，以纸摊候用。此膏治偏正头风，左患贴左，右患贴右，正患贴印堂，兼卷条塞鼻孔中，口含甘草汤咽之。

治眼科七十二症、赤肿，将耳上角针刺血出贴上，星障翳膜、卷毛倒翘、迎风流泪等症，卷条，左患塞左鼻，右患塞右鼻，常服

甘草汤。

治喉咙三十六症、单蛾双蛾、喉闭喉风，贴喉上，含甘草水，要速效，将膏口含化下，不可服甘草水。

治两头浮肿，风火牙疼、贴上即止、勿服甘草汤。

治诸般腹痛腰痛、胃口痛、丹田痛，即于痛处贴之，服甘草汤。

治中风瘫痪，左患贴左，右患贴右，服甘草汤，不省人事、痰声如锯，作丸如豆大，每服七粒，清汤送下，其痰立下，若牙关紧闭，用筷拨开，将水灌下，或再作条插鼻孔中，真有起死回生之力。

治痨瘵病贴夹脊穴、尾闾穴、肚脐口，饮甘草汤，七日痨虫尽死，咳嗽吐痰，贴前后心，仍服清痰降火神药，此膏能攻病不能补虚，不可吞服。

治臌胀，水臌、气臌、血臌俱贴脐下丹田，不可饮甘草水。

治噎嗝，气嗝、食嗝、痛嗝俱贴胃口肚脐，常饮甘草水，如塞在喉口咽不下，即贴喉外，口含甘草汤，如要速效，作丸服之，不可服甘草水。

治哮喘咳嗽诸症，贴前心后心，饮甘草水，如痰盛气塞不通，作条塞鼻，或作丸服，不可服甘草水。

治大小便闭，俱贴肚脐，饮甘草汤，自通，如数日不通，危在旦夕，作丸送下，小腹上，用甘草末和葱汁，调敷立下，勿服甘草水。

治伤寒时疫，贴肚脐，饮甘草黄酒，一醉，汗出即愈，如五六日不好，作丸吞下，便解而愈矣。

治疟疾，一日、二日、三日俱贴肚脐，饮甘草汤，如发过四五次者，作丸先时服下，饮热酒数杯，即日便止，不可饮甘草水。

治妇人赤白带下，贴肚脐及丹田，常服甘草汤。

治各种痢疾，俱贴胃口肚脐，四五日不愈，红用圆眼壳核七个，打碎煎汤，作丸送下，白用荔枝壳核七个打碎煎汤，作丸送下，赤白兼者，用圆眼荔枝壳核各七个，打碎煎汤，作丸送下，不必服甘草水。

治妇人难产逆生胞衣不下，作丸热酒送下，立刻便生，产门小腹，煎甘草水，频洗不可服。

治小儿惊风、目翻气喘、痰壅不通，作条塞鼻，并贴膏脐上，如急、极作丸服之，勿服甘草水。

治小儿诸疳症，贴肚脐上，口疳贴牙床，口疳不可饮甘草水。

治妇人经闭不通，贴丹田，如病久，作丸服之，小腹上，用甘草末和葱汁调敷，不可服甘草汤。

治血块瘕积，贴脐上，并贴痞上，饮甘草汤，人健壮者，作丸日服，便泻为止。

治外科疔疮，内服外贴，勿饮甘草水，背疽各痈疖毒，俱贴患处，日饮甘草汤，肠痈作丸服，兼贴肺俞穴，勿服甘草水。

治臁疮脚气，将膏药刺孔，及贴上，盖以纸用带缚定，一日洗换，十日愈矣。

治大便肠风下血，梦遗白浊，俱贴肚脐，饮甘草水。

治痔漏，内则卷条插入，外则贴之。

治跌打损伤，贴患处，饮甘草汤。

治吐血鼻血，贴两脚心，饮甘草汤。

孕妇忌用！

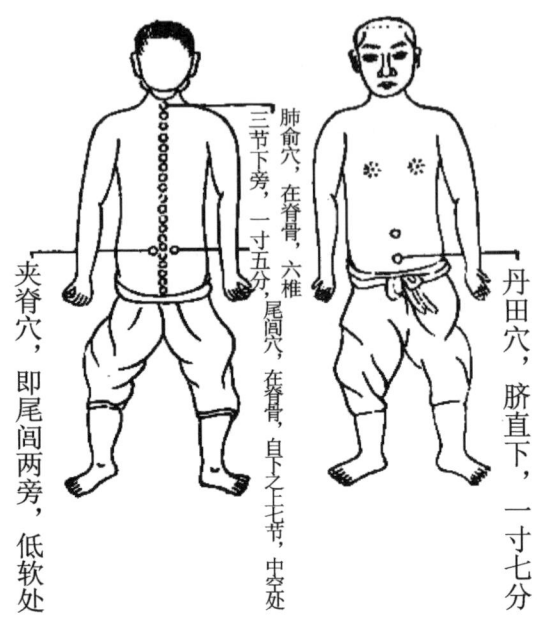

肺俞穴，在脊骨，三节下旁，一寸五分

夹脊穴，即尾闾两旁，低软处

六椎、尾闾穴，在脊骨，自上之七节，中空处

丹田穴，脐直下，一寸七分

浙江人，高浚，父遭狱几危，祷大士愿终身舍神膏救世，祈父出狱，半年父罪释。

京都，王善行，欲求功名，愿舍神膏十年，方四年，即成进士。吴门陈氏，身病无嗣，愿终身舍神膏救世，后举一子，名机，成进士。

礼州，杨敬修，船至峡口，几厄间，空中神云，杨氏三代施膏救世，不当遭难，片时风定，舟安。

温陵，叶筠，好善，常书奇方传人，而观音神膏更益人不少，后邻家失火，左右咸不获免，而叶家独存，据观者云，其时屋顶，有数神人，若护卫状。

长州，张氏，女患乳痈，百治不效，一日有人，劝其施送神膏，张如其言，施送后数月遂愈。

山东，宋某，家贫食力于人，后富至数十万，溯其生平善行，惟劝人以观音膏救世。

苏州，周鉴少时早夭，其母祷大士以神膏救世，终身不敢间断，后又举二子，俱寿七十，此膏屡经试验，其效如神，有力施药，无力传方，久之积德无涯，获报靡竟，非寻常施舍，可同日语也。

直隶天津人，刘济川，因年迈无嗣，发愿舍膏十年，尚未年满，失耦，继娶，果得二子，皆不愚昧，俱赖。

大士之感矣，自兹发心，施膏终身，并刊方连票救世，以报上天之恩佑也。

铁桶膏（药共八味）

胆矾三钱　铜绿五钱　麝香三分　白芨五钱　轻粉三钱

郁金二钱　明矾四钱　五倍子二两微炒

上药共为细末，用陈醋一碗，入匀慢火熬至一小钟，见起金色黄泡为度，待温用药末一钱，入醋炖温用笔涂疮根周围，以棉纸覆盖药上，疮根自生皱纹，渐收渐紧，其毒不致于散大矣。此膏专治诸疮，将溃已溃时，根脚走散，疮不收束，宜用此药周围敷圈而束之。

乌龙膏（药共四味）

草乌五钱　小粉四两　半夏二两　木鳖子二两去壳

上药入锅内慢火炒焦，黑色为度，研极细末，以净水调敷，一日一换，自外向里，涂之须留疮顶，令出毒气。此膏专治一切诸毒，红肿赤晕不消等症，宜用此药敷之，真有奇效。

虎骨百效膏（药共五十二味）

当归一两　川芎一两　牛夕一两　杜仲一两　钩藤一两

虎骨二两　木瓜一两　干姜一两　麻黄一两　生附子一两

桂枝一两　芫花一两　天麻一两　川军五钱　连翘五钱

生地五钱　红花五钱　山甲五钱　血竭五钱　丁香五钱

香附五钱　白芷五钱　川断五钱　甘草五钱　防风五钱

荆芥五钱　年见五钱　地风五钱　薄荷五钱　川椒五钱

秦艽五钱　独活五钱　羌活五钱　防己五钱　藁本五钱

白练五钱　南星五钱　硫磺五钱　苦参五钱　韭菜子八钱

海硝五钱　桑条五钱　槐条五钱　艾叶五钱　独头蒜八头

铅粉二十四两　香油三斤　熬好再入细药药共五味　肉桂二两末

轻粉五钱末　麝香二分　乳香一两　没药一两

上药共入油浸透，春五夏三秋七冬十，过日熬好，下铅粉搅匀，撤火入细药，布摊候用。此膏能治男妇老少，一切风气经血，筋骨痛疼，寒酸无力，腰疼腿疼，可以追风活血，养筋利骨，去寒助力，并伤损跌打硬摔等症，贴之无不神效，实乃救世之方也。

丹药门

一粒金丹（药共四味）

木香五分　乳香五分　沉香五分　巴豆霜一钱五分

上药共为末和匀，用胶枣一个半，核皮去净，捣烂和药为丸，芡实大，每服一丸嚼烂，白滚水送下。此丹专治疔毒未破初起一切等症，用开水送下，一口水泻一次，几口水泻几次，其毒自消，不能发矣，如欲止泻，饮凉水则得矣。

活络丹（药共五十味）

白花蛇　熟地　黄连　官桂　炙首乌　川芎　沉香　天麻　黄芩　大黄　白芷　草蔻　藿香　元参　甘草　两头尖　麻黄　木香　羌活各二两

葛根　全蝎　灵仙　当归各一两五钱　茯苓　赤芍　白术　乳香　竺黄　豆蔻　细辛　申姜去毛　龟板　没药　青皮　虎胫　丁香　姜蚕　香附　乌药

松舌 人参 朱砂各五钱

防风一两五钱 血竭二钱五分 乌梢蛇去皮 地龙 犀角 麝香各一两 牛黄二钱 冰片二钱

上药共为细末，炼蜜为丸，一钱重一服，纸包蜡皮，此丹专治中风瘫痪、口眼歪斜、半身不遂、肩背麻木、肿膝疼痛、行步艰难、筋骨拘弯、目眩头晕、手足浮肿、项强背痛、不能俯仰等症，驱风散火，活络调元，每服一丸、用黄酒温热送下。

八宝红灵丹（药共八味）

赤金二十张 麝香一钱 冰片一钱 朱砂五钱江米水淘

雄黄三钱 硼砂一钱 蒙石一钱生 牙硝五钱生

上药务选好者，宜用端午、正午时，静室焚香，斋戒沐浴，口诵千声佛，叩头配合，共研细末，瓷瓶收固，勿令泄气，方好，此丹能医男女老少百病等症，开列于后。

治男女等寒热、上吐下泻、腹内疼痛，开水送下五厘，即愈。

治脚麻肚痛，服一分，开水送下，候一时，再服一二服效。

治绞肠痧及一切火症，用茶送下五厘。

治霍乱、或吐、或泻、暑盛外出、途中受热、目黑耳鸣、水土不服，开水送下，五厘。

治瘟疫并痧气，风火眼用簪点眼角内，男左女右，盖被出汗，即愈。

治口吐青水、手冷腰疼、面青、冷汗长流，用茶送下五厘。

治疟疾三四次，后未来时，先放药五厘于脐内，盖金不换膏药，再将药少许撒膏药上，贴脊骨第三节间、即愈。

治红白痢疾，用药五厘，放脐内，用暖脐膏贴之。

治喉内生蛾，水米不下，用芦筒吹喉内，五厘。

治舌痛牙痛，用药擦，即愈。

治火眼稻柴心浸湿，醮药些些点，男左女右眼角。

治中风，用药五分，一周时分作三次服，开水送下。

治小儿腰生白蛇，串如泡者，急早治之，用醋调二三分，擦之即愈。

治无名肿毒，用醋调敷患处。

治疮毒发背、疔疮初起，陈醋调敷，溃处擦上，去腐生肌。

治小便痔疮，撒上即愈。

治蛇头疔，又一切疔疮，用鸡蛋一个，开小孔，去黄留清，用药五厘，入蛋内搅匀，套患处。

治跌打损伤、蝎蜇蛇咬、破风擦。

治妇人经水不调，或前或后，小肚疼痛，用二三分，元酒送下，盖被出汗，愈。

治汤烫火烧，用药擦之，如未破，用人乳或香油调敷。（孕妇忌用）

如意丹（药共十一味）

朱砂 雄黄 银朱 硼砂 白粉霜 天麻 血竭 蟾酥 人参各六两 冰片九钱 麝香九钱

上药共为细末，水打丸，大如小米，朱砂为衣，此丹治伤寒感冒、头疼身痛、增寒壮热，葱须汤下。

治风寒咳嗽痰喘，姜汤下。

治初起恶疮、五疔恶毒等症，俱用葱须黄酒热服，取汗。

治中风不语，姜汤下。

治口眼歪斜、手足麻木，姜黄桂枝汤下。

治腿脚疼痛，桑寄生牛膝汤下。

治瘟症、疹子不出，葱姜黄酒送下。

治疟疾，草果槟榔汤下。

治胃寒气冷，姜汤下。

治咽喉胸膈疼痛，桔梗柿蒂汤下。

治虫症心胃疼痛，槟榔汤下。

治白痢，吴芋汤下。

治红痢，银花汤下。

治禁口痢，石莲子汤下。

治泻痢，黄连汤下。

治水泻，车前子汤下。

治饥饱劳碌，沙参汤下。

治水臌，葶苈汤下。

治气臌，木香柿蒂汤下。

治痄腮，嚼化一丸。

治酒毒，陈皮汤下。

治大小便不通，蜜水下。

治偏坠，小茴香汤下。

治小便尿血，车前子汤下。

治白浊下淋，葱须汤下。

治癫痫急疯，姜汤下。

治痰症，姜汤下。

治鬼迷鬼魇鬼叫，桃仁汤下。

治初热出汗，白糖汤下。

治转筋霍乱，木瓜汤下。

治产后血迷，炒荆穗汤下。

治子死腹中，白芥子汤下。

治产后腹胀，厚朴汤下。

治产后见神见鬼，当归汤下，焙荆芥亦可。

治小儿痘疹，麦芽汤下。

治蝎蜇虫咬，黄酒下。

治牙疼，姜汤下，含一粒在患处，亦可止痛。

治跌打损伤、坠马不省人事，黄酒或童便下。

治杨梅初起，姜汤黄酒下，热服取汗，再照样进一次服用滚水下。

治火烧汤烫，服一服，大毒不致内攻。

治小儿有积，用一丸，乳积风积食积惊嘘等症，无有不效，并治一切辨不明之症，滚水送下，大人服五七丸，小儿服三二丸，随症调引。

孕妇忌服。

痧灵丹（药共十七味）

麝香一钱 冰片五分 木香 丁香 檀香各三钱 生军 毛术 麻黄 蟾酥各一两 苏叶 薄荷叶 硼砂 藿香 牙硝 甘草各五钱 朱砂 雄黄各一两五钱

上药共为细末，水打为丸，朱砂为衣，瓷瓶收好候用。此丹专治猝中寒暑、骤然脐腹疼痛、阴阳反错、坐卧不安、吐泻转筋、手足厥逆、并呕泻不出、猝然难忍者，先用二三丸，研极细末，吹入鼻中，取嚏，或纳舌下待发麻时、吞下七九粒，阴阳水送下。

治山岚瘴气、夏月途行及空心触秽，口含三粒，邪气不侵。

治感冒风寒、头疼恶心、肚腹胀闷及风痰等症，用葱胡黄酒汤送服。

治痈疽发背、疔毒恶疮及蛇蝎毒虫所伤，研末好酒涂敷患处、立见神效。

治小儿发痘不出、闭闷涩滞及痰延壅盛，及老人腹胀、噎膈等症，俱用灯心汤或凉水加倍调服，大有效应。

治小儿急慢惊风、天吊反张、两腿强直、两目翻白、牙关紧闭、不能服药者，即用三五粒，研极细末，吹入鼻内，即刻苏醒转动，随吹此药，调汤灌之，无不立验。

治遇有自缢人，轻轻解下，速将此丸，研极细末吹入鼻内，如口腹尚温者，必有嚏，皆可复生。

治跌打损伤、惊悸气闭、鬼魅魇死及气急闭结、溺死痰厥冷厥、不省人事者，只要略有微气皆可将此药研极细末，吹入鼻孔，有嚏更好，或用姜汁水灌下，冀可复活，既活之后，仍请名医调理，此乃救世仙方，将此丸储瓶常佩在身，随时偏施，普济急危，是所切望。

万应丹（药共七味）

巴豆霜加倍　川乌　乳香　姜黄　槟榔　雄黄　朱砂各等分　巴豆霜加倍

上药共为细末，水为丸，如绿豆大，开水送下，药之多少，视症之大小服之。此丹能治停水停食、上焦火盛、中焦停滞、下焦火泻干燥、瘟疫热病、霍乱一切等症，概宜用之，三五丸六七丸皆可，药到病去，其效入神，或有用多之时，饮凉水一口，立能解矣，倘药力不足，再接服一二次，其效立见，团丸用十岁内童子。

立马回生丹（药共八味）

血竭　没药　朱砂　冰片　蟾酥碗炖化　麝香　人信豆腐撒毒各等分　草乌头用汁

上药共为细末，草乌汁水为丸，如麦粒大，此丸能治一切诸症，并列于后：

治单双锁喉，治新旧瘰疬，治外痔未漏，治诸瘤尚小，治鱼口。

治便毒，治臊疳，治诸癣，治痒疥，治蝎蜇，治蛇头指肿。

治乳核乳岩一切乳上红肿，治蛀昂热痨，治红丝疔毒，治杨梅结毒。

治对口初起，治发背初起，切无名肿毒，干醋研上一丸、葱白汤送下一丸。

万应神丹（药共二十一味）

藿香一两　茯苓一两　枳壳五钱　泽泻八钱　猪苓五钱

白芷三钱　薄荷三钱　黄芩五钱　紫苏五钱　竹茹一两

陈皮五钱　曲炭八钱　滑石八钱　厚朴五钱　知母五钱

姜连五钱　香茹三钱　桔梗五钱　甘草三钱　雄黄三钱　朱砂三钱

上药共为细末，炼蜜为丸，每丸三钱，朱雄为衣，一丸一服，姜汤送下。此丹能治时症、上吐下泻、痧气瘟疫初发、身体不爽、内中不利、一切滞气、烦闷等症，服之自然身安体泰，诚为济世之良药也，医家当重之。

胎产金丹（药共二十四味）

党参四两　茯苓五钱　白薇五钱　藁本五钱　五味子二钱五分

艾碳五钱　川芎五钱　白术五钱　粉草三钱　沉香一钱五分

当归一两　丹皮五钱　元胡七钱五分　香附一两　赤石子五钱

熟地五钱　乳香三钱　黄柏一两　没药三钱　青蒿叶五钱

鳖甲一两　桂心三钱　益母膏一两　鲜河车一个正顶

上药共为细末，将河车以银锅用黄酒煎制，再以药末合为一律，炼蜜为丸，一钱重，一丸一服。此丹安胎种子，养血调经、胎前产后、一切杂症以及诸虚百损，服之无不立效，诚女科之圣药，孕育之良方，力可回生，功同再造，凡服者，务对症用引，开列于后，万无违误，以致罔效。

治临产，米汤化服一丸，助精神，壮气力，易于分娩。

治产后，童便老酒化服一丸，无血晕之患。

治行经之后，当归汤化服一二丸，受胎安稳，受孕后每月白米条苓汤，化服一二丸，其胎坚固。

治屡经小产，当归熟地汤，化服一二丸，永不坠落。

治胎动不安，白莲花瓣汤化服。

治劳役坠损，小黄米汤化服。

治胎漏下血，藕节棕灰汤，化服即止。

治妊娠脾胃虚弱、中气不足，人参汤，化服一二丸。

治妊娠赤带，红鸡冠花汤化服，白带白鸡冠花汤化服。

治妊娠腹痛胀满，木香磨水化服。

治妊娠腰腿酸痛，桑寄生汤化服。

治妊娠转胞、小便不通，琥珀磨水化服。

治妊娠四肢浮肿，桑皮汤化服。

治妊娠子胀，香附大腹皮汤化服。

治产后儿枕痛，山查好酒黑糖汤化服。

治产后乳汁不行，好酒当归，山甲汤化服。

治横生逆产、子死腹中，当归川芎汤化服。

治胞衣不下，红花益母草汤化服。

治头胎交骨不开，龟板汤化服。

治子痫抽搐，钩藤汤化服。

其余经脉不调、月事参差、癥瘕积聚、干血劳伤、子宫虚冷、血海枯竭、一切妇女百病，用好酒化服，服后起居饮食，风寒气恼，俱宜谨慎调理，为至要也。

飞龙夺命丹（药共十三味）

轻粉五分　麝香五分　白砒五分醋裹火煨　　白矾煅　辰砂　血竭各一钱　雄黄　蝉酥　乳香　没药　寒水石煅　铜绿各二钱

蜗牛二十一个连壳

上药共为细末，先将蜗牛捣烂，合药末为丸，如绿豆大，每服二三丸，葱白黄酒送下。此丹能治诸疔、发背脑疽乳痈、一切无头肿毒恶疮，每服一丸用葱白三寸，先令病人，将葱嚼烂，吐在手心，男左女右，以药裹在葱内，用黄酒温热送下，以被盖之，汗出为度，不汗再服，避风最要，宜慎之。

卧龙丹（药共七味）

灯心灰二十两　细辛四两　闹阳花六两　犀牛角一两二钱

猪牙皂六两　麝香二两　冰片二两

上药共为细末，瓷瓶收住候用，勿令泄气。此丹能治夏令暑中热症，甚至垂危无救，亦有起死回生之妙，随症用引，并列于后：

治中寒中暑、感瘴触秽、中满心烦、头目眩晕、胸腹急痛、鼻吸此丹即效。

治外感头疼、绞肠霍乱、痧气等症，用丹吹入鼻中，自愈。

治自缢、二便不通、心目发热、大人中风中痰、小儿急慢惊风，并伤寒邪热、鼻吸取嚏，即效。

治瘟疫厥逆、并中邪中恶、不省人事等症，速用苇管，连吹鼻内取嚏，既愈。

治文武痴痫、痰迷心窍及天行时疫、吐泻四肢厥逆之症，滚水送一二分，神效。

治痈疽发背，无名肿毒，疔疮顽癣，用醋调涂上自痊。

治妇人乳疮，小儿丹毒、疳疮，清水调敷，既效。

治风火牙疼、走马牙疳，用丹擦之，甚效。

治蜈蚣蝎蜇毒气，用酒调涂，既安，凡遇六畜中疫，以此丹吹鼻孔，或调灌，立效，亦利物之一助也。

种子神丹（药共十六味另名坐药）

紫稍花　川花椒　枯白矾　洋朝脑　海螵蛸　石龙骨煅　牡蛎粉煅　吴茱萸各五钱　高良姜　公丁香　肥干姜　广木香　香三奈　香甘松　薄官桂　蛇床子各三钱

上药共为细末，生蜜为锭，形如牙枣，重三钱，阴干不宜日晒，并不可入口服。此丹本非食物，用法待妇人信水净候，坐药一丸，入子宫内，次日取出，再换一丸，换至十八丸，共计十八日须等下月，不必用药，交媾自孕，然余室试用时，即于信水净后，用至十丸而止，本月交媾亦得生男，世有只用三四丸或五六丸者，亦获生女，大概多用生男，少则生女，总要夫妇无病，不虚不损，用无不验，盖用十八丸，犹待下月交媾者，原方旧法耳，可不必拘，用法不可不知，宜详言之。此丸不可吃，惟坐用，以绸口袋用头绳拉紧，入妇人子宫内，外留绳长许，一日一换，至十八丸，未有不成胎者，虽有疾妇人，亦可生育也。

白降丹（药共八味）

朱砂二钱　雄黄二钱　水银一两　硼砂五钱　火硝　食盐　白矾　皂矾各一两五钱

上药先将朱雄硼三味，研细，入盐矾硝皂水银，共研匀，以水银不见星为度，用阳城罐一个，放微炭火上，徐徐起药入罐化尽，微火逼令干取起，如火大太干，则水银走，如不干则药倒下，无用，其难处在此，再用一阳城罐合上，用绵纸截半宽，将罐子泥、草梗灰、光粉三样研细，以盐泥卤汁调极湿，一层泥一层纸，糊合口四五重，及糊药罐上，有二三重，地下控一小潭，用饭碗盛水，放潭底，将无药罐放于碗内，以瓦挨潭口，四边齐地，恐碳灰落碗内也，有药罐上以生碳火盖之，不可有空处，约三炷香，去火冷定开看，约有一两余药矣，炼时罐上，如有绿烟起，急用笔蘸罐子盐泥固之。

此丹治疮疡发背、一切疔毒，用少许，疮大者用五六厘，疮小者用一二厘，水调敷疮顶上，初起者立刻起疱毒出，成脓者即溃，腐者即脱，消肿败毒，诚回春之妙药也。

红升丹（药共六味）

火硝四两　水银一两　朱砂五钱　雄黄五钱　白矾一两　皂矾六钱

上药先将二矾火硝研碎，入大铜勺内，加火硝一小杯，炖化及干即起，研细，再将水银朱雄研细，至不见星为度，再入硝矾末研匀，先将阳城罐，用纸筋泥，搪一指厚，阴干常轻轻铺之，不使生裂纹，搪泥用罐子泥，如有裂纹仍以原泥补之，极干仍晒，无裂纹方入前药在内，罐口以铁油盏盖定，加铁油盏上下，用铁丝扎紧，以棉纸捻条，蘸蜜周围塞罐口缝间，外用熟石膏，细末醋调封固，盏上加碳火二块，使盏热罐口封固，易干也，用大钉三根，钉地下，将罐子放钉上，罐底下置大碳火一块，外砌百眼炉，升三炷香，头一炷香，用盛火，如火大则水银先飞上，二炷香用大半，看罐火以笔蘸水擦盏，三炷香火平罐口，用扇煽之，频频擦盏勿令干，干则水银飞上矣，三炷香完去火，冷定开看，方知气足，盏上约有六七钱药，刮下研极细末，瓷瓶收好候用，再预以盐卤汁调罐子稀泥，用笔蘸泥水扫罐口周围，勿令泄气，盏松有绿烟起，水银必走也，绿烟一起，即无用矣，经理者慎之。此丹能治一切疮疡溃后、板毒去腐、生肌长肉、疮口坚硬、肉暗紫黑，用丹少许撒上，立刻红活生机即转，不难取效于当前矣。

锭药门

万应锭（药共六味）

古墨十二两　儿茶三两　胡连三两　麝香三分　冰片三分　牛黄三分

上药共为细末，江米面为锭，赤金为衣，瓷瓶收严，勿令泄气。此锭能治等症，列后备载。

治诸般内蕴积热痰火上升，用橘红汤化服。

治惊风天吊痰喘壅盛，周身发热惊怍抽搐，俱用钩藤薄荷煎汤化服。

治痘毒疹毒，口舌疳疮，金银花汤冲服。

治牙疳牙宣牙齿疼痛，黄芩栀子煎汤化服。

治瘟毒发疫腮肿，喉痛乳蛾鼻疮，用莲翘豆根贝母汤服。

治血热便血痔疮，用槐花煎汤服。

治肝郁心胃刺痛，胁肋疼痛，用木香沉香煎汤化服。

治无名肿毒，大便结烊，肛门生疮，用生军汤送服。

治妇女湿热下淫风毒作痒，当归汤送服。

治暑热闷乱烦燥，阴阳水化服。

治骡马鼓眼，猫狗转筋生疯，俱用凉水灌之。

治各样疮肿，用醋调敷。

大人每服五六分，小儿三四分，用之其效如神。

紫金锭（药共七味）

雄黄三钱末　朱砂三钱末　麝香三钱末　五倍子二两末

红大戟一两五钱末　山慈菇二两末　千金子一两

上药各为末，择吉日前，沐浴斋戒，入净室焚香拜祷，然后配合江米面为锭，收严为妙。此锭能治诸般恶疗，无名肿毒，痈疽发背，毒虫蛇蝎，水磨浓敷，未成即消，已成即溃，兼治四时不正，天行瘟疫，山岚嶂气，雾露杀历，解毒避邪，其功甚捷。

盐水锭（药共五味）

火硝一斤　皂矾二两煅末　朱砂三钱末　雄黄三钱末　黄丹三钱

上药先将火硝溶化，再下皂矾，次下朱砂雄黄黄丹，搅匀倒出为锭听用，此锭专治火眼初发，用水熬化，即热烫洗，宜避风寒，自愈，并火牙疼痛，用水煎化，口含漱之，顷刻吐出，再漱，如是多次，自然见效，凡疮初起，水磨羽蘸圈头留顶出气，可消则消，若不能消，不致散漫，必至有头易破，而得痊矣。

蟾酥锭（药共四味）

朱砂一两　雄黄二两　麝香一钱　蟾酥一两五钱

上药共为细末，江米面为锭，银朱为衣，收严候用。此锭能治诸疮初起，用水或醋磨敷，留顶出气束住，不能散大，或消或破，自然顺愈矣。

蛤蟆锭（药共二味）

古墨一锭香老　蛤蟆一个三足

上药预备，至五月五日午时，将墨入蛤蟆口及腹内，用绳栓足倒吊，在阴凉之处，风干至干透取下收好候用。此锭能解诸毒，凡一切毒气初发，或痛或痒，肿麻，用水磨擦数次，自有妙验，即圈疮亦见奇效。

白锭子（药共五味）

白降丹四钱　寒水石二钱　人中白两钱　银黝二钱　白芨四钱末

上药共为细末，以白芨末打糊为锭，大小由人，不可入口，以醋研敷患处，如干再上，自能消毒。此锭专敷初起诸毒、痈疽疔肿流注、痰包恶毒，及耳痔耳挺等症，治之皆有效验。

坎宫锭（药共七味）

京墨一两 黄连二钱 熊胆二钱 儿茶二钱 麝香五分 冰片七分 牛黄三分

上药共为细末，用猪胆汁为君，加生姜汁，大黄水浸取汁，用醋不可多，和药成锭，用凉水磨浓，以羽蘸涂之。此锭专治热毒、肿痛焮赤诸疮，并痔疮擦之，最见奇起效。

离宫锭（药共六味）

血竭三钱 朱砂二钱 胆矾三钱 京墨一两 蟾酥三钱 麝香一钱五分

上药共为细末，凉水成锭，凉水磨浓，涂之留顶。此锭能治疗毒肿毒、一切皮肉不变、漫肿无头，擦之立效。

普济锭（药共十五味）

明雄五钱 巴豆四钱 紫蔻三钱 胆星二钱 牛黄二分

琥珀二钱 麝香二分 乳香一钱五分 没药一钱五分

陈皮一钱五分 木香一钱五分 牙皂一钱五分 郁金五钱

陈醋合匀　朱砂为衣

上药十三味，共为细末，用陈醋调匀为锭，朱砂为衣，如绿豆大，用药视人之壮弱大小为准，壮者三锭为度，弱者一锭为度，小儿半锭为度，服药之引，与所治之症，载列于后：

治心疯癫狂，郁金薄荷汤送下。

治黄病，茵陈汤送下。

治心烦肉跳，砂仁黄芩汤送下。

治酒伤白糖水送下。

治咽干口苦，麦芽乌梅汤送下。

治淋症灯心汤送下。

治胃中膨胀，枳实厚朴汤送下。

治腿疼，牛夕汤送下。

治水肿气臌，麦芽茯苓汤送下。

治咳嗽，杏仁汤送下。

治结胸，青皮桔梗汤送下。

治背疼，盐水送下。

治心疼肫肚姜汤送下。

治头疼清茶送下。

治二十四种气滞并心气疼、木香陈皮汤送下。

治二十六种中风荆芥防风汤送下。

治左瘫右口眼歪斜当归苍术汤送下。

凡服药之引，止用一钱为度，而用水煎之，不拘多少，乃服之者，自为量之。

孕妇忌服！

卷 四

蜜药门

白玉蜜药（药共六味　生脓肉用）

潮脑一两五钱　轻粉一两　法夏一两五钱　川蜡三两　冰片一钱五分　猪脂油十两

上药各为细末，先将脂油入石臼内，捣烂成泥，再以群药入油内，捣合均匀，磁罐收好，候症听用。

此玉能治诸疮破烂去腐生肌，无脓者生之，有脓者肉长，并养血止痛，与疮大有利益，且板疮杨梅，一切恶毒破疮，或油纸，或膏药，以抿杆抹匀敷上，四围要严，自然见效。

红玉蜜药（药共八味　生肌宜用）

当归二两　白芷五钱　白蜡二两　轻粉四钱　紫草二钱　血竭四钱　甘草一两二钱　麻油一斤

上药先将归芷甘紫入油内，浸三日，再用火熬好去渣，入血竭，下白蜡，候稍温，再下轻粉，磁罐收好，候症听用。

此玉专能煨脓长肉，止痛定痒，可以活血生肌，凡疮破欲收口者，用之无不神效。

黄玉蜜药（药共九味　败毒宜用）

黄连一钱　黄柏一钱　黄蜡二两　大黄三钱　白芷三钱　当归五钱　生地二钱　甘草二钱　麻油四两

上药将各味入油内，浸三日，用火熬透去渣，再下黄蜡搅匀，候温，磁罐收好听用。

此玉专治热毒，一切火毒红赤，或用油纸，或用膏药，以抿杆打抹均匀，随症贴严，一日一换，不数日，自能效验。

黑玉蜜药（药共九味　养血败毒宜用）

当归三钱　川芎三钱　赤芍一钱五分　生地二钱　川椒一钱　阿魏一钱五分　黄丹二钱　黄蜡二两　麻油四两

上方将药入油内，浸三日，用火熬好，去渣尽净，入丹再下阿魏化尽，继下蜡候温，磁罐收严候用。

此玉能养血败毒，止痛去瘀，一切破疮，或油纸或膏药，抹匀贴之，一日一换，日久自能痊愈。

凉玉蜜药（又名苦炼膏　败毒宜用）

小蓟　百斤俗名苦菜

上右药大锅，用水熬开多时，去渣，将汁水炼成膏，以磁盆收盛。当夏令时，及夜间晴天，以盆置于当天，接取露水润之，以去火毒，用之愈觉其清解也。

此玉能消诸毒，如头上秃疮、肛门痔疮、四肢红赤肿痛、暴发火眼、头疼、夏令所生痱毒，凡一切炎火病症，敷之无不消散，而热毒灭，身体安矣，倘有破烂病症，用之嫌其杀肉疼痛，必须用猪脂油，合药捣匀用之，自然皮润毒败，不致于觉痛矣，医之者宜的斟施之。

青玉蜜药（又名马齿苋膏　提毒去腐生肌宜用）

马齿苋百斤俗名马苦菜

上药入大锅，用水熬透多时，去渣，将汁水炼成膏，以磁盆收好，在夏令时及夜间，晴天置盆于当天高净处，接取露水，以解火毒，用之自得其天时之气，以润养也。

此玉能提诸毒，凡疮属阴者，或毒气内入，或黑色不起，或小儿豆疔黑癍，敷之自得其生发，变动，皆可转祸为福，万无一失之虑矣，倘有破疮敷之，恶其疼痛，加猪脂油合膏，入石臼内，捣至匀腻时，用抿杆抹在膏上，对症贴之，不数日自得效验，而无疑焉，医之者多矣，备载于后以记之：

治发背诸毒，马齿苋一握，用黄酒煎服，汗出再服，热退去腐，三服即愈，并用渣加蜜捣烂敷之。

治多年顽臁疮疼痛，不收口者，用此敷之，一日一换，三日后，腐肉已尽，红肉见生时，再用生肌药养之，而口自敛矣。

治面肿唇紧以膏汁涂之，自愈。

治妇人脐下生疮，痛痒连及二阴者，用苋四两，青黛一两，研匀敷之。

治湿癣白秃，取石灰末炒红，用苋汁熬膏，调匀涂之，自愈。

治丹毒加蓝靛根和捣敷之即愈。

捻子门

蟾酥捻（药共五味　呼脓宜用）

寒食面一钱　蟾酥末一钱　寒水石一钱　巴豆二钱　白丁香一钱五分

上药共为细末，炼蜜搓捻晒干，可粗细长短，皆宜预备，以防临症之用，内心必当用好纸捻，方可得用，不致于化消矣。

此捻能呼四围之毒脓，无脓者生之，有脓者聚之，疮口小自能展大，疮口大即可呼出，然后接上调治之药，自能痊愈矣。

纸捻子（四色皆可用）

西毛纸　高丽纸　毛头纸　绵纸

上纸各色搓捻，取其有筋骨，可粗可细，久而不化，别纸糠而无力，用之恐其随脓水化消，而流出矣。

此捻然专治开疮，恐其疮口复蒙而不通，用捻投入，以泄其毒，又可以捻蘸药面，送于深处，以疗其病，其益甚多，不可尽述，医家临症，宜细思之。

捻子面（药共七味）

巴豆二钱　蟾酥一钱末　寒食面一钱　寒水石一钱　白丁香一钱五分　麝香一分　冰片一分

上药共为细末，磁瓶收严，勿令泄气，候症听用。

此面能治疮口破烂，大片不成疮口势样情形，捻子皆为无用，止可以捻面撒上，再用蜜药膏药，按法盖贴严紧，内中自然得力于药矣，煨脓长肉，去腐生肌，日日如法调理，而取效犹反掌也。

捻子丸（药方同前）

上药共为细末，炼蜜为丸，小者如小米，大者如豆粒，随势用之。

此丸专治疮口而小者，用捻有伤好肉，痛而见血，必须用小药丸塞入，以膏药合玉药贴而盖之，次日疮口自然见开展，再用药以理之，疮口若大而浅者，亦不必用捻子，惟以大粒丸随势投入，上盖膏药以工之，而药力发生得施，乃病症自然易痊矣。

敷药门

消散法

如意金黄散 散药门备载

上药用蜜水调,或凉水调,敷之自能消散。

此方专治毒火红肿,一切暴热,阳升发表之症,按法敷之,屡敷屡换,久之即可火消毒散,收效于一日矣。

败解法

白矾一两煅　鸡蛋一个用清

上药将矾煅枯为末,用蛋清调浓,敷患处,及干即换,此方专解一切热症、项上左右生疙瘩、或红肿、或疼痛、或妇人乳上生瘩,不论大小软硬,若以此法敷之,及干即换,患不数日,自然复元矣,何用苦累岁月而不安哉。

化坚法

四虎散（散药门备载）

上方共为末,用猪脑同捣,偏敷疮顶,留尖出气方妙。

此方专治疮疡、肿硬皮厚、不易生脓、不疼不痒欲转阴者,急按此法需常常理之,不可间断,自能转祸为福,而奏凯不难矣。

清毒败火法（药共二味）

绿豆粉一两　鸡蛋清一个

上药将粉为末,用蛋清调匀,即用飞罗面,调匀亦可,掃上一层,候干再掃,掃敷及不数次,自能消化矣。

此法专医一切火毒痈瘤疙瘩、红肿疼痛之症,按法治之,无不神效。

化毒清热法（药共二味）

马齿苋八两　白蜂蜜四两

上药先将齿苋，用锅以水熬开，候半刻时，去水待净，入石臼内，加蜜捣匀，起出置磁器收好，用湿布盖严候用。

此法专理破烂脓水臁疮，红肿湿毒热疮，有毒不外出，年久不清，辨不甚明者，以油纸摊匀，对症敷上，候干即换，日久自能病去复元，万无差错，务必忌食发物，至嘱切嘱。

除汤烫火烧毒法（药共二味）

雪水三九好　生菜磨盘好

上药先将冬令三九雪，用净坛装满，封口置闲处，存至五月五日，以生菜入于坛内，合雪水相拌均匀，仍封口听用，此药专治一切汤烫火烧，将此汁捞出敷患处，及干以羽蘸雪水频频扫上自然毒消热除，必然取效于当时矣。

散风去寒法（药共四味）

大葱十根连须　姜二两　盐二斤　小茴香三两

上药先将盐用大锅炒极热，再入葱姜香拌好，以布缝口袋，手巾形大，即以装内，分为二袋，临症听用。

此药专治风寒感冒，若胃气虚寒，受凉疼痛者，或肚腹沾凉，受寒太重者，必致疼痛攻心，不能忍耐，急用此药袋，上焦置上焦患处，中焦置中焦患处，下焦置下焦患处，以热蒸之，药袋稍温即换，二袋频换，药如稍凉，再以锅炒热，如此调理不数次，自得痊愈矣，此法诚医家之善术也。

避火生肌法

石灰一块

上药用开水冲，澄清去渣，以搅打匀腻，挑上患处为妙，此法专治热水烫伤，有疱先将疱刺破，放出毒水尽净，即以此药扫上，无疱者，亦以此药频频扫之，而热毒消退，乃肌肉长出，自然痊愈矣。

拔治门

拔法论

凡用拔治，皆属阴症，若症生半月之间，不发不溃，坚硬如石，毒脓深入，不能外溃，势重如负石，毒渐溃好肉，心欲生烦躁者，方用拔法治之最妙，令脓血得行门面出，毒气自然消散矣，先将疮顶用铍针开三孔，量症之高矮，多者寸深，或半寸深，品字势样，脓鲜浓者吉，紫黑者难，或用竹筒拨，或用磁罐拨，用竹筒法宜药水煮好乘热合上，用磁罐法，宜油捻燃入罐内，乘火气合上，拨候片刻，而脓血自然由疮孔渐出，聚于拔器内，患者稍觉疼痛，即将拔物落下，视其脓血，红黄鲜明者顺，易治也，紫黑清淡者逆，难理也，医家临症，当斟酌施之。

煮竹筒方（药共八味）

羌活　独活　紫苏　蕲艾　菖蒲　白芷　甘草各五钱　连须葱二两

上药用水十碗，取嫩竹一段，长七寸，圆口一寸五分，一头留节，刮去皮，厚约分余，靠节钻一小孔，以木塞严，置药水锅内，熬数十滚，将药水锅，放患人榻前，将筒取出，去净药水，乘热对疮顶针孔急合，按紧自然吸住，待片刻药筒渐温，拔去木塞，其筒易落，再用膏药等盖贴之，勿令受风，脓血不净，次日再理，此治阴症挤脓不痛之良方也，切勿忽之，如阳症不必用此法，恐伤气血，而无益也，慎之慎之。

药筒拔法论

大凡拔法与挤治，甚易而且益，夫挤不过借手力，推而逐之横疗也，乃拔由外而入深以提出，竖治也，又有筒以拢其气，且用药以煮之，无非取其阴以转阳，诱其毒气外出发现，而易疗耳，不然，何必取竹分老嫩，视筒有寸分，煮筒有药方，而且用筒又有使法，言精说细，善至善也，所以阴可反阳，逆可转顺，欲调其患之易痊，实保其命之延生也，治法之速，莫善于斯矣，而施医者，尽盍请尝试之。

竹筒拔法论

且夫竹筒与药筒异，药筒其力柔而缓，竹筒其性猛而速，乃阴症毒沉，宜徐徐然，缓换以提之，故用药筒为佳，暴症毒凶，必当疾疾然，速取以吸之，故用竹筒甚妙，竹筒形式相同，而稍长三二寸，亦一头留节，离节三二寸钦一小孔，塞木条要严，中间用木棍，一头按或皮或布之堵头，一头由竹节中间，钻一窟窿穿过透出木棍头，用手把住木棍，将堵头抽竹筒内寸余，再将筒口，扣在疮口上要严，用右手扶住筒，左手将大棍望后拔，不可太猛，猛者有致伤人，吸住时稍停片刻，将木棍抽过木塞之孔，拔去木塞而竹筒自然落下，疮中之毒物，即在筒中矣，视之，便知其症之吉凶难易也，医家临症，当自揣之，此法不可轻用，量以行之。

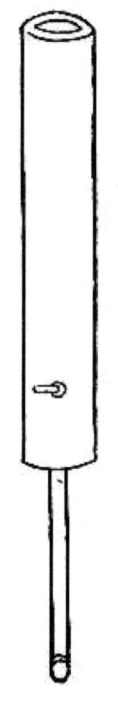

竹筒形式

磁罐拔法论

今夫磁罐，又与竹筒异矣，竹筒无非疗疮大有裨益，乃磁罐之利，不仅有益于疮症，而且与诸班之寒症，亦有可取之处，盖用罐之法，亦当将罐钻一小孔于靠底处，以木塞紧紧塞之，防其欲落之难，如难即拔去塞，而罐自落矣，如用之罐底宜向下垂，或对侧边，万不可以底向上，而罐口朝下，恐其火落在肉皮，有伤患者，非徒无益，而反害之，用火拔者，温以取之，令阳气流通于内，而毒气随走于外，渐渐蒸发，生机自有，治不难矣，即治寒症亦然，火者阳气也，寒者阴气也，寒用火以煨之，而寒自消，阴用阳以煖之，而阴自转，乃必然之理也，再有磁罐拔而取之，无论食寒风寒凉寒等症，皆不难奏凯于目前矣。

磁罐式样大者茶钟同

俗云火罐

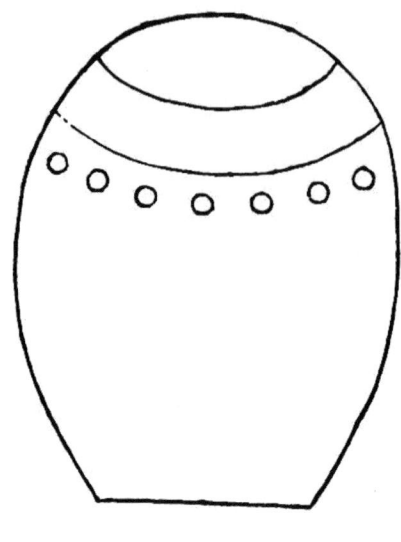

薰洗门

净秽方 运通治

白滚水 多少自便

上方，其性最清而净，能涤荡有功，将凉水灌在壶中，熟开酌盆中，用帛尺余，印湿乘热，塌洗数次，自觉舒展，气血流通，而脓秽污，皆得尽去，再用膏药蜜药，与随医之药，按次施之，断无不效之理，宜自思之。

去毒方 除污治

食生盐 五钱

上方，其性至和而成，能杀毒得宜，将盐用水一大碗，熬开酌盆中，用旧绸尺余，浸湿频频擦洗数回，而秽气污物，自得败去，再为如法治之，日日不能间断，何得不速效也哉。

消敛方 禁散治

白明矾三钱

上方其性至涩而敛，能消解甚妙，用水一大碗熬开，或服或烫，随便自用，倘遇病症，令其饮之，必觉其甜，定是瘟也，即按治瘟，万无一误，偶有蚊蠓毒物伤人，必然作痒难忍，用大块生矾，吐津以擦之，自得见效，至疮溃多日，见生好肉，若以此常常洗烫大半亦觉生痒欲收功也，愈痒愈烫，与初起作痒者甚异，初起者之痒，先立痒而后疼，不可当也，医之者宜自辨之。

解释方 清解治

粉草三钱

上方其性甘而至和能化诸毒，至善之品，用水一大碗，将药入水内置沙吊内熬开，斟盆中或洗薰溃疮，或洗敷药之症，洗溃症去腐洁净，洗敷药，化毒亦良患症者，以此每日薰洗无间，未溃者可以易溃，已溃者亦可早为见效，诚乃药中之君子也。

败散方 斩毒治

小蓟一两，俗名苦菜

上方其性苦而最寒，能败诸毒迅速之至，用水一大碗熬开，斟盆内，或头上秃疮，肛门痔疮，小儿胎毒，如能频频洗烫，自见奇效，以及内热大肠火盛，即以此作菜生食，亦无不见效之神也，俗云，用力少而成功多，其斯之谓乎。

提出方 反阳治

马齿苋 一两

上方其性滑而甚凉，能提诸毒，速而且妙，用水熬滚开去渣，置盆内，无论阴症阳症，溃与不溃，薰烫不数次，必然反阳，断无不红且润之理，及恶症已溃者，常以此洗之，亦能去腐生肌，长肉收口，最为良善，语不虚也。

散消方 开散治

花椒三钱

上方其性麻而多散，能解毒甚良，用凉水煎滚开一大吊，以旧帛蘸洗，凡一切湿毒干毒，蚊蠓叮咬，起小痱疮疙瘩，红肿疼痛，不能自消，宜用此方，烫解以散之，自然毒散疼解，而退消复元矣。

解毒方 去热治

绿豆一合

上方，其性凉而至清，能解热最良，用水煮滚开熟透时，大凡内热或暑气，皆可饮而食之其热自消，即外症当夏令暑热，多生大小痱疮，毒物等症，以此常常沐洗，其热亦能退去，不用药品，而功自收矣。

溻肿方（蒸熟治药共五味）

独活　白芷　当归　甘草各三钱　葱头七个

上药五味，以水三碗，煎至汤醇，滤去渣以绢帛蘸汤热洗如温再换，三次为止。

此方专治疮疡初起，肿疼难忍，不能即溃之时，以此汤薰洗，以令其速熟易溃，每日无间，溻至疮内热痒为度，自能溃破而毒出矣。

助气脱腐方（止痛活血 药共七味）

黄芩　甘草　当归　赤芍　白芷　蜂房　羌活各等分

上方共为粗末，看症之大小，定药之多少，先将猪前蹄一双，用水六碗，煮蹄软为度，将计滤清吹去汁上油花，用药末一两，投于汁中，再用微火煎十数沸，滤去渣，候汤稍温，即用方盘一个，靠身于疮下放定，随用软绢蘸汤，淋洗疮上，并令孔内，轻手擦尽内脓，使败腐宿脓随汤而出，以净为度，再以软帛叠七八重，蘸汤勿令大干，覆于疮上，两手轻按片时，帛温再换，如此四五次，可以流通血气，解毒止痛去瘀也，洗完，用帛沾净，随即以应症之药贴上，按次理之，自有奇效。

此方专治痈疽诸毒流脓者，熬好洗之，以助肉气，消肿散风，脱腐止痛，去恶肉活死肌，润疮口，如腐尽者，不必用之，当以米泔水热洗之，令疮洁净，不可过洗，过洗则伤水，皮肤破烂，难生肌肉敛口矣，医之者，当自思之。

薰洗总论

今夫薰者蒸也，洗者浴也，蒸因其生硬而毒聚难泄，热蒸以解之，自能熟而且软，散之由也，洗因其污，而气臭易坏，汤洗以浴之，自然洁而又净，愈之机也，乃涤荡之功，亦疮疡必不可少之术，然又不可太遍，盖薰洗，不过逐其邪，去其瘀，以除臭气而已，若欲助气，生肌长肉，收口复元，而又有说焉，举薰洗之法，不过每日一次则可矣，多则伤水，恐又有虑焉，一则泄气致虚，再则肌肉难生，而收敛更恐迟缓矣，医家临症取之，当慎揣之。

收功门

疮疡复元论

大凡疮之起也，发于皮外，疡之生也，出于皮内，皮外之发，或成个或成片，有干者有湿者，种种不一，皮内之出，有大患有小患，在要处在常处，样样有别，盖疮疡之起，故与痈疽大不相同，而疮疡之苦累，亦不为细事，在患之者，阅一时而如故，再阅一时而仍如故，昼夜延迟无所底止，苦之至也，在医之者，应一治而稍痊，更应一治而又稍痊，医药相催，终朝奏凯，孚之极矣，乃谁敢吃发物，而令其犯乎，谁敢手舞弄，而令其重乎，谁敢起欲心，而令其反回乎，当留心于饮食，忌口以养之，当小心于指手，安静以待之当惊心于嗜欲节制以防范之，轻者月余，重者百日，方可谓之复元，而无返还再犯之忧也哉。

痈疽痊愈论

今夫人之一身，全赖气血流通乃育，忽有时血滞而不能周流，凝聚于肉间者，发而肿焉，是为痈症，又有时气阻而不得运通，闭塞于骨里者，毒而生焉，是为疽症，惟痈疽二症，性命攸关，非同微末小样者要比，择其易知易明者，举一二指而示之，有如左右搭，腰腿痛，透骨，腋甲疽，俱属巨患而难疗，漫云当之者，旦夕缠绵，动卧维艰，疾苦之壮，日积月累，时时均非好受之境界，即治之者，手眼精求，调理得宜，疗看亦，经旬成岁，事事俱为不易之施治，倘若遇其症，而得其人，患之者故为甚幸，而治之者亦觉其快，循规蹈矩，不厌精求，步步皆不失至当，而一旦痊焉，可喜可贺，然而忧尤不可忘也，如其反之气已虚矣，宜助而不宜再虚，反焉而不易助，如其反之，血已亏矣，宜生而不宜再亏，焉而不得生，如其反之，精神已短少矣，宜养而不宜再短少，反焉而不能养，可畏哉，当谨于饮食，而不可妄吃可虑哉，当慎于举措，而不可轻动，可禁哉，当禁于色欲，而不可放肆，无论男女老少，大抵相同，轻者不能收效，累在终身，重者不能延生，归入黄泉，少则当经心百日，多则当保养三载，盖气可以足，血可以生，即精神亦自然扩而充之矣，焉有不痊愈也哉，当局者万勿忽诸。

疮疡痈疽起发收效总论

今夫天下之人身，全体具育，不过皮脉肉筋骨，五层而已，而五层之间，各层皆有气滞血凝，毒聚之发，轻重大小，深浅久暂之别，各有所说，皮外者为疮，皮内者为疡，肉上者为痈，肉下者为疽，概不能预定其起于何时，发于何处，无论巨细常变，生之必由所感，起之必有所因，而因与感又有分焉，有内因，有外因，有不内外因，内因己之所为以感之，外因天之所致以感之，不内外因，事在己而不由己之所施以感之，假令春必煖，夏必热，秋必凉，冬必寒，是时之得其正也，而煖多偏焉，竟不若春之煖而热多偏焉，竟不若夏之热，而凉多偏焉，竟不若秋之凉，而寒多偏焉，竟不若冬之寒，是时之失其正也，倘人得其正气以感之，必然滋养，因之身安而体泰焉，受其不正气以感之，必然受侵，因之灾生而病至焉，是外感也，故云外因，乃人耳能听，目能视，鼻能闻，口能食，心能思，意能起，而欲听其非礼，不能勿听，好之感也，而欲视其非色，不能勿视，恋之感也，而欲闻其非香，不能勿闻，嗜之感也，而欲食其非珍，不能勿食，贪之感也，而欲思其非事，不能勿思，私之感也，而欲起其非念，不能勿起，邪之感也，是内感也，故云内因，有如人之饮食不节，起居不慎，劳碌不辞，过失不断，不节则必过度，而脾胃因之有感，不慎则必无拘，而精神因之有感，不辞则必太劳，而则筋骨因之有感，不断则必错误，而心气因之有感，是不内外感也，故云不内外因，五尝仰观俯察天地间，毋问其何等患症，莫不因感百生，漫云细微小症，固不必枚举而详论，而怪壮奇异之症，亦属颇多，实难尽言，无非论阴阳气血，相因相感之理，以视其轻重顺逆之情，再言其难易吉凶，疗而施之，以令重者转轻，逆而顺焉，即难者亦不难矣，何凶之有哉，吉莫吉于斯矣，医家之术，作如是观焉可也。

收功宜忌论

眼科诸症，宜戒食辣物，忌之。

喉科诸症，宜戒食甜咸辣三味等物，忌之。

产科诸症产前宜戒热物，产后宜戒凉物忌之。

妇女科诸症宜戒酸物，严防忌之。

整骨科诸症，宜戒劳动，谨慎忌之。

针法科诸症闰宜戒食小米饭忌之。

痘科诸症宜戒下泻忌之。

疹科诸症宜戒寒凉等物忌之。

男女诸科寒症，宜戒散法治忌之。

外科诸症，宜戒发物，反生物，倒发物，开灿物，难愈败坏等情严加忌之。

发物	反生
牛羊、驴马、海物等	鸡肉、鸡蛋等
倒发	开灿
洋药、烧酒等	螃蟹、猪头等
难愈	败坏
磕撞、劳苦、惊伤等	色欲、房事、遗精等

临症预知（不分男女用药得当）

火症，不宜敛，当散治。寒症不宜散，当缓治。虚症，不宜降，当补治。实症，不宜补，当下治。壮者不宜补，当降治，弱者不宜泻，当润治，老人不宜寒，当调治，少人不宜热，当清治。

收功总论

今夫人之所生，气血为主，忽有时灾患以瘵之，则气血必至于伤兮，伤则亏也。然轻小之症，即受其害，亦为日无多，固不必述之笔端，惟非常之异患，倘逢其折磨，实属难当，则宜详之卷末，盖气血内亏，遂致筋骨不足，因之神色败颓，非安心以养之，则收功难速，果静处以居之，则收功易快，设若违其论，背其理，止知任其性之所至，竟不按其法以育之，且不顺其情以调之，盖但医家尽弃其前功，即患症者，亦不易脱其危难矣，则已收功者，可漫不加察，而勿各惊其心哉，至嘱切嘱。

安神丸（药共十三味调养神方）

当归身二两酒炒　熟地黄二两　茯神一两五钱　远志肉一两去心　酸枣仁一两炒　炙黄芪二两　人参一两　柏子仁一两五钱　上桂五钱　白芍药一两炒　北五味五钱　小桔红一两　粉甘草五钱

上药共为细末，炼蜜为丸，如桐子大，每服三钱，早晚白滚水送下。

此方能安神益气，治心虚血短，触事多惊，及常醒不寐，常常服之保养日久，神气自然充足矣。

资生丸（药共十五味调养神方）

杭白术　薏苡仁炒　怀山药蒸　白扁豆炒　北桔梗　白茯苓蒸　白豆蔻去壳煨　炒吴曲　大麦芽炒　香附米　西砂仁去壳　净芡实炒　广桔皮　粉甘草各一两　白莲肉四两去心

上药共为细末，炼蜜为丸，如桐子大每服五钱，早晚空心，白滚水送下。

此丸能治脾气怯弱，食后反饱，令人神清气爽，易于复元。

益寿丹（药共八味保养神方）

何首乌赤白各一斤　黑豆拌蒸　茯苓赤白各一斤　人乳蒸晒川中膝八两酒炒　怀山药四两　姜汁拌炒杜仲八两去皮姜汁炒　不皮破纸四两里芝麻拌炒去麻不用　菟丝子八两酒炒　甘枸杞八两

上药共为细末，炼蜜为丸，如桐子大，每服七十丸，盐汤或酒，早晚空心送下。

此丹能乌鬚延年生精补髓，阴虚阳弱，无子者服至半年即可有子，其效如神。

莲薏粥（药共三味调养神方）

白莲肉一两去皮心　薏苡仁一两　白米一合

上药共为粗末每晨一服，用水煮浓食之。

此粥能涩精，厚肠，除脾泄，健脾去湿，补肺清热治脚气，疗筋疾，畅胃气生津液，除烦恼，久食自然神效。

牛乳膏（药共三味补虚神方）

牛乳二斤　怀山药一斤研成粉　杏仁一斤滚水泡去皮尖

上药先将共为细末，成粉拌入牛乳，用新磁罐封固，煮熟候用，每日空心酒调服之。

此方能补虚痨，又能助脾肺之不足，并益肾强筋，化痰利气止遗精泻痢，除风散寒，顺气行痰，润燥消积，其功不能尽述之。

牛髓膏（药共三味补虚神方）

牛髓一斤　白蜜一斤　麦面三斤

上药先将蜜炼好，与髓和为一处，磁罐收存，再将白面炒熟每面三匙用髓蜜二匙拌匀，滚水或酒每晨冲服。

此方专补虚损，活血舒筋，润泽肌肤，反老转童，实补助调养之妙方也。

回春丸　药共十五味复元神方

乌龙　通体全用，即乌犬骨也，连头至尾，脊骨一条，不用水洗黄酒浸一宿，再用硼砂五钱，和乳酥油渣骨，上火炙黄色为度，秤骨二十四两足犬须一周年者佳，如犬走去阳者不效，一犬不足用二犬骨，务秤足分两为妙

巴戟一两去骨酒浸　石莲子一两去壳　枣仁一两炒　远志一两甘草水浸酒炒　胡桃仁五钱去皮炒黄　石斛二两要金色者　桑寄生二两　故纸二两酒炒　芡实一两炒　肉苁蓉三两去鳞甲酒洗　莲鬚一两　石菖蒲一两　鹿茸一对酥炙　大茴香一两酒炒

上药共为细末，用黄酒打糊为丸，如桐子大，每服三钱，或早或晚，空心黄酒送下。

此丸专能轻体健身，耳聪目明，乌须黑发，齿落更生，阳事强壮，丹田如火，百病不生，并能返老还童，收功之后，大有裨益也。

避寒丹（药共四味御寒神方）

雄黄　赤石脂枯香者佳　干姜各等分　白松香分两随方

上药共为细末，用蜜同白松香末为丸，如桐子大，每日空心黄酒送下，四丸一服，欲多食者，至十丸为止，久服即赤身入水亦不觉其寒凉矣。

此丹自能煖体，遇寒而不觉寒，传自仙家来真乃神验也。

避暑丹（药共五味去暑神方）

雄黄研水飞白石腊水飞　丹砂黄泥裹烧如粉研细　磁石水飞去赤各等分　白松香为丸

上药共为细末，用人乳同白松香为丸，如小豆大，每服四丸，清晨空心白滚水送下。

此丹服至三两余，当暑衣裘，暑气亦不能侵入，实乃仙传，颇有神验也。

长春丹（药共十七味至宝神方）

熟地八两　枸杞子四两酒蒸　当归四两酒蒸破故纸四两　鹿角胶四两　牡蛎粉炒成珠　牛膝四两酒洗　巨胜子四两炒　巴戟四两酒浸　黄狗肾二条酒煨枠

烂 哺退鸡蛋用七个炙黄研末 杜仲四两去丝姜汁炒 鳖头五两蜜酥炙 琐阳四两酥炙 人参五钱 黑驴肾一条切片酒煨杵烂 肉苁蓉六两去鳞甲酒洗 鸽子蛋三十六个煮熟入药

上药共为细末，先将二肾，合鸽蛋捣烂，入药拌匀，蜜为丸如桐子大，每服三钱，早晚空心白水送下。

此丹能健脾开胃，进食止泻，强筋壮骨，生精补髓，活血助阳，润泽肌肤，调和五脏，延年益寿，返老还童大凡人六十岁以后，急需接助以救残衰，服之，到老必无痿弱之症也。

不衰方（药共四味精力神方）

白蜜二斤 核桃二斤 鸡蛋二十个 公猪胰脂油四两

上药先将蜜熬好，猪油切烂，再将桃肉水泡去皮捣烂，复将蛋打开搅好，随将大碗盛好，每晨或汤，或滚水，化开三四钱，任意一服，老年者常常服之，自能强壮异常也。

八仙糕（药共八味调养神方）

人参一两 山药六两 莲肉六两 芡实六两 茯苓六两 糯米七升 粳米七升 白糖霜二两五钱

上药先将山药参莲苓芡各为细末，再将粳糯米为粉，与山药末和匀，并白糖入蜜汤中炖化，摊铺笼内，切成条，蒸熟，火上烘干收好，饥时，用白水泡数条服之，舒脾宽胃，功难尽述。

此糕专治虚病，久病，老病，脾胃虚弱，精神短少，一切不足等症，皆能其效如神矣。

黑发乌须神方

黑豆五升拣去扁破，用大砂锅 将乌骨老鸡一双 煮汤二大碗 无灰老酒二大碗 何首乌四两，鲜者用竹刀也削碎，陈者用木槌打碎 陈米四两 旱莲草四两 桑椹三两 生地黄四两 归身四两 破故纸二两俱为咬咀，拌豆以酒汤为水，砂锅大作一料，砂锅小作二次，用文火煮豆，以干为度，去药存豆，取出晾去热气，以磁罐盛之，用淡盐汤食，一小合用鸡汤煮过，盖藏宜慎，以防蜈蚣也，食完再帛制，但自此永不可食萝卜，服至半载，须发从内黑出，目明如少，极妙神方。

收功全论

今夫收者，复元之谓也。功者，奏效之谓也，要莫外已之能养医之能治，若专赖草根木叶之药品，以常保吾身，是末节也，殊不足恃，故当收功之后，再于身心内外，加戒谨之功，修以养之，每日起居，乘闲暇时，进修不倦，庶几身无一失，而精可日蓄，气可自充，神可愈足，疾可自此却尽，年可自此永延矣，修养宜行内外之功，循序载列于下。

修养十二锦歌　修养外功

闭目冥心坐，握固静思神。叩齿三十六，两手抱昆仑。

左右鸣天鼓，二十四度闻。微摆撼天柱，赤龙搅水津。

鼓漱三十六，神水满口匀。一口分三咽，龙行虎自奔。

闭气搓手热，背摩后精门。尽此一口气，想火烧脐轮。

左右辘轳转，两脚放舒伸。叉手双虚托，低头攀足频。

以候神水至，再漱再吞津。如此三度毕，神火九次吞。

咽下汩汩响，百脉自调匀。河车搬运华，想发火烧身。

子后午前行，选化会乾坤。循环次第转，八卦是良因。

以上系通身，合总行之，要依次序，不可缺，不可乱，先要记熟路此歌，再详看后图，及每图详注各诀，自无差错。

图式十二段锦

闭目冥心坐，握固静思神，盘腿而坐，紧闭两目，冥忘心中杂念，凡坐要竖起脊梁，腰不可软弱，身不可倚靠，握固者，握手牢固，所以闭关却邪也，静思者，静息思虑，而存神也。

形像

第一图式

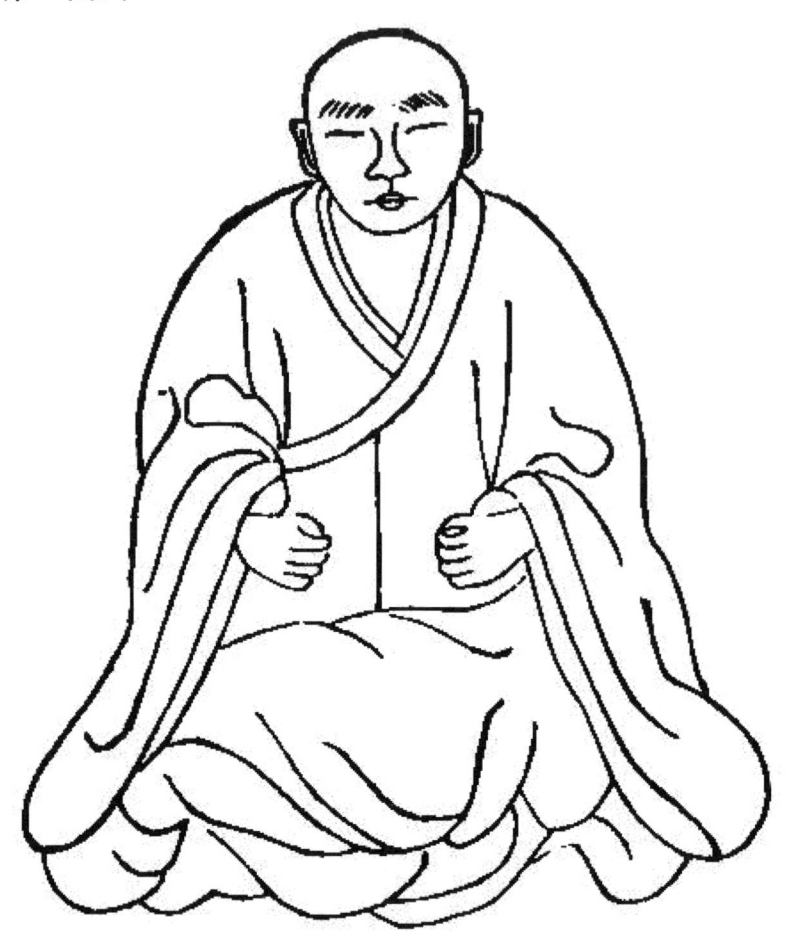

叩齿三十六，两手抱昆仑。

上下牙齿相叩，作响，宜三十六声，叩齿以集内身之神，使不散也，昆仑即头，以两手十指相叉，抱住后，频即用两手掌，紧掩耳门，暗记鼻息九次，微微呼吸，不宜用耳闻有声。

形像

第二图式

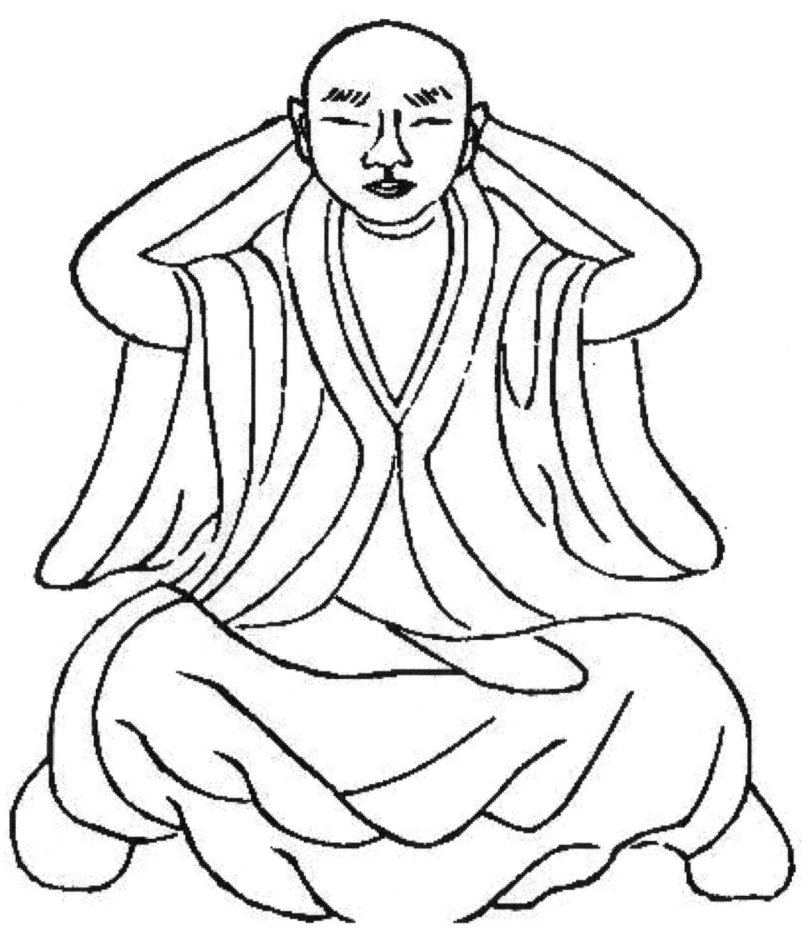

左右鸣天鼓，二十四度闻，记算鼻息出入，各九次毕，即放所叉之手，移两手掌擦耳，以第二指叠在中指上，作力放下第二指，重弹脑后，要如击鼓之声，左右各二十四度，两手同弹，一先一后，其四十八声，仍收手握固。

形像

第三图式

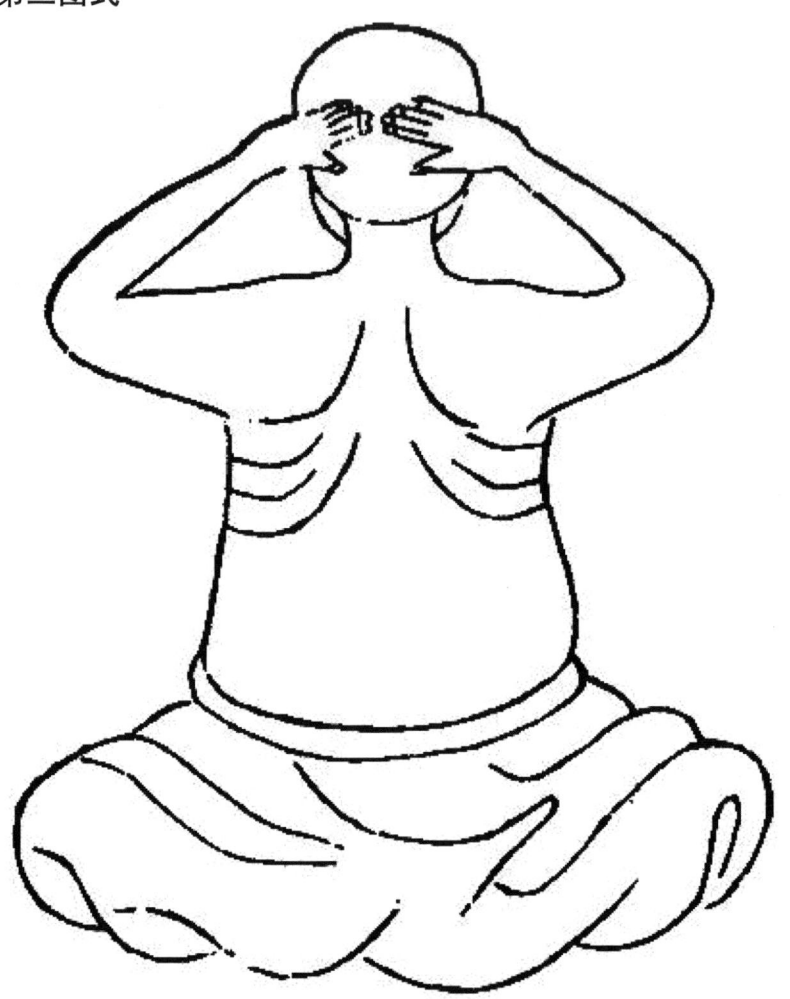

微摆撼天柱

天柱即后颈,低头扭颈,向左右侧视,肩亦随头左右招摆,各二十四次。

形像

第四图式

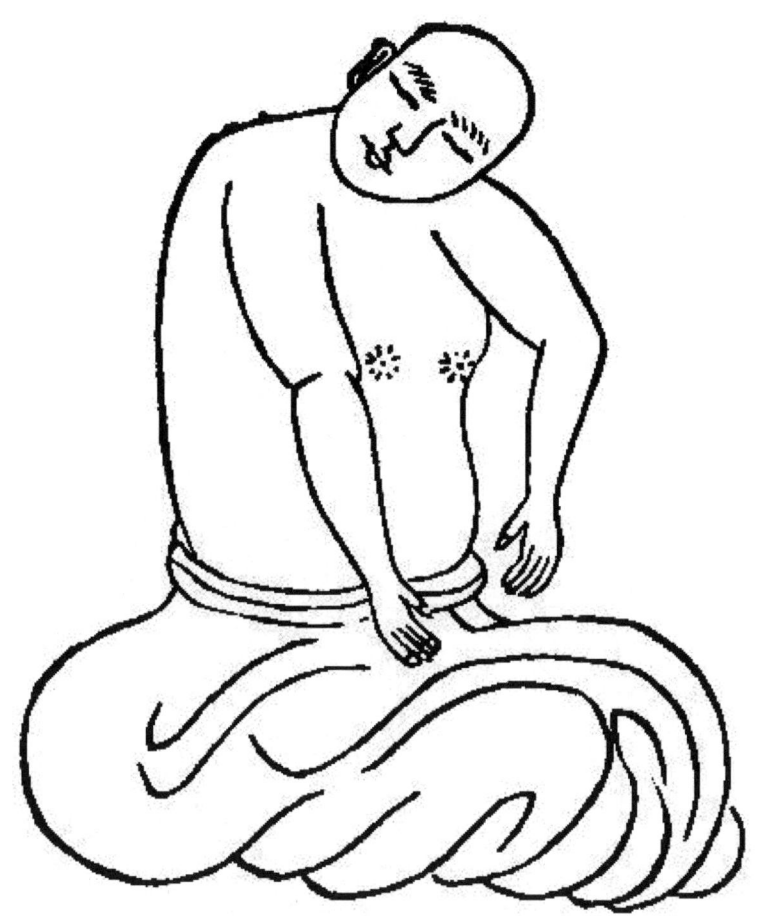

赤龙搅水津，鼓漱三十六，神水满口匀。

赤龙即舌，以舌顶上腭，又搅满口内，上下两旁，使水津自生，鼓漱于口中，三十六次，神水即津液，分作三次，要汩汩有声，吞下，心暗想，目暗看，所吞津液，直送到脐下丹田，龙即津，虎即气，津下去气自随之。

像形

第五图式

一口分三吞,龙行虎自奔。

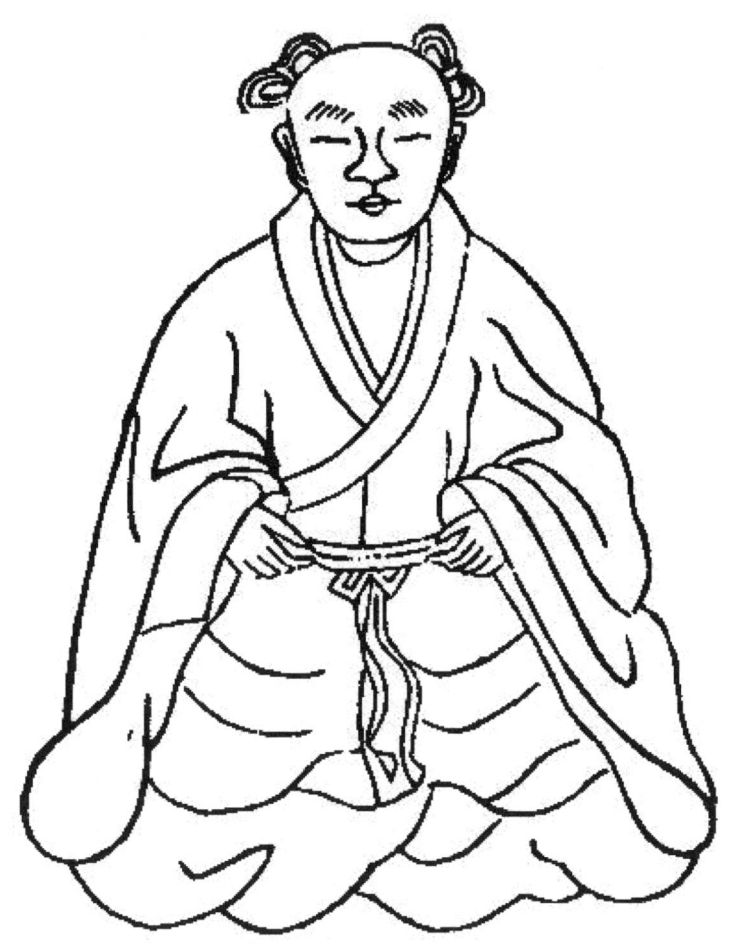

闭气搓手热,背摩后精门。

以鼻吸气闭,用两掌相搓,擦极热,急分两开,磨后腰上两边,一面徐徐放气从鼻出,精门,即后腰两边软处,以两热于,摩三十六遍,仍收至握固。

形像

第六图式

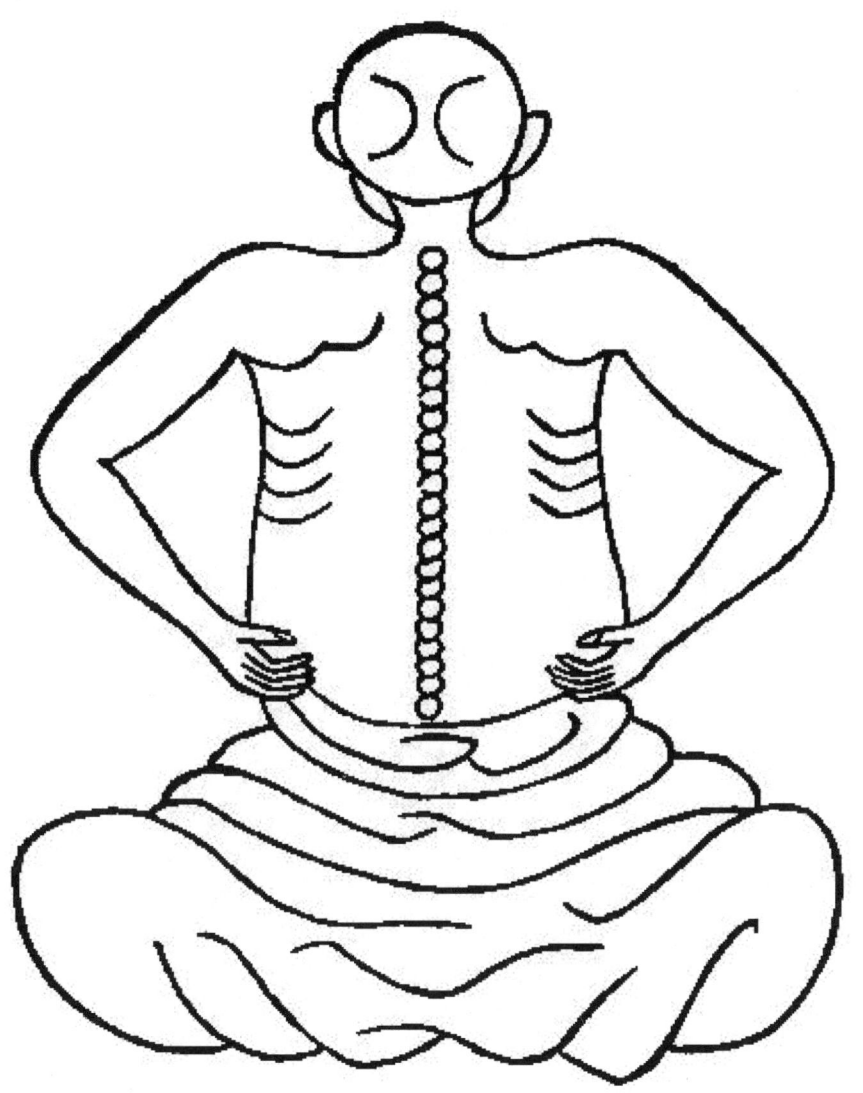

尽此一口气，想火烧脐轮。

闭口鼻之气，以心暗想，运心头之火，下烧丹田，觉似有热，仍放气从鼻出，脐轮，即脐下丹田。

形像

第七图式

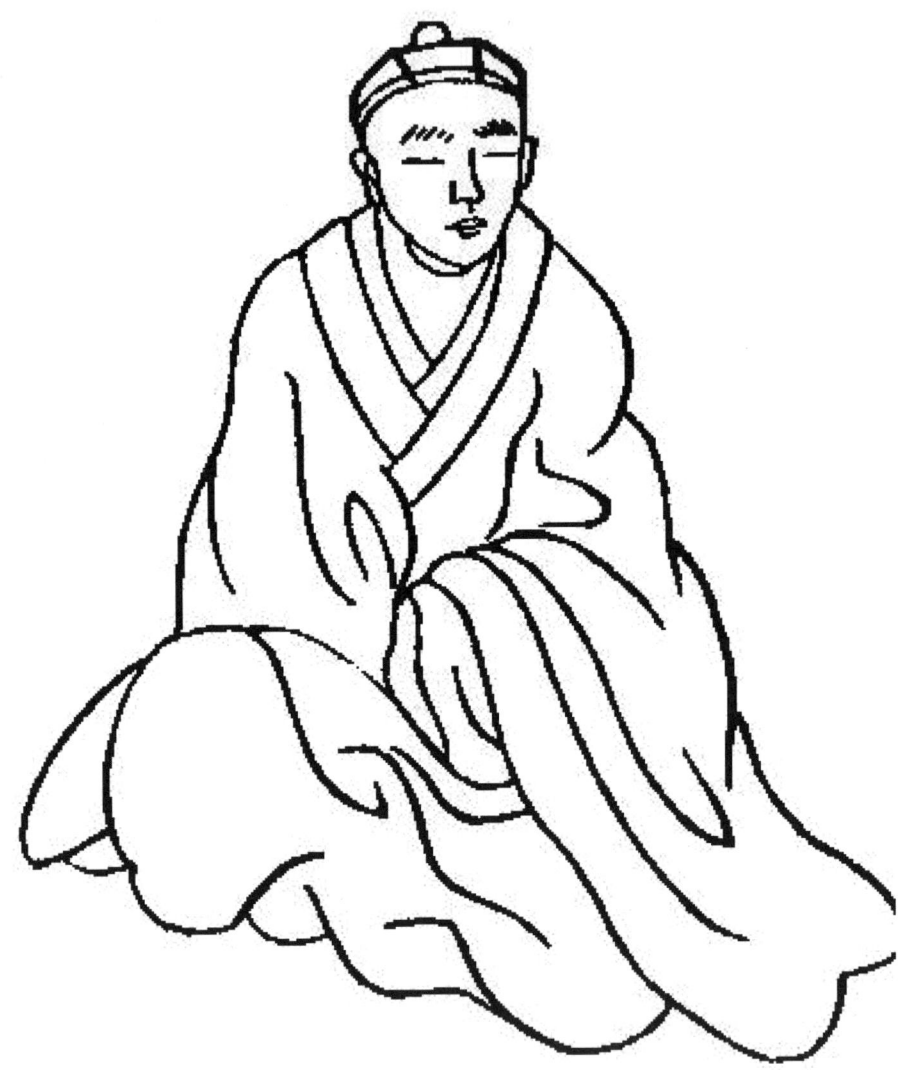

左右辘轳转

曲湾两手,先以左手连肩,圆转三十六次,如绞车一般,右手亦如之,此单转辘轳法。

像形

第八图式

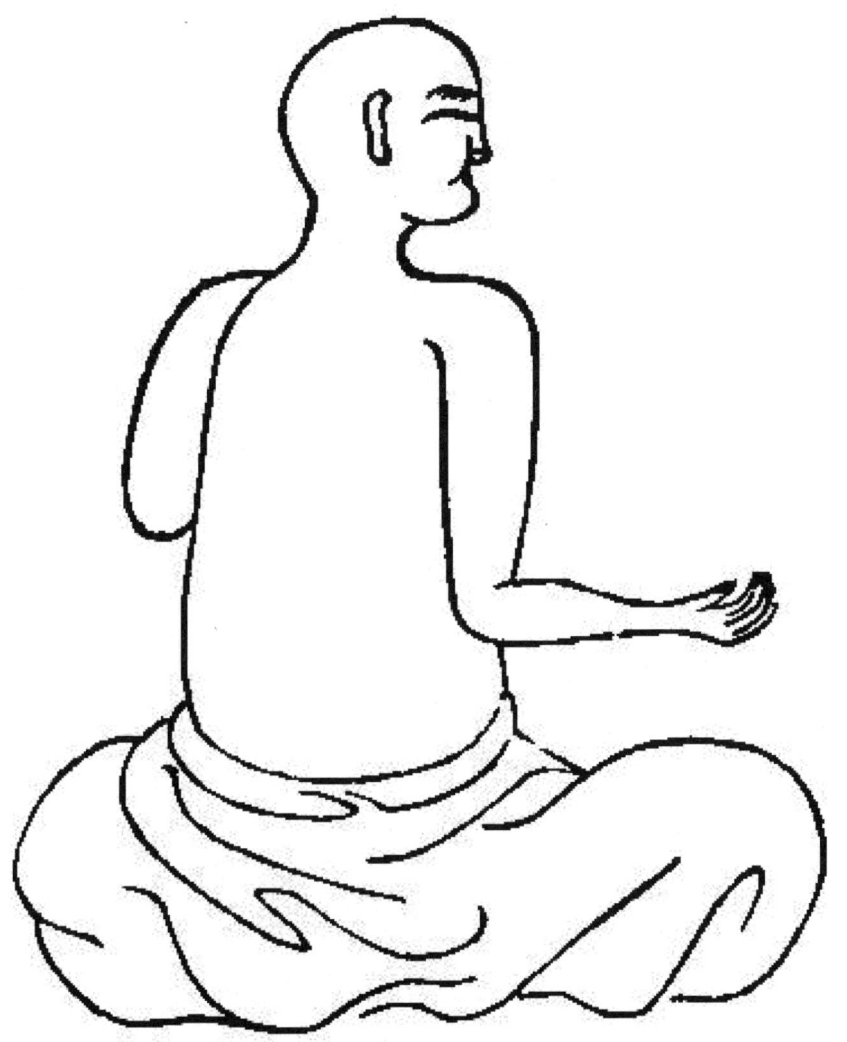

两脚放舒伸,叉手双虚托。

放所盘两脚,平伸向前,两手指相叉,反掌向上,先安所叉之手于头顶,作力上托,要如重石在手托上,腰身俱着力上人,手托上一次,叉放下安手头,再叉,凡上共九次。

像形

第九图式

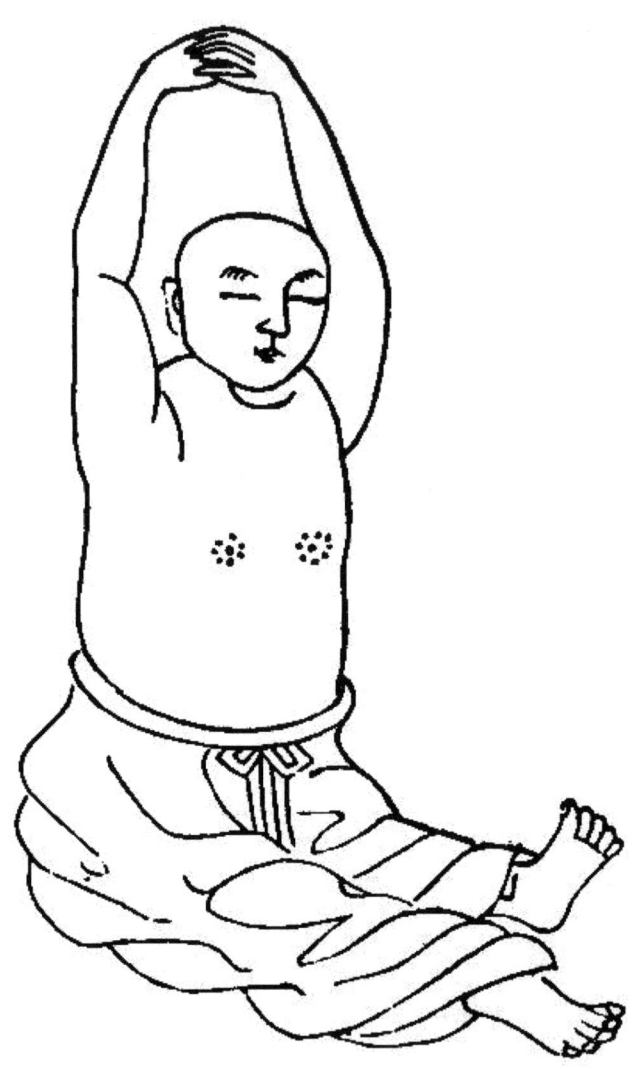

低头攀足频

以两手,向所伸两脚底,用力扳之,头低如礼拜状,十二次,仍收手握固,收足盘坐。

像形

第十图式

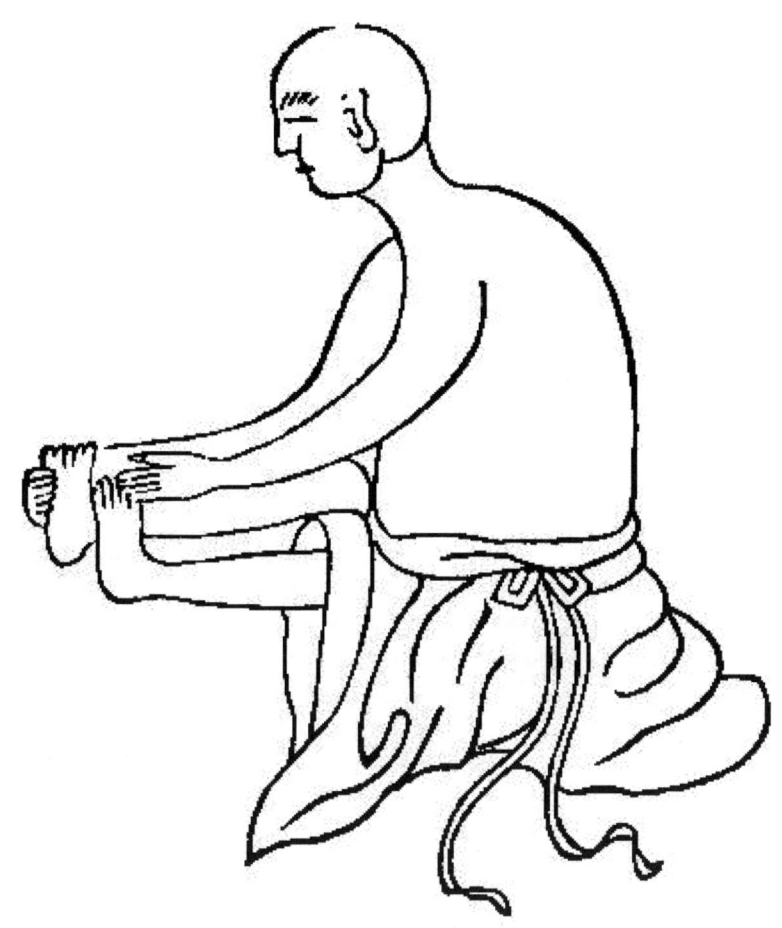

以候神水至,再漱再吞津。

如此三度毕,神水九次吞。

用舌搅口内,以候神水满,再鼓漱。

三十六,连前一度,此再二度,乃共三度毕,前一度作三次吞,此二度作六次吞,乃共九次吞,如前咽下,要汩汩响声,咽津三度,百脉自周遍调匀。

咽下汩汩响,百脉自调匀

第十一图式

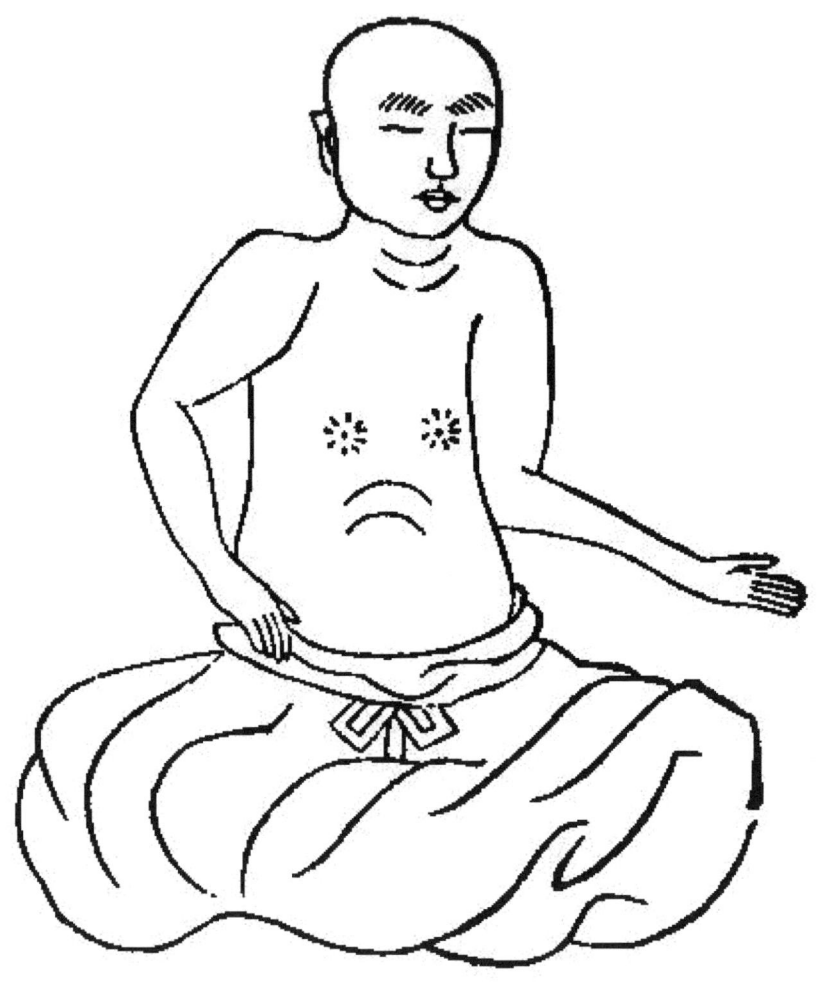

河车搬运毕,想发火烧身。

想脐下丹田中,似有热气如火,闭气如忍大便状,将热气运至谷道,即大便处,升上腰间,背脊后,颈脑后,头顶止,又闭气从额上,两太阳耳根前,两面颊,降至喉下心窝,肚脐下,丹田止,想似发火烧身,皆热。

形像

第十二图式

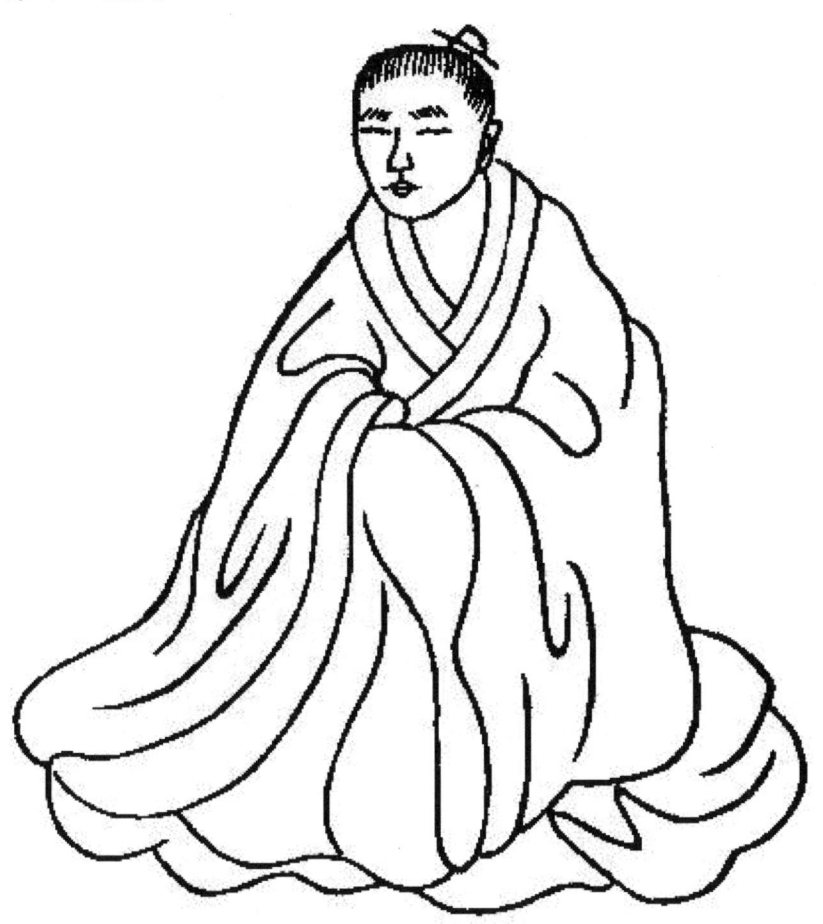

八段锦歌

热擦涂津美面容，

掌推头摆耳无声，

攀弓两手全除战，

槌打酸疼总不逢，

摩热脚心能健步，

掣抽是免转筋功，

拱背治风名虎视,

呵呼五脏病都空。

擦面美颜诀

此功无论每日早起,及日间偶睡,凡睡醒之时,且慢开眼,先将两手大指背,相合摩擦极热,随左右指,各边左右眼皮上,各九数,仍闭目,将左右眼珠,轮转向左边九遍,又向右边九遍,仍紧闭片刻,然后再开明目,左右九转,大除风热,永无目疾。

形像

额外功图

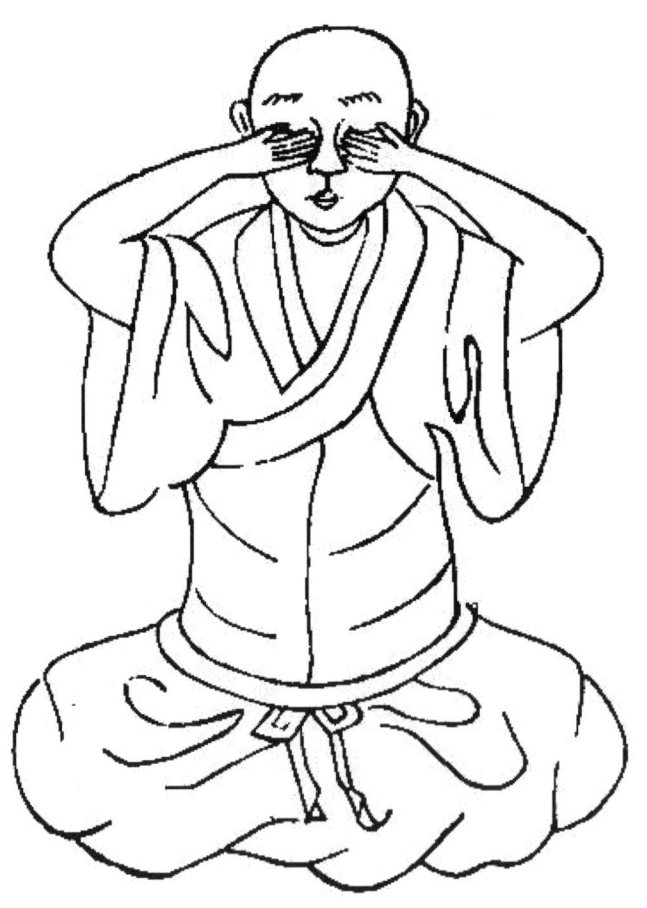

擦面绪行妙诀

随后，又将大指背，磨擦极热，即以两指背，趁热一上一下，揩鼻上三十六遍，能润肺。

随后，又将大指背湾骨，按两眼外角边小穴中，各三十六遍，又按两眼之近鼻两角之中，如数，大能明目洞视。

随后合两掌，磨擦极热，即以热掌，自上而下，顺揩面上九十数，要满面高低处俱到，再舐舌上津液于掌，仍磨擦稍热，复擦面上九十次，能润泽容颜，不致黑皱。

此决极简易，但于睡醒时稍迟，下床便可行之，起来，觉神清气爽，即妙处也，久行各效俱见。

行内修功论修养内功

按摩导引之功，既行之于外矣，血脉俱已流畅，肢体无不坚强，再能调和气息，运而使之，降于气海，升于泥丸，则气和而神静，水火有既济之功，所谓精根根而运转，气默默而徘徊，神混混而往来，心澄澄而不动，方是全修，亦是真养，其他玄门服气之术，非有真传口授，毫发之差，无益有损，今择其无损有益，随人随时随地，皆可行者，惟调息及黄河逆流二诀，功简而易，效神而奇，止在息心静气，自堪却疾延年，爰以四语决之曰，气是延生药，心为使气神，能从调息法，便是永年人。

此诀每日，子午二时，先须心静神闲，盘足坐定，宽解衣带，本直其身，两手握固，闭目合口，精专一念，两目内视，叩齿三十六声，以舌抵上腭，待津生时，鼓漱满口，汩声咽下，以目内视，直送脐下，一寸二分，丹田之中。

行内功图

像形

盘膝搭坐

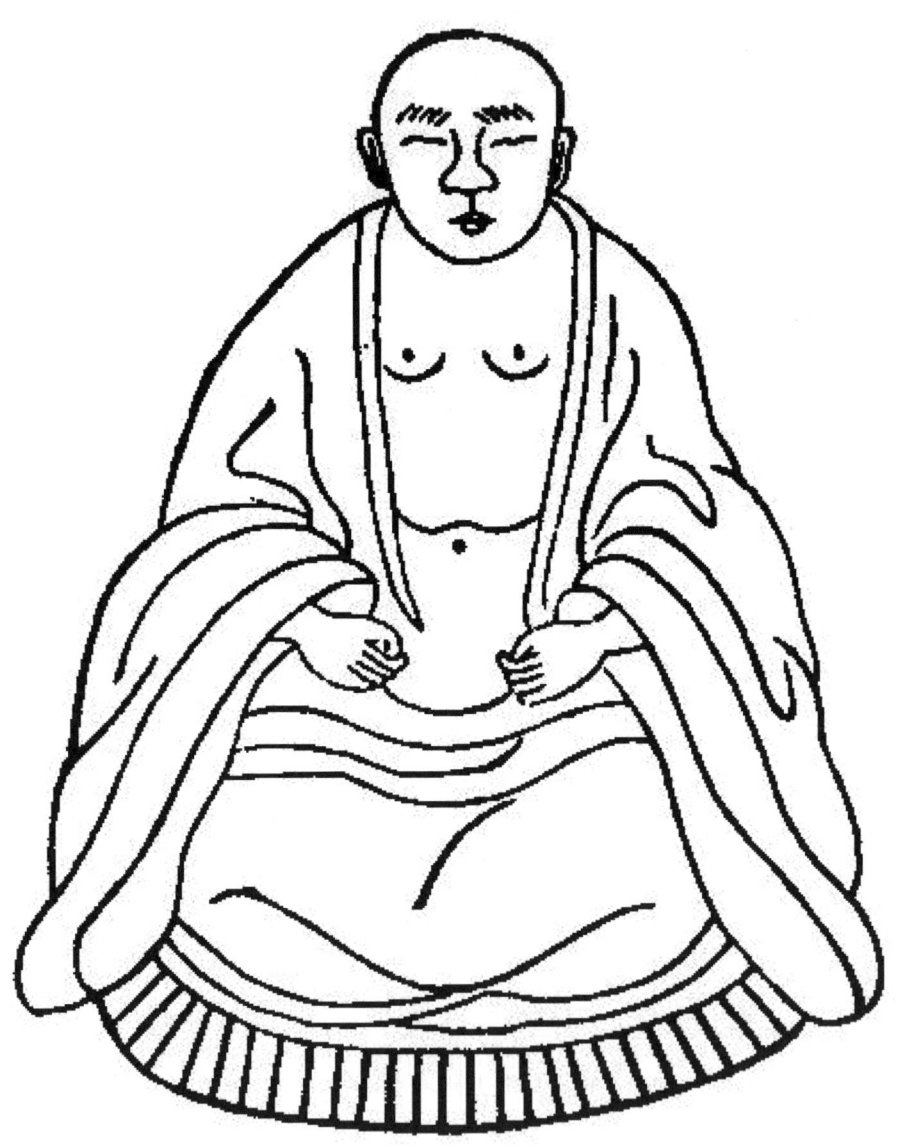

内功正面图式样
像形
自丹田起向下行

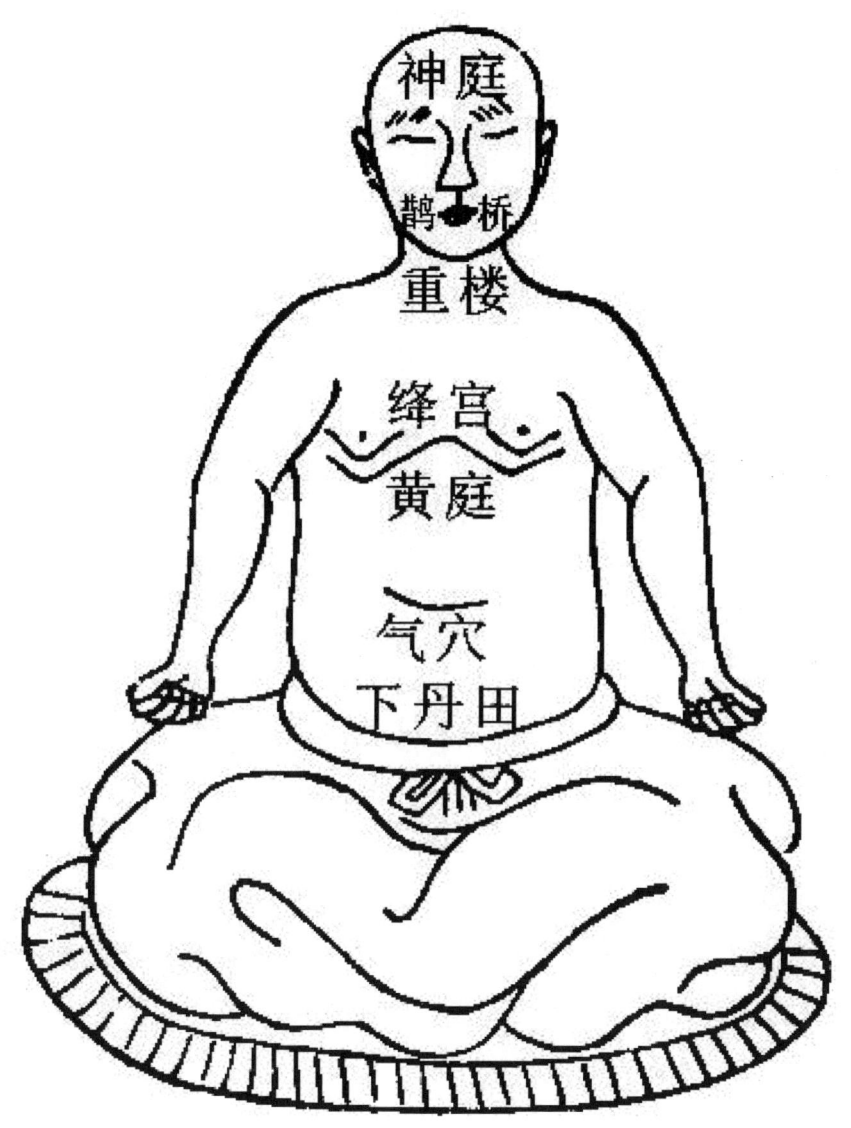

内功背面图式样

至丹田止由上来

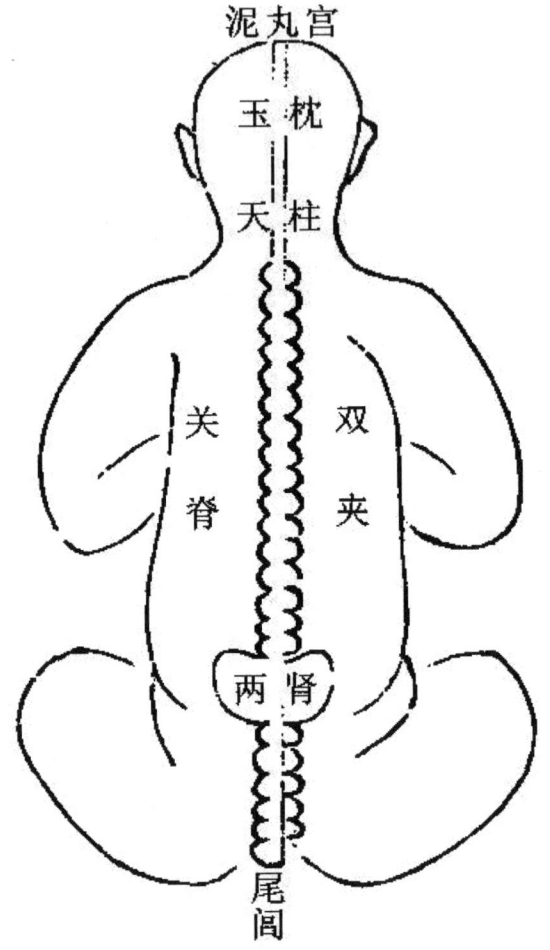

行功诀法

当以心想目视丹田之中，仿佛如有热气，轻轻如忍大便之状，将热气运至尾闾，从尾闾升至肾间，从夹脊双关，升至天柱，从玉枕升至泥丸，少停，即以舌抵上腭，从神庭顺降而下，鹊桥，重楼，绛宫，脐轮气穴，仍归丹田之中，此内功已毕。

修养宜宝　修养宜知

吾人一身所恃者，精气神俱足，足则形生，失则形死，故修养之术保全三者，可以延年，是以谓之三宝，故宜保之，夫人一身，一家之事接应无穷，心役神劳，不知稍节，恃年力之壮，任意不以为困，仍会衰惫之因，死亡之速，由此而致，凡人之欲求益寿者，宜于寻常之余，逐时，逐日，逐月，经年累岁，倍加戒谨，严于功行，循序进之，精气神自然皆充，岂有不延寿也哉。

六字治五脏诀法

每日，自子时以后，午时以前，静坐叩齿，咽津即依法，本呵嘘呼呬吹嘻六字，以去五脏之病，口中宜轻轻念，耳中不得闻声，每念一字，要尽一口气，久不可出字，六字难绳，嘻字易混，嘘字气从唇出，嘻字气从舌出，按法行之不可妄施。

六字各样行式

肝用嘘时目睁睛，念嘘字要大睁两目；

肺宜呬出手双擎，念呬字要两手如擎物然；

心呵顶上齿叉手，念呵字要叉手案掌案；

肾吹抱取膝头平，念吹字要两手抱膝而坐；

脾病呼时须摄口，念呼字要摄住口；

三焦有热卧嘻宁，念嘻字要仰面身卧定。

六字效各应时

春嘘明目木扶肝，夏日呵心火自闲；

秋呬定收金肺润，冬吹水旺坎宫安；

三焦长夏嘻除热，四季呼脾土化餐；

切忌出声闻两耳，其功真胜保神丹。

六字各有真验

嘘属肝兮外主目，赤翳昏蒙泪如哭，只因肝火上来攻，嘘而治之效最速。

呵属心兮外主舌，口中干苦心烦热，量疾深浅以呵之，喉舌口疮并消灭。

呬属肺兮外皮毛，伤风咳嗽痰如胶，鼻中流涕兼寒热，以呬治之医不劳。

吹属肾兮外主耳，腰膝酸疼阳道痿，微微吐气以吹之，不用求方需药理。

呼属脾兮主中土，胸堂气胀腹如鼓，四肢滞闷肠泻多，呼而治之复如故。

嘻属三焦治壅塞，三焦通畅除积热，但须六次以嘻之，此效常行容易得。

以上六字，因疾行之，疾愈即止，某处有病，以某字行之，不必俱行，恐伤无病之脏，果能依法行之，真有奇效，故医书，并道经，皆注之于卷末。

外科心法真经实验杂症附（共十说）

玉枕疽

同治九年二月间天津城东天后宫北大街妇科医家于占熬之妻于刘氏年五十余岁，因探看女产，夜寝，受枕边寒风太重，因而成患，昼夜疼痛难忍，延施调治二个月之久，幸得奏效，惟内常服蟾酥丸，外加薰洗法，贴太乙膏，兼用青玉蜜药，继用白玉蜜药，加之红白丹，并化毒生肌之药，以辅之，徐徐按次施理，其功自然收复矣。

此人系予继配生母

此症由外因而生发

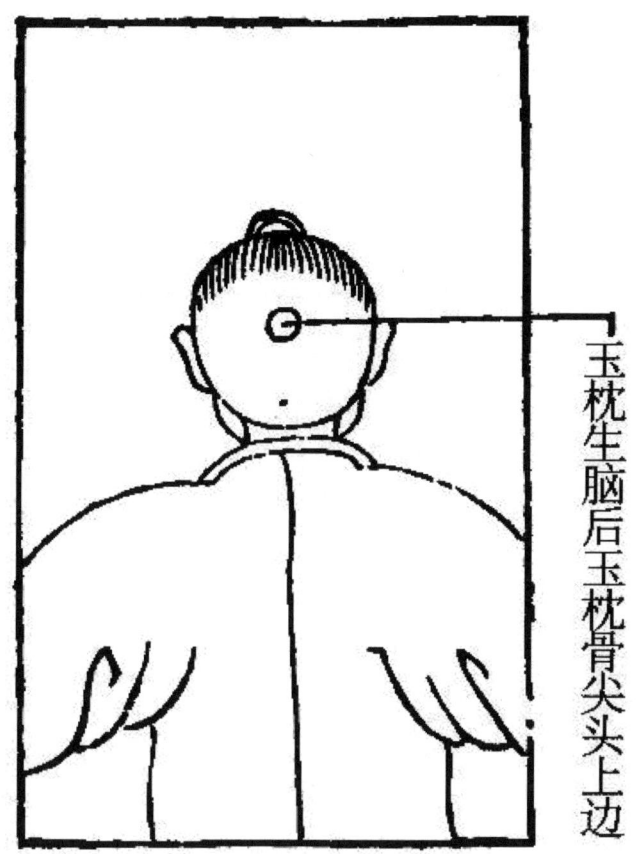

玉枕生脑后玉枕骨尖头上边

蛇腹毒

同治年间天津城西蒋姓行、裱扇为业，年三四十岁，常常持纸刀切扇，久而大指受磨成毒，红肿发起，其大异常，疼痛不已，惟用蒸洗法，润熟刀开，以药捻投治，随加化腐生肌之药，以太乙膏盖住，严避风寒，久之按次调理，施之未及三个月，而元竟复矣。

此人系予姨妹之夫

此症由外感而发起

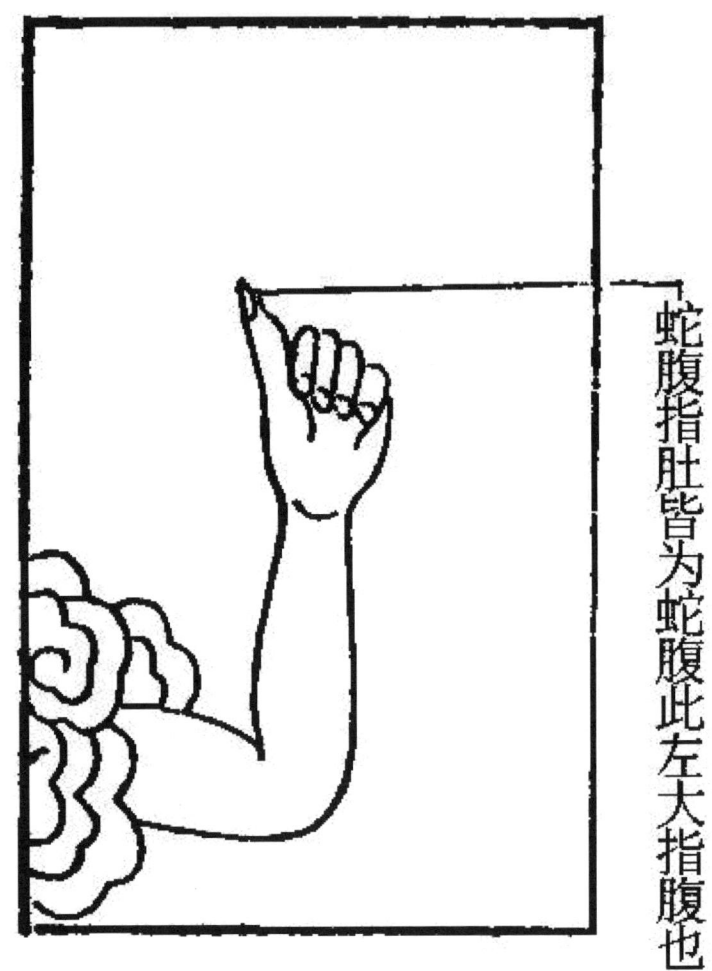

蛇腹指肚皆为蛇腹此左大指腹也

乳发

同治年间，天津城内，有县学禀贡，窗兄张艻，有一儿妇，年二十余岁，患乳疮疼痛难忍，昼夜不安，唤予治之，乃不敢妄行，即依法刀开，按症循次用药，不数日，遽然收效，乃古方之神妙也。

此人系予兄训导令儿妇

此症因内感而发起

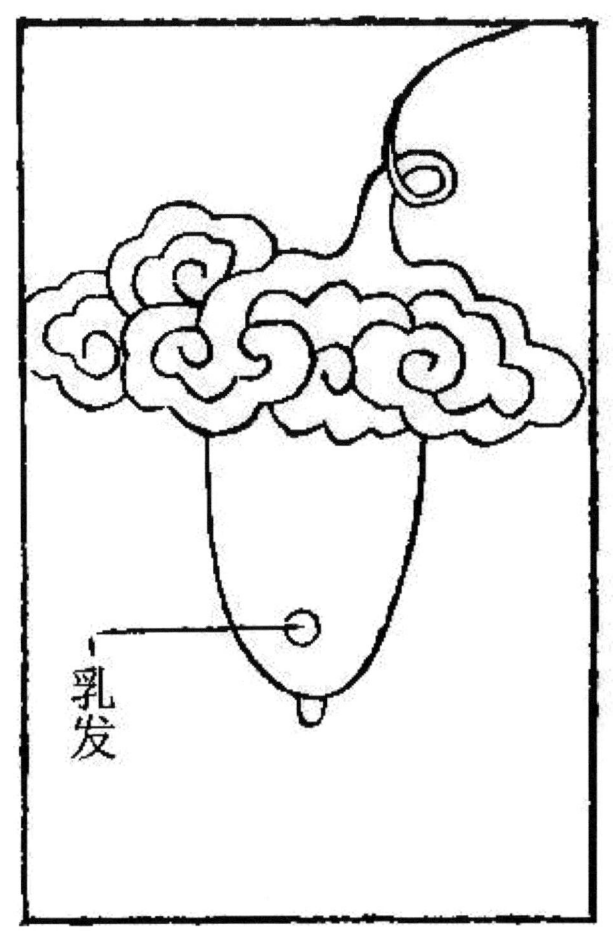

乳发

乳痈

光绪年间，天津城内，民籍有一近邻，文举魏文藻，弟妇，沈氏年三十余岁，乳患疼痛难忍，日夜不眠，多日，唤予医之，何敢自专，惟依书之所载，取其奥妙之法，用刀用药，用方，不敢稍有差错，循循调理，渐渐见效，日不及月乃收效复元矣。

此人系近邻之举弟媳

此症由内感而成形

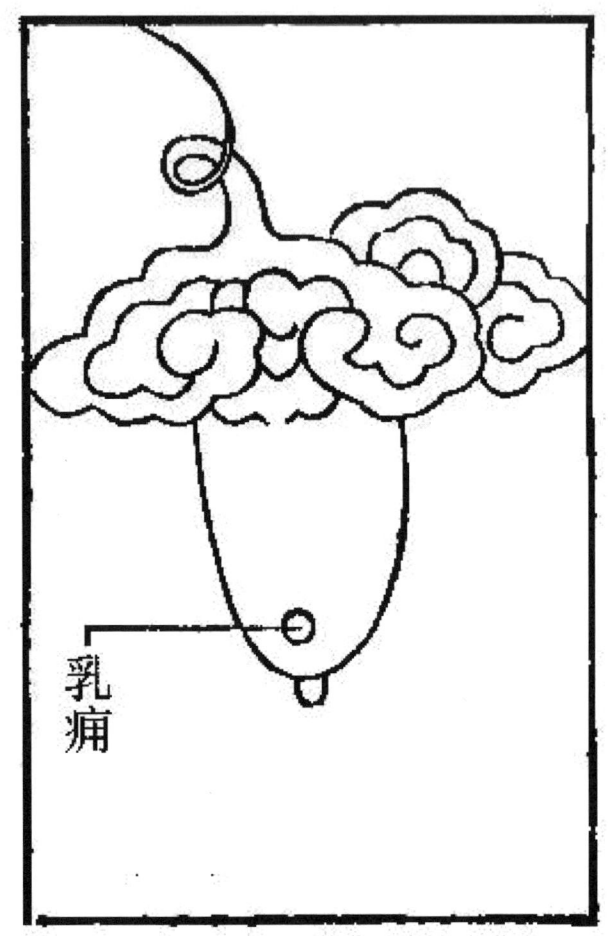

乳痈

结喉

此人系左营额外于姓

光绪年间有近邻左营，当差，于姓，某年三十余岁，因肝肺热积，毒发生患于喉外，名曰结喉，登门求医，不揣愚昧妄为治之，刀开用药不日遽然奏效，迅速神妙，故宜记之。

此症因内感而发

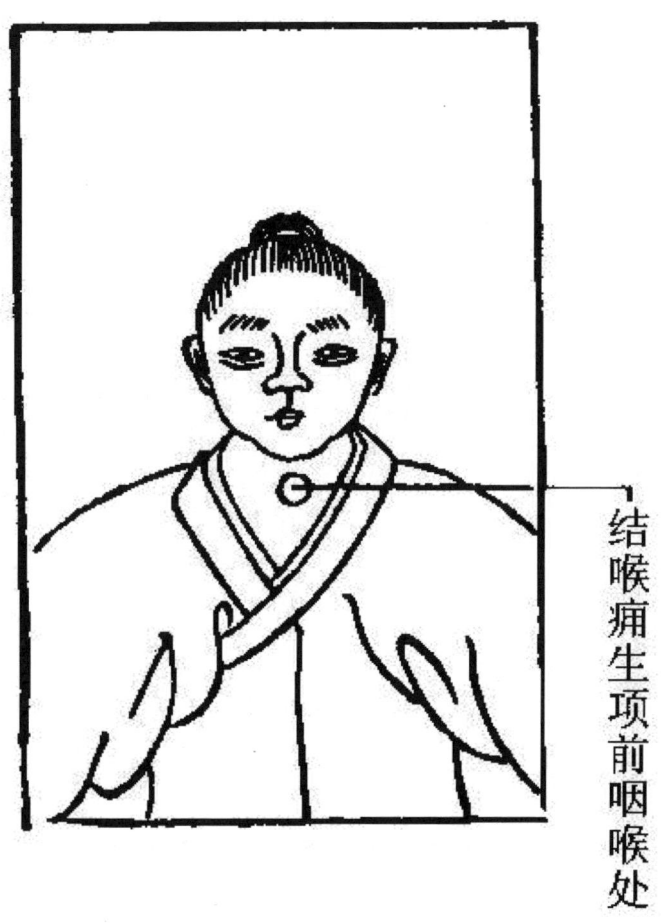

结喉痈生项前咽喉处

红线疗

光绪年间，有武教师，高兆麟，此人系左营外委之女，左营候补外委，伊女楚高氏，手次指，患蛇眼疗毒，登门求治，未虑凶吉，骤然施理，用刀后，红线内攻，忽然倒卧，鼻不出气，身挺无语，急祷神前，求水一钟，再加护心散，神咒，神符灌而救之，不时之间，乃竟为而醒焉，辛之至矣故记之。

此症由内因毒感而发

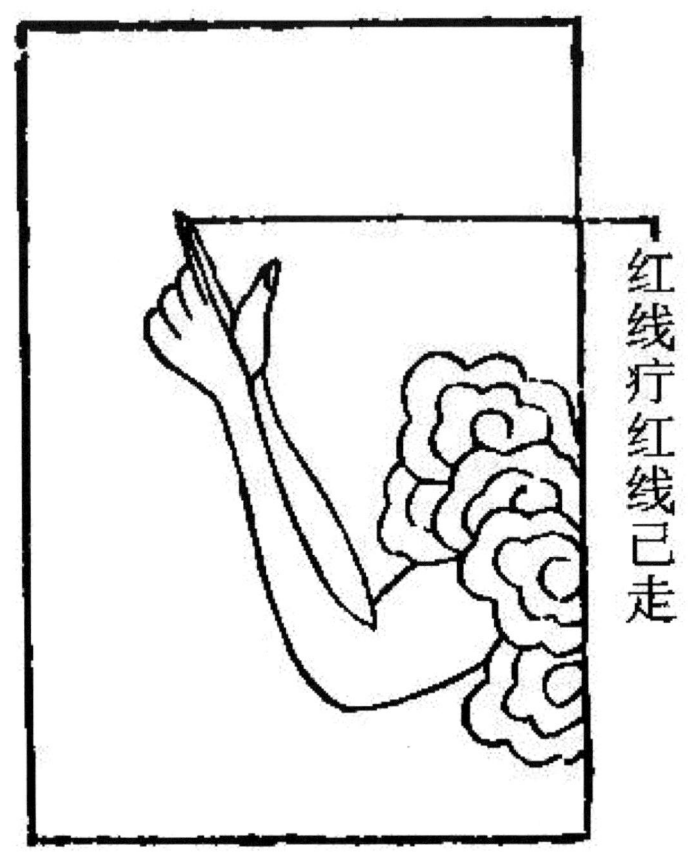

红线疔红线已走

环跳疽

同治十一年，同乡西关外开店为业，候八海之子，年八九岁，患疽溃深寸余，寻治几载，皆未见效，腿伤及废，步履持拐，疑有性命之忧，登门乞医，情不容辞，冒昧施理，惟以马齿苋膏拌猪脂油捣匀，满疮口敷上，太乙膏，以避风寒，每日昌早热水烫洗，日日如此，毒水流荡不止，将进半载，毒水尽净，又用生肌之白蜜药，收敛药理之，居然愈矣，而腿仍然难伸，乃神力也，故书也。

此人系城外同乡之儿童

此症由于内因外感而发

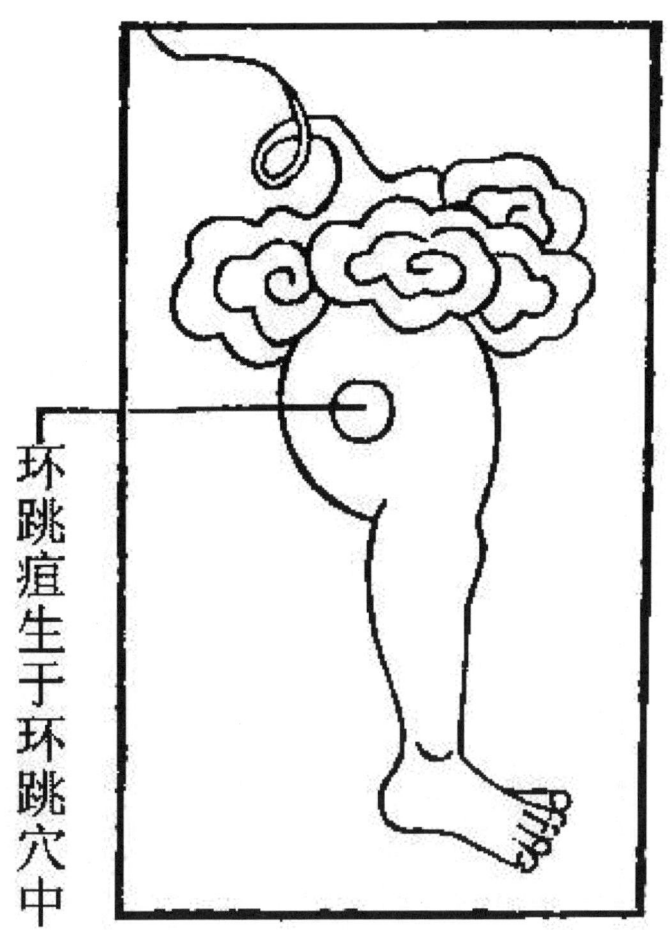

环跳疽生于环跳穴中

小便肿闭

光绪年间，城内同乡小儿，孙八海之孙，年不及半载，多受风寒，气热凝闭，此患忽生，数日不尿，叩门乞治，即将京都皮赞公，所卖灵宝如意丹，取七粒，再用车前子一钱，煎水，以热药水浸如意丹，化用羹勺尽灌小儿，次日居然肿消尿通矣，其效甚妙故载之。

此人系城内同乡小孩运差为业

此症由于外感气凝而生

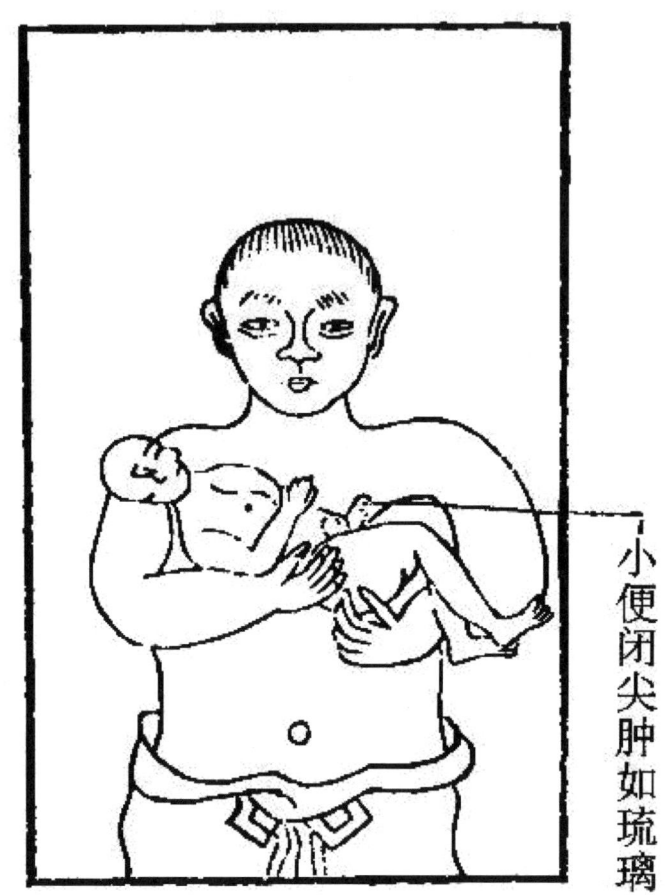

小便闭尖肿如琉璃

对口

此人系西关外西路住址

光绪年间，有一同乡，王姓，卖药为生，年三十余岁，继生此患症，登门乞治，症由阳经热极而生，标脑疽之症理之，薰等烫洗，于未溃之前，用丹散膏，束敛拘治，于已溃之后，寻次调理，不数日，其症大有奇效，复元矣，其人将伊所卖药之方，慨然送予施之，以为报施治之恩，故详载之。

此症由于内感而发

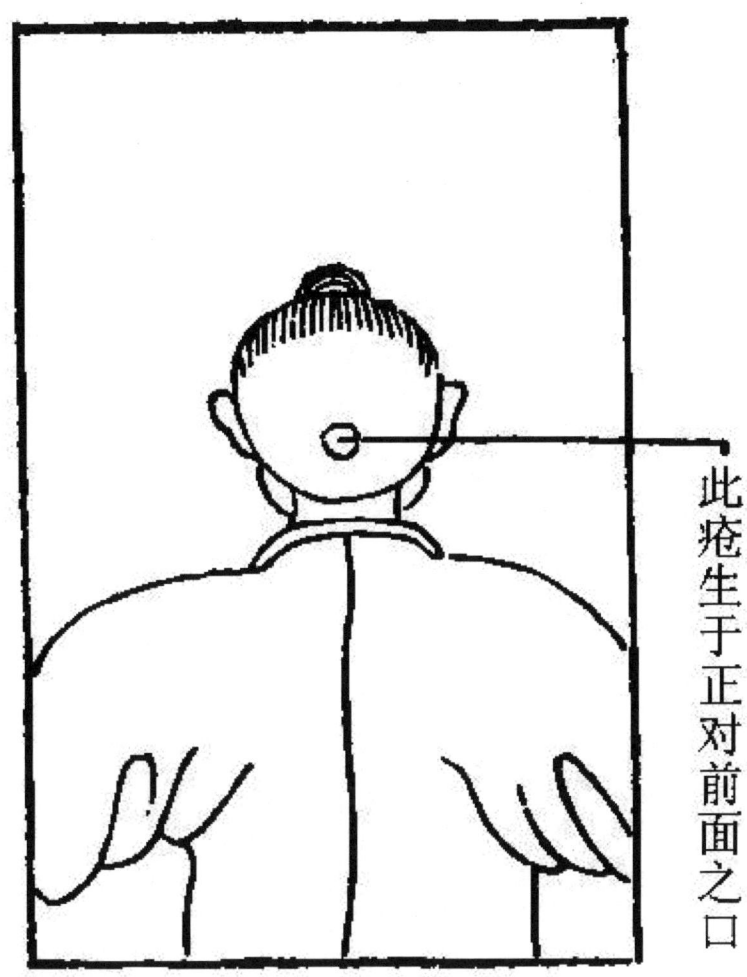

此疮生于正对前面之口

发背

此人系予门下雇工瓦匠

　　光绪年间，门下有一同乡，瓦匠为生，年二三十岁，冬令患此症叩门求医，论症，由于火毒积热太深，故症发太重，按理寻次不惮劳瘁，施治将进半载，幸得奏效，真乃天三命也，何其神哉，故宜记之。

此症因外感太重而发

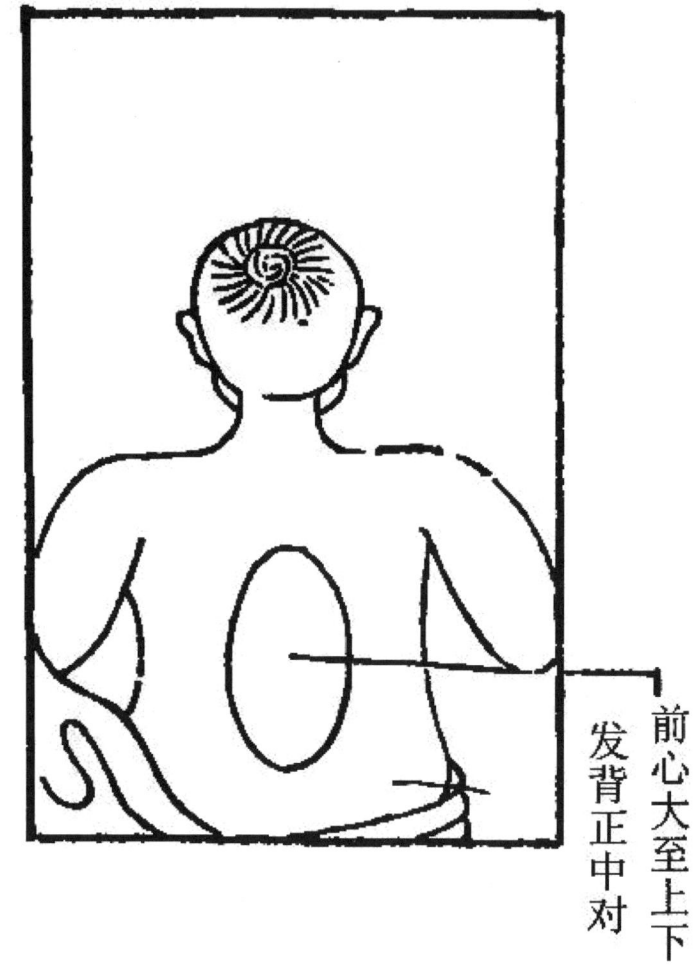

前心大至上下
发背正中对

《外科心法真验指掌》注疏

刘济川，字荷桥，清末著名外科医生。其"世居津邑"，自幼勤奋求学，精心书史，及长深信佛教，故以济世为己任，刘氏不仅医术高超，且医德高尚。

《外科心法真验指掌》4卷：本书是作者长期临床经验之总结。刘氏十分推崇《外科正宗》和《医宗金鉴》两部著作，故其《外科心法真验指掌》是在长期研究此二部著作的基础之上，结合自己的临证心法编纂而成。

卷一首论辨证，按吉凶、阴阳、大小、轻重、平险、男女、老少、内外、迟速、难易，将疮疡分为临证10种。次论经络循行，并配以图示。此后是脉诊内容，先论诊脉方法，后配二十八脉体状及主病。最后是疮疡治疗方法，包括内消、内托、砭、灸、神灯照等法。

卷二首论用药，从单味药到成方，包括十八反、十九畏、药性赋和常用外攻、内消、清解、回阳方，其中还有大量补益气血之方。次论临床外科用刀，均配以图解。再次为辨脓论，辨脓之善恶、顺逆、痒痛、发肿等。最后为调养诸法，包括饮食、起居、情志等。

卷三为临证常用之成药，分为丸散膏丹锭不同剂型，均有方名、组成，各个药物炮制及成方配制方法，以及主治病证。

卷四首论蜜药、捻药、敷药、熏洗药，均配组方及配制方法和适应病症。后为疮痈善后调理法，包括饮食宜忌、药物及食疗方，还配有修养外功的十二段锦并附图示，修养内功的修心养性之术。

最后记载其治验10则，多无具体处方，但每则医案后有对病因的总结。

全书论述简明，层次清楚，附图精致，为后世外科临床不可或缺的参考文献。

学术思想如下。

1.疮疡辨治，审证为先　刘济川首论疮疡痈疽病位不同，病机各异，故应仔细分别，"疮者皮外也，疡者皮内也，痈者肉之间，疽者骨之里"，可见疮疡痈疽的病位是由浅入深的。刘氏主张临证不可轻施治法，要注重审查病因病机及病人体质。其论述疮疡病因，遵陈无择三因说，"内因己之所为以感之，外因天之所致以感之，不内外因事在己而不由己之所施以感之"。他还强调外之证必根于内，故论治疗，则痈疽虽属外科，用药却要参照内伤，也体现了其"正宗派"的治疗原则。不仅如此，他主张临证还要按具体情况实行个体化治疗，如"视其人男女老少……诊其体虚实寒热，见其症之确切无疑"，再用药或攻或补，故其反对草率诊治，反对只看病之外形而不及病之本质的治法，这与明代医家薛己的思想一脉相承。

2.痈疽治疗，贵在血气　《素问·调经论》所云："五脏之道，皆出于经隧以行血气。血气不和，百病乃变化而生"。刘氏本《内经》之旨，认为痈疽多为气血凝滞所成，故其在《痈疽痊愈论》中提及"血滞而不能周流，凝聚于肉间者，发而肿焉，是为痈症……气阻而不得运通，闭塞于骨里者，毒而生焉，是为疽症"，可见，刘氏认为血滞气阻是形成痈疽的重要因素，故治疗当重视气血流通。

3.精研刀针，图示精详　刘济川详论了37种外科手术器械，全部绘有图形，并附有文字说明，其刀针图式对了解古代手术器械的名称、形制、用法等具有重要意义，是中医医疗器械研究中的珍贵资料。

其论述的器械大致可以分为三类，即主要手术器械，辅助器械和上药器。刘氏论述的主要手术器械如刀具，在本书器形中的品种最多，而且具有以前资料较少记载的锄、镰、刮刀等器具，短式斜刃刀的器形已趋规整成熟。其辅助器械中如钢针穿眼入药撚是前人较少介绍的，铁撚更是他书未有的特制引流脓液的工具。刘氏书中还记载了一些自己临床创制的辅助工具和属于喉科和口腔科的上药器械，表明作者临证经验丰富。

刘济川临证重视辨证，探求病因，论疮疡重气血，且外治法又擅长针刀一术，其著作中记载的刀针图示为后世保留了丰富的资料。

（刘晓芳）

《外科心法真验指掌》藏书线索

清光绪十三年丁亥（1887）著者自刻本：中国医学科学院、上海中医药大学。

清光绪十三年丁亥（1887）天津全顺堂刘氏刻本：北京图书馆、中国医学科学院、中国中医研究院、北京中医药大学、天津中医药大学、河南中医药大学、辽宁省图书馆、吉林省图书馆。

跋

中医学是一门防病、治病、养生和延年益寿的科学，与西医学同属于生命科学范畴即医学科学，这是中医学的根本属性；但由于中医学在形成和发展的漫长历史过程中，具有特殊的历史背景，使中医学具有浓厚的中华民族传统文化底蕴和内涵，赋予了中医学文化属性；同时，一个地区的历史、地理、人文环境，又赋予了中医学地域属性。这不仅契合了中医因地制宜的学术思想，也产生了诸如津沽、岭南、钱塘、齐鲁、中原、川蜀、吴中、绍兴等医派，各具特色，这些医学流派对于当地的中医学发展起到了积极的推动作用。

津沽中医在数百年来，不断地发展和融合，形成了具有地方文化特点的医学流派，也有人称为"津沽医派"，其中"汇通学派"影响甚广。它根植于中华传统中医文化沃土之中，又繁殖之于津沽大地上，是中医优秀传统文化的重要部分，也是本市中医药文化的宝贵财富；所以我们必须重视津沽中医文化的收集、挖掘和整理。

在弘扬津沽中医药文化方面，天津市中医药研究院、天津中医药大学等本市各级中医机构，响应2020年天津市卫生健康委员会关于"挖掘中医古医籍"的具体要求，做了一些具体工作。

津沽中医传统文化历史悠久，有着丰厚的文化底蕴。自建卫筑城以来，中医药就保驾这里的人们繁衍生息。同时，也不断涌现出一批蜚声杏林的大家，如宋代窦默，以针术及外科闻名于世；明代蒋仪，有"津人之善医者"之称谓；清代高憩云，以外科见长，能治愈一般外科医家所不能治之大症；近代名医张锡纯，在津创立中西汇通医社，力主中西汇通等。同时，也刊行了大量的中医药书籍，如洪吉人《补注瘟疫论》、寇兰臬《痧症传信方》、丁国瑞《治痢捷要新书》《说疫》、窦默《窦太师外科全书》、高思敬《高憩云外科十种》、徐士銮《医方丛话》、戴绪安《验方汇集》、张锡纯《医学衷中参西录》、毛景义《中西医话》等，彰显了津沽中医在疫病、外科、中西汇通等方面之特色。

这些书籍作为系列丛书出版，我认为有其历史意义和现实意义。

一、有助于厘清津沽中医药历史文化的发展脉络，通过研究津沽医派的形成、发展和演变，可以更好地理解中医药文化的传承和发展过程，从而为中医药文化的保护和传承提供历史依据。

二、有助于总结和传承各家中医的特色理论与临床经验，通过研究津沽医派的学术特点，可以更好地提升本市中医药的临床疗效和学术水平。

三、有助于深化中医学与地方传统文化交融互进关系的客观认识，通过研究津沽医派与津沽传统文化关系，可以更好地推动本市中医药文化的创新性发展和创造性转化。

四、有助于提升研究"津沽医派"的现实意义，通过研究"津沽医派"，可以制定现代中医学术流派评价要素体系，提出发展现代中医学术流派的方略与建议，从而推动中医药教育、学术传承、文化传播等有的放矢地开展。

在此谨祝《津沽中医珍籍》系列丛书陆续问世，并愿中医同道，勤求古训，博采众方，传承精华，守正创新！为中医药事业贡献绵薄之力。

国际欧亚科学院院士
中国中医科学院学部执行委员
国医大师
中央文史馆馆员

张大宁

2025年元月

《津沽中医珍籍》系列丛书总书目

洪天锡《补注瘟疫论》

寇兰皋《痧症传信方》

蒋仪《医镜》《药镜》

戴绪安《验方汇集》《注礼堂医学平举要》

窦默《窦太师外科全书》《针经指南》

徐士銮《医方丛话》

刘济川《外科心法真验指掌》

朱耀荣《三指捷编》

唐载庭《温病析疑》

丁良甫《增补瘟疫论》《治痢捷要新书》《说疫》

张相臣《蘡薁轩丸散真方汇录》《经验良方》

陈曾源《伤寒课义》《温病讲义》《国医正言》

沈肖卿《伤寒问答》

白之纪《增补痘科辑要》

张砚农《砚斋心悟》（残卷）

房陆《痘科温故集》

高憩云《外科医镜》《逆症汇录》《外科三字经》《外科问答》
《六气感证》《五脏六腑图说》《运气指掌》

陈微尘《舌苔新诀》《脉决提纲》《伤寒简要》《温病抉微》
　　　《洴澼良规》
王静斋《养生医药浅说》《王氏家传疹科心法》
毛景义《中西医话》
吴卫尔《中华新药物学大辞典》

尚未收集津沽医家之书目

（以下津沽医家之书目，据《中医古籍联合目录》《中国分省医籍考》《津门医粹文物图集》等书籍的记载，并查阅相关地方志所得。此乃珍籍矣，至今不知所处，如能获之，补录其中，何其幸哉。）

窦默《流注指要赋》《六十六穴流注秘诀》《铜人针经密语》
　　　《医论》
洪天锡《素问解》《灵枢解》
华光炜《引痘略》《引痘新略》
王春园《针灸学编》《咽喉指掌》
张相臣《白喉忌表征驳义》《张相臣增按亟斋居士达生篇》
　　　《医药卫生格言汇编》《民国新本草拾遗》
　　　《丸散真方续录》《时证简要》《医案草》
白之纪《刘氏辑要》《自订痘科心法要略》
毛景义《喉科选粹》《本草分经解》《素问注解》《运气指掌》
丁子良《竹园医话》《竹园白话报》《天津竹园报》《竹园丛话》
　　　《济世良方》《敬慎医室集效方》《养生简易法》
陈曾源《伤寒注解》《伤寒析经》《方脉讲义》《温痧验方汇编》
　　　《疫病翼经》《喉科心经》《瘟病析义》《女科阐经》
赵沛霖《小儿育疗法》

王静斋《古杂病篇诠释》

王绍荫《验方选编》《王氏妇科》

尉稼谦《新国医讲义十四种》《时疫科》《内科杂病学科》
　　　《临症实验录》

陈微尘《四言脉诀》

程介三《医学三字经集注》《痘疹辑要補正》《产宝浅注》
　　　《医库点滴》《治病药方》《广瘟疫论浅注》《医学杂记》
　　　《医学辑要》

杨如候《医学新论》《素灵生理新论》《灵素气化新论》
　　　《温病讲义》《五色诊钩元》

杨达夫《集注叶天士温热论》《温病研究》《内经研究》
　　　《达夫医话》《灵素生理新论》《灵素气化新论》
　　　《温病讲义》《五色诊钩元》《脑病新论》《医学新论》

陆观虎　陆观豹《食用本草学》

王趾周《国医伤寒新解》《传染病中西汇通三篇》
　　　《中西时方妙用》

孙静明《中国医学约编十种》

（2025年春整理）